临床常见肿瘤的诊疗

杨小斌◎著

U0216900

中国纺织出版社有限公司

内 容 提 要

本书旨在系统化地呈现常见肿瘤疾病的诊疗知识，研究问题包括：肿瘤的发生机制与其临床表现如何关联？不同类型肿瘤的诊断与治疗有哪些差异性？在手术、放疗、化疗、免疫治疗与靶向治疗等治疗方法中，如何优化治疗方案以提高疗效并降低不良反应？肿瘤的康复与预防措施如何提升患者生活质量？针对特殊类型肿瘤的诊疗过程中，如何兼顾治疗效果与患者长期预后？本书还探讨了肿瘤的研究进展，如分子生物学与个体化治疗等，探索这些新领域如何推动未来肿瘤治疗的发展。

图书在版编目（CIP）数据

临床常见肿瘤的诊疗/杨小斌著. --北京：中国纺织出版社有限公司，2025. 3. --ISBN 978-7-5229-2521-9

Ⅰ. R73

中国国家版本馆 CIP 数据核字第 2025XZ5441 号

责任编辑：傅保娣　　责任校对：王蕙莹　　责任印制：王艳丽

中国纺织出版社有限公司出版发行

地址：北京市朝阳区百子湾东里 A407 号楼　邮政编码：100124

销售电话：010—67004422　传真：010—87155801

http://www.c-textilep.com

中国纺织出版社天猫旗舰店

官方微博 http://weibo.com/2119887771

三河市宏盛印务有限公司印刷　各地新华书店经销

2025 年 3 月第 1 版第 1 次印刷

开本：710×1000　1/16　印张：15.5

字数：240 千字　定价：98.00 元

前　言

随着全球医疗水平的不断提高，人类寿命显著延长，肿瘤疾病的发病率也在持续上升，成为威胁人类健康的主要因素之一。根据世界卫生组织的统计数据，全球每年新增癌症患者超过 1 800 万例，且这一数字呈上升趋势。肿瘤的发病机制复杂，涉及遗传、环境、生活方式等多方面因素。肿瘤的治疗手段也在不断进步，从传统的手术、放疗和化疗，到免疫治疗和靶向治疗，肿瘤诊疗领域的研究一直是医学科学的前沿。由于肿瘤的多样性和复杂性，针对不同肿瘤的治疗方案依然存在诸多挑战，因此，系统地总结肿瘤的基础知识、诊疗方法及研究进展，对提高肿瘤诊疗水平具有重要意义。

《临床常见肿瘤的诊疗》旨在为医学生、临床医生及相关研究人员提供一套全面、系统的肿瘤疾病诊疗知识体系。本书详细讲解了肿瘤的定义、分类、病因、发病机制、临床表现、诊断及治疗，可以帮助读者更好地理解肿瘤的发生发展过程及其治疗原则。另外，本书还介绍了几种常见肿瘤的诊疗方法，并深入探讨肿瘤康复与预防策略，可以为临床实践提供参考依据。随着分子生物学技术的进步，肿瘤个体化治疗及新型治疗方法逐渐成为研究热点，本书结合肿瘤的研究成果，探讨肿瘤诊疗的前沿进展。

肿瘤疾病不仅影响患者的生存率和生活质量，也对社会的经济和公共卫生系统构成了巨大压力。本书通过对肿瘤基础知识、临床表现、诊断方法及治疗手段的系统化总结，为医务工作者提供了实用的诊疗指南，有助于提升临床诊疗水平，提高患者的治愈率及生活质量。肿瘤康复与预防也至关重要，早期诊断、早期治疗和预防复发是肿瘤管理中的重要环节。本书在肿瘤康复、二级和三级预防等方面提供了实用的策略，为肿瘤患者的长期管理和随访提供了理论依据。

随着肿瘤诊疗技术的不断进步，精准医学和个体化治疗逐渐成为肿瘤治疗的核心方向。本书通过总结肿瘤的研究进展，为研究人员提供了深入了解肿瘤前沿技术的机会，促进新型治疗方法的探索与应用。通过对本书的学习，读者不仅可以掌握当前肿瘤诊疗的主流方法，还能把握未来的发展趋势，为肿瘤研究和临床实践提供坚实的基础。希望本书能够为从事肿瘤诊疗及研究的人员提供有价值的参考，也希望它能够为肿瘤患者带来更多治疗希望与康复机会。

著　者

2024 年 11 月

目　录

第一章 肿瘤的基础知识

第一节 肿瘤的定义与分类

一、肿瘤的基本概念

肿瘤是临床医学中一类常见且复杂的疾病，随着人类对医学知识的不断深入，肿瘤的发生、发展及治疗的相关研究在不断更新，但其基本定义与分类仍然是理解肿瘤的核心环节之一。下面将对肿瘤的基本概念、性质、分类以及相关特点进行详细阐述，以便为读者提供清晰的认知框架。

（一）肿瘤的定义

肿瘤是指机体局部组织在多种致病因素的作用下，细胞异常增殖而形成的新生物。此类增生不受正常机体调控机制的控制，表现为自主性、无序性和无限制的增殖能力。不同于生理性增生，肿瘤的增生过程往往不具备原有组织的正常功能，且病变细胞能够突破正常细胞增殖的时空限制。

肿瘤可发生在人体的任何部位，从皮肤、黏膜到内脏器官，任何存在细胞增殖的地方均可出现肿瘤病变。研究表明，肿瘤的发生机制涉及多种因素，如基因突变、环境致癌物暴露、慢性炎症及免疫功能失调等，而不同因素在不同个体中的作用机制不尽相同。肿瘤可根据其生物学行为分为良性和恶性两大类，良性肿瘤一般生长缓慢、边界清晰，恶性肿瘤则表现为侵袭性生长，并可通过血液、淋巴等途径发生转移。

（二）肿瘤的特点

无论是良性肿瘤还是恶性肿瘤，都具有一些共同的病理特征，这些特征有助于肿瘤的诊断和治疗。根据病理研究，肿瘤细胞通常会表现出以下特点。

1. 异常增殖

肿瘤细胞最显著的特征之一是其异常的增殖能力，正常细胞在体内有严格的增殖调控机制，受到多种信号分子的控制；而肿瘤细胞的增殖能力则表现为失控状态，细胞周期不再受限，持续不断地进行分裂与增殖，形成组织块。特别是在恶性肿瘤中，这种异常增殖尤为显著。

2. 形态结构异常

肿瘤细胞的形态结构往往与其起源的正常细胞有所不同，良性肿瘤的细胞通常保留部分正常组织的结构特点，但恶性肿瘤细胞则常表现出高度异型性，即肿瘤细胞的形态与正常细胞相比明显异常，如核大、染色质粗糙、细胞质减少等。

3. 侵袭与转移

恶性肿瘤的典型特点是其具有侵袭性和转移性，侵袭性是指肿瘤细胞能够侵入邻近正常组织，并破坏其结构。转移性则表现为肿瘤细胞可以通过血管、淋巴管或体腔扩散至身体其他部位，形成新的肿瘤病灶。转移往往标志着恶性肿瘤的晚期阶段，治疗难度显著增加。

4. 耐药性与复发

恶性肿瘤在治疗过程中常表现出较强的耐药性，即肿瘤细胞对化疗、放疗等治疗方法不再敏感，导致治疗效果逐渐下降。恶性肿瘤在手术切除或经其他方式治疗后容易复发，复发肿瘤通常更具侵袭性，治疗难度也更大。

肿瘤作为一类复杂的疾病，其定义、分类及常见特征为临床诊断和治疗提供了重要依据。无论是良性还是恶性肿瘤，都具有异常增殖、细胞形态改变等特征，而恶性肿瘤的侵袭性和转移性使其在临床上更具危害性。通过对肿瘤的深入研究，能够更好地理解其发生机制，为预防、诊断和治疗提供科学指导。

二、良性与恶性肿瘤的区别

在临床实践中，肿瘤通常分为良性和恶性两类，两者在生物学行为、组织学特点及临床表现等方面存在显著差异。区分良性与恶性肿瘤不仅对于正确诊断至关重要，同时也为治疗方案的选择提供了科学依据。下面从多个角度阐述良性肿瘤与恶性肿瘤的区别，以帮助读者理解这两类肿瘤的不同特点及其临床意义。

（一）生物学行为的差异

良性与恶性肿瘤的最显著区别在于它们的生物学行为，包括生长速度与增殖能力、对周围组织的影响、转移能力等。

1. 生长速度与增殖能力

良性肿瘤通常表现为缓慢生长，其细胞增殖速度较慢，肿瘤组织可以多年保持稳定，甚至在某些情况下不继续增大。良性肿瘤细胞增殖受部分机体调控机制的影响，细胞周期相对正常，因此，它们不具备恶性肿瘤那样的侵袭性；而恶性肿瘤的增殖速度则明显加快，表现为持续的、不受控制的快速分裂，异常的增殖能力导致肿瘤体积迅速增大。

2. 对周围组织的影响

良性肿瘤的生长方式通常为膨胀性生长，即肿瘤体积的增大会逐渐挤压周围的正常组织，但不会侵犯这些组织。由于肿瘤与周围组织有清晰的边界，肿瘤切除时较为容易，通常不残留；相反，恶性肿瘤具有侵袭性生长的特点，肿瘤细胞不仅挤压周围组织，还会侵入并破坏周围正常组织结构，形成不规则的浸润性生长。侵袭性生长使得恶性肿瘤在手术切除时更难完全切除，容易留有残存病灶，导致术后复发的概率较高。

3. 转移能力

良性肿瘤不具备转移的能力，其细胞通常局限于原发部位，不会通过血管、淋巴系统或体腔扩散到其他部位；恶性肿瘤则具有明显的转移能力，肿瘤细胞可以通过血液或淋巴系统进入全身，形成远处转移灶，常见的转移部位包括肝、肺、骨骼和脑等器官。转移性病灶的出现往往标志着疾病的晚期，并显著增加治疗难度。

（二）病理学特征的差异

从病理学角度来看，良性与恶性肿瘤在细胞形态与组织结构、分化程度以及血管生成与坏死上也存在显著差异，这些差异是医生在显微镜下判断肿瘤性质的重要依据。

1. 细胞形态与组织结构

良性肿瘤的细胞在形态上与原发组织较为接近，其细胞排列有序，结构清晰，通常保留原有组织的功能特点。虽然肿瘤体积增大，但其细胞异型性较小，核与胞质的比例接近正常。恶性肿瘤细胞则表现出明显的形态异常，常伴有核异型性、染色质粗糙、核分裂象增多等表现。恶性肿瘤的细胞排列混乱，组织结构被破坏，难以辨认出原组织的特征。

2. 分化程度

良性肿瘤细胞的分化程度较高，即细胞的形态和功能较为成熟，接近正常组织，细胞内核与胞质的比例正常，基本保留着原始组织的功能；而恶性肿瘤的分化程度低，细胞形态高度异型化，表现为未成熟或未分化的状态。未分化的细胞通常表现出强烈的增殖能力，但其功能却极度异常或缺失，导致肿瘤对机体产生极大危害。

3. 血管生成与坏死

良性肿瘤内血管分布相对均匀，肿瘤组织能够得到相对充足的血液供应，因此肿瘤内部较少出现坏死区；恶性肿瘤则由于快速生长，往往表现出血供不足的情况，肿瘤中心部位易发生缺血性坏死。恶性肿瘤还具有促血管生成的能力，通过分泌血管生成因子来促进新生血管形成，以维持自身快速增长所需的营养供应。

（三）临床表现的差异

良性与恶性肿瘤在临床症状、发展过程以及治疗难度上也存在较大的差异，患者的症状往往能够反映肿瘤的性质和严重程度。

1. 局部症状与全身症状

良性肿瘤通常只表现为局部症状，其引起的不适多因体积较大而压迫邻近组织或器官所致。皮下脂肪瘤可以通过按压引起疼痛或不适，但不影响患者的全身状况；恶性肿瘤除了局部症状外，常伴有全身症状，如体重减轻、发热、乏力等，尤其是在肿瘤发生远处转移时，患者的全身状态急剧恶化。恶性肿瘤产生的毒性物质、代谢产物等会严重影响患者的代谢功能，进一步加重病情。

2. 病程进展

良性肿瘤病程较为缓慢，患者的病情发展稳定，通常在很长时间内不会对机体造成严重危害。在多数情况下，良性肿瘤可以通过手术彻底切除，且术后复发风险极低。恶性肿瘤的病程进展则非常迅速，患者的病情在短时间内显著加重，尤其是发生远处转移时，患者的预后较差。即使经过手术、放疗、化疗等治疗措施，恶性肿瘤仍然存在较高的复发风险。

3. 治疗效果与预后

良性肿瘤的治疗效果普遍较好，绝大多数良性肿瘤通过外科手术即可获得根治，且术后无须进一步治疗，患者的生活质量也不会受到明显影响；而恶性肿瘤由于其侵袭性强、易复发转移等特点，治疗难度较大，常需要综合治疗措施，如手术、放疗、化疗、靶向治疗等。即使接受积极的治疗，恶性肿瘤患者的预后仍取决于肿瘤的分期、病理类型以及患者的全身状况。

4. 其他

良性肿瘤与恶性肿瘤在生物学行为、病理学特征及临床表现等方面存在显著差异。良性肿瘤生长缓慢，不侵袭周围组织且不发生转移，预后良好；而恶性肿瘤生长迅速，侵袭性强，易发生远处转移，治疗难度较大。

这些区别在临床诊疗中为医生提供了重要的参考依据，可帮助医生制订合理的治疗方案。明确肿瘤的性质，有利于提高患者的生存率，改善生活质量。

三、肿瘤的分类

肿瘤是临床上多发、复杂的疾病之一，根据其不同的生物学行为、组织来源和部位，可进行多种分类。肿瘤的分类不仅有助于临床医生的诊断和治疗决策，也为研究提供了结构化的框架。肿瘤主要根据其组织来源、解剖部位、生物学行为和发病机制等进行分类（表1-1）。

表 1-1　肿瘤的分类

分类依据	类别	代表性肿瘤
组织来源	上皮组织肿瘤、间叶组织肿瘤	鳞状细胞癌、腺癌、骨肉瘤、脂肪肉瘤
解剖部位	肺肿瘤、肝肿瘤、乳腺肿瘤、胃肿瘤、结直肠肿瘤、前列腺肿瘤	肺癌、肝细胞癌、乳腺癌、胃癌、结直肠癌、前列腺癌
生物学行为	良性肿瘤、恶性肿瘤、癌前病变	皮下脂肪瘤、肺癌、宫颈癌前病变
发病机制	遗传性肿瘤、环境诱发肿瘤、病毒相关肿瘤	遗传性乳腺癌、烟草相关肺癌、乙肝相关肝癌

（一）根据肿瘤的组织来源分类

肿瘤按照其组织来源可以分为上皮组织来源的肿瘤和间叶组织来源的肿瘤，这种分类方法在临床上应用广泛，有助于确定肿瘤的生物学行为以及相应的治疗策略。

1. 上皮组织来源的肿瘤

上皮组织来源的肿瘤是指来源于覆盖或衬覆身体外部或内腔的上皮细胞的肿瘤，这类肿瘤最为常见，其中恶性肿瘤被称为癌。上皮肿瘤根据其具体组织特点，还可以进一步分为鳞状细胞癌、腺癌和移行细胞癌等。

（1）鳞状细胞癌：来源于鳞状上皮，常见于皮肤、口腔、食管等部位。鳞状细胞癌的特点是肿瘤细胞呈鳞片状堆积，常伴有角化。

（2）腺癌：来源于腺体上皮组织，常见于乳腺、前列腺、胃肠道等器官。腺癌肿瘤细胞表现为腺体样排列，分泌腺体产物。

（3）移行细胞癌：主要发生在泌尿系统，尤其是膀胱和肾盂部位。移行细胞癌的肿瘤细胞来源于泌尿上皮，其细胞在大小和形态上表现出较大的异质性。

2. 间叶组织来源的肿瘤

间叶组织来源的肿瘤来源于结缔组织、肌肉、骨骼等，这类肿瘤的恶性表现形式为肉瘤。与上皮组织来源的肿瘤不同，间叶组织肿瘤生长部位较为深层，且其侵袭性和转移性常表现为独特的模式。

（1）骨肉瘤：来源于骨骼的恶性肿瘤，常见于青少年，典型的发病部位是长骨的骨骺部位。骨肉瘤的生长迅速，容易发生肺转移。

（2）脂肪肉瘤：来源于脂肪组织，较为罕见，但具有侵袭性。脂肪肉瘤常发生在四肢和腹腔，肿瘤细胞分化程度较低，预后较差。

（3）软骨肉瘤：来源于软骨组织的恶性肿瘤，通常发生在老年人中，典型部位包括骨盆、肋骨和肩部。

（二）根据肿瘤的解剖部位分类

根据肿瘤的发生部位进行分类也是一种常见且实用的方式，这种分类方法直接指出了肿瘤发生的具体器官或部位，为临床检查、诊断和治疗提供了清晰的方向。

1. 肺肿瘤

肺是肿瘤高发的器官，尤其是肺癌，其发病率和致死率在全球范围内位居前列。肺癌可以分为非小细胞肺癌和小细胞肺癌两大类，其中非小细胞肺癌（包括鳞癌、腺癌和大细胞癌）占大多数。肺癌的主要危险因素包括吸烟、空气污染和职业暴露等。

2. 肝肿瘤

肝肿瘤中最常见的是肝细胞癌，其主要与慢性肝病（如乙型和丙型肝炎病毒感染、酒精性肝病）相关。肝脏是重要的代谢器官，因此肝细胞癌具有显著的生物学特性，如富血供和肿瘤内坏死。

3. 乳腺肿瘤

乳腺肿瘤主要发生在女性中，乳腺癌是其中最常见的恶性肿瘤。乳腺癌根据其病理类型可以分为导管原位癌、浸润性导管癌、浸润性小叶癌等。早期筛查和及时治疗可以显著改善乳腺癌患者的预后。

4. 胃肿瘤

胃癌是消化系统肿瘤中的高发病种，尤其在东亚地区，胃癌发病率较高。胃癌大多属于腺癌，常发生在胃窦部位。幽门螺杆菌感染是胃癌的重要致病因素之一。

5. 结直肠肿瘤

结直肠癌也是一类常见的消化系统恶性肿瘤，常与饮食习惯、肥胖、慢性炎症性肠病有关。早期的结直肠癌往往无明显症状，通常通过筛查发现。

6. 前列腺肿瘤

前列腺癌主要发生于老年男性中，常与激素水平、家族史以及种族等因素有关。前列腺癌早期进展缓慢，但一旦进入侵袭性阶段，转移常迅速发生，尤其是骨转移。

（三）根据肿瘤的生物学行为分类

根据肿瘤的生物学行为进行分类有助于理解肿瘤的发展模式及其对机体的影响。根据其生物学行为，肿瘤可以分为良性肿瘤、恶性肿瘤和癌前病变。

1. 良性肿瘤

良性肿瘤生长缓慢，通常不会对患者生命构成直接威胁。其细胞分化程度较高，接近于正常细胞，且通常与周围组织有明显的分界。良性肿瘤不会发生远处转移，但由于其压迫效应，部分肿瘤仍需手术治疗。常见的良性肿瘤有皮下脂肪瘤、子宫肌瘤等。

2. 恶性肿瘤

恶性肿瘤，即癌症，具有高度侵袭性和转移性，其细胞分化差异明显，且增殖速度快。恶性肿瘤常侵袭周围组织，且通过淋巴系统或血液循环扩散至远处，形成转移灶。由于恶性肿瘤对患者的生命构成严重威胁，早期诊断和积极治疗至关重要。肺癌、乳腺癌和肝癌等均属此类。

3. 癌前病变

癌前病变是指一种介于良性病变和恶性病变之间的病理状态，这些病变尚未具备恶性肿瘤的全部特征，但具有向恶性转化的潜力。早期干预可以预防其恶性转化，常见的癌前病变包括胃黏膜的不典型增生、乳腺的非典型增生性病变等。

（四）根据肿瘤的发病机制分类

根据肿瘤的发病机制，也可以对其进行分类。这种分类方式基于肿瘤发生的生物学基础，有助于理解肿瘤病因及其进展过程。

1. 遗传性肿瘤

某些肿瘤具有明确的遗传背景，常表现为家族性聚集。这类肿瘤的发病机制通常与遗传突变密切相关，常见的例子有遗传性乳腺癌和结直肠癌（如林奇综合征）。

2. 环境诱发的肿瘤

环境因素在肿瘤发生中的作用越来越受到重视，许多肿瘤的发病与外界环境中的致癌物质密切相关。典型的例子包括因长期吸烟导致的肺癌、暴露于紫外线下引发的皮肤癌等。

3. 病毒相关的肿瘤

一些病毒感染可显著增加特定肿瘤的风险，乙型肝炎病毒（HBV）和丙型肝炎病毒（HCV）与肝细胞癌的发生密切相关；人乳头瘤病毒（HPV）感染则与宫颈癌及部分头颈部肿瘤的发生有关。

肿瘤的分类是理解和诊断肿瘤疾病的关键环节，根据组织来源、解剖部位、生物学行为以及发病机制等多种分类方式，临床医生能够更加全面地认识肿瘤的特性。这些分类方式不仅有助于制订精准的诊疗方案，还为个体化治疗和预后评估提供了科学依据。明确肿瘤的分类及其特点，可以提高临床治疗的有效性，改善患者的整体生存质量。

第二节　肿瘤的病因

一、遗传因素与肿瘤

肿瘤的发生与多种因素密切相关，其中遗传因素是影响肿瘤易感性的重要方面。研究表明，遗传因素在某些肿瘤的发生中起着至关重要的作用，尤其是在家族性肿瘤中，这种影响更加明显。虽然并非所有肿瘤都由遗传决定，但部分遗传基因的突变显著增加了个体罹患某些肿瘤的风险。遗传因素主要通过两种机制影响肿瘤的发生：①通过遗传性基因突变增加个体的肿瘤易感性；②通过家族遗传背景中的肿瘤综合征增加了某些肿瘤类型的发病率。

（一）遗传性突变与肿瘤

在肿瘤的发生过程中，遗传性突变是一类重要的机制，可以直接导致个体对某些肿瘤类型的易感性显著增加。遗传性突变通常发生在生殖细胞中，它们可以代代相传，具有家族聚集性。与体细胞突变不同，遗传性突变一旦发生，个体从出生时即携带这些突变基因，因此其一生中罹患某种肿瘤的风险较高。

BRCA 基因突变与乳腺癌、卵巢癌：*BRCA1* 和 *BRCA2* 基因是最为人熟知的与乳腺癌、卵巢癌相关的肿瘤易感基因。这两种基因在 DNA 损伤修复过程中发挥重要作用，负责维持细胞基因组的稳定性。当 *BRCA* 基因发生突变时，DNA 修复机制受损，导致细胞内的基因突变逐渐积累，最终引发癌症。研究表明，携带 *BRCA1* 或 *BRCA2* 基因突变的个体一生中罹患乳腺癌或卵巢癌的风险大幅增加；*BRCA* 基因突变还与前列腺癌和胰腺癌等其他肿瘤类型相关。

TP53 基因突变与利-弗劳梅尼（Li-Fraumeni）综合征：*TP53* 基因是一种经典的抑癌基因，负责在细胞应对 DNA 损伤时启动修复机制或引发细胞凋亡，以防止细胞增殖失控。当 *TP53* 基因发生遗传性突变时，细胞的自我修复和凋亡机制受损，增加肿瘤发生的风险。Li-Fraumeni 综合征是一种与 *TP53* 基因突变相关的遗传性肿瘤综合征，患者常在年轻时罹患多种不同类型的肿瘤，包括乳腺癌、肉瘤、脑瘤和肾上腺皮质癌等。此类患者的多发性肿瘤特点表明 *TP53* 基因突变对全身多个器官的细胞增殖调控产生了深远影响。

APC 基因突变与家族性腺瘤性息肉病（FAP）：*APC* 基因是一种抑癌基因，其主要作用是调控细胞内的 Wnt 信号通路，控制细胞的增殖和分化。*APC* 基因突变是 FAP 患者中的常见遗传突变，携带该基因突变的个体通常在年轻时便会在结肠中产生大量息肉，如果不加干预，这些息肉会发生恶性转化，进展为结肠癌。对于 FAP 患者，早期筛查和干预起着重要作用，常常通过预防性手术切除息肉来减少结肠癌的发生。

（二）家族遗传肿瘤综合征

家族遗传肿瘤综合征是一类特定类型的肿瘤综合征，其主要特点是具有家族聚集性和特定的遗传模式。这类肿瘤综合征常由单个或多个突变基因引发，携带这些突变基因的个体往往在生命早期即表现出肿瘤的高发风险。家族遗传肿瘤综合征的研究有助于深入理解肿瘤的遗传学机制，同时也为肿瘤的早期筛查和预防提供了方向。

1. 林奇综合征（遗传性非息肉性结直肠癌）

林奇综合征是与结直肠癌相关的最常见的遗传性肿瘤综合征之一，主要由DNA 错配修复基因（如 *MLH1*、*MSH2*、*MSH6* 和 *PMS2*）突变引起。这些基因负责修复 DNA 复制过程中产生的错误，当其中一个基因突变时，DNA 错配修复功能失调，导致细胞内基因突变的累积，最终促使肿瘤的发生。林奇综合征患者不仅面临较高的结直肠癌风险，还容易罹患子宫内膜癌、胃癌、卵巢癌及其他消化系统肿瘤。林奇综合征患者通常需要接受定期的肿瘤筛查，以便尽早发现和治疗发生的癌变。

2. 多发性内分泌肿瘤（MEN）综合征

多发性内分泌肿瘤综合征是一类与内分泌系统相关的遗传性肿瘤综合征，主要分为 MEN1 型和 MEN2 型两类。MEN1 型通常由 *MEN1* 基因突变引起，常见的肿瘤包括甲状旁腺肿瘤、胰腺肿瘤和垂体肿瘤。MEN2 型则由 *RET* 基因突变引起，常导致甲状腺髓样癌、嗜铬细胞瘤以及甲状旁腺功能亢进。由于这些肿瘤类型发生在内分泌器官，且往往具有多发性和家族聚集性，因此对该综合征的早期诊断和干预非常重要。MEN2 型患者通常在发现 *RET* 基因突变后建议进行预防性甲状腺切除术，以减少甲状腺髓样癌的发生风险。

3. 冯·希佩尔-林道（Von Hippel-Lindau）综合征

Von Hippel-Lindau 综合征是一种罕见的遗传性肿瘤综合征，由 *VHL* 基因突变引发。*VHL* 基因的主要功能是调节细胞对低氧环境的反应，而其突变会导致多种不同类型的肿瘤发生，包括肾细胞癌、中枢神经系统血管母细胞瘤、视网膜血管瘤和嗜铬细胞瘤等。该综合征的患者通常在多个器官系统中发生肿瘤，且肿瘤多为良性或低度恶性，但由于其多发性特征，仍然对患者的生活质量造成严重影响，定期筛查和早期干预对该综合征的管理至关重要。

遗传因素在肿瘤的发生中占据重要地位，特别是在家族性肿瘤中。遗传性突变（如 *BRCA1/2*、*TP53* 和 *APC* 等基因突变）显著增加个体罹患某些肿瘤的风险，而家族遗传肿瘤综合征（如林奇综合征、MEN 综合征和 Von Hippel-Lindau 综合征）则使肿瘤具有家族聚集性和多发性特点。通过深入研究遗传因素与肿瘤的关系，医学界可以更好地理解肿瘤的发生机制，制订个性化的筛查和预防策略，从而在早期发现并干预高风险人群，降低肿瘤的发病率和病死率。

二、环境因素与肿瘤

肿瘤的发生不仅受遗传因素的影响，环境因素同样在肿瘤的形成和发展中扮演了至关重要的角色。环境因素广泛而复杂，涵盖了物理、化学、生物以及生活方式等多方面致癌因素。这些因素通过长期作用于人体，直接或间接引起细胞的基因突变，进而导致肿瘤的发生。

（一）物理致癌因素

物理致癌因素包括多种与环境接触相关的物理因素，如紫外线（UV）、放射性辐射等。这些因素能够直接或间接引起细胞的 DNA 损伤，进而诱导肿瘤的发生。

1. 紫外线辐射

紫外线尤其是 UVA 和 UVB 波段的紫外线辐射是皮肤癌的主要物理致癌因素。长时间暴露于太阳下，尤其在日照强烈的地区，容易增加皮肤癌的风险。紫外线通过引起细胞 DNA 中的胸腺嘧啶二聚体形成，导致 DNA 突变，进而引发细胞癌变。最常见的紫外线相关肿瘤包括基底细胞癌、鳞状细胞癌和恶性黑色素瘤。

2. 电离辐射

电离辐射也是一类常见的物理致癌因素，主要包括 X 射线、γ 射线及放射性物质产生的粒子辐射。长时间暴露于电离辐射环境中，导致多种类型的癌症，如甲状腺癌、白血病等。核事故幸存者和长期从事放射线工作的人群是高风险群体。电离辐射通过直接损伤细胞的 DNA，诱导突变，或通过产生自由基进一步损害细胞内的分子结构，增加癌症的发生概率。

3. 辐射污染

核电站事故或医疗辐射暴露会释放大量放射性物质，如铯-137、碘-131 等，这些放射性物质会通过吸入或摄入进入人体，长期存在体内并持续释放辐射。高水平的辐射污染与甲状腺癌、骨癌、白血病等多种肿瘤的发生有关。特别是儿童和青少年对辐射的敏感性更高，因此，他们罹患辐射相关癌症的风险显著增加。

（二）化学致癌因素

化学致癌因素是导致肿瘤发生的主要外部环境因素之一。长期暴露于某些化学物质中，可引发基因突变，促进细胞异常增殖，最终导致恶性肿瘤的形成。化学致癌物的作用机制通常涉及直接破坏 DNA、干扰细胞分裂或通过产生自由基导致细胞损伤。

1. 多环芳烃类化合物（PAH）

多环芳烃类化合物是由碳和氢组成的化学物质，广泛存在于煤、石油、汽车尾气、烟草烟雾等环境中，苯并芘（BaP）是其中最具代表性的化合物之一。长期暴露于多环芳烃环境中会显著增加罹患肺癌的风险，尤其是在吸烟人群中，其作用更加明显。多环芳烃通过与细胞内的 DNA 结合，形成致癌的 DNA 加合物，从而引发基因突变，最终导致细胞癌变。

2. 亚硝胺类化合物

亚硝胺类化合物广泛存在于加工肉制品、烟草制品中，特别是当食物中含有硝酸盐或亚硝酸盐时，在酸性环境下（如胃中）可以转化为亚硝胺类物质。这类化合物是已知的强致癌物，长期摄入会增加胃癌和食管癌的发病风险；其致癌机制主要通过诱导 DNA 损伤，干扰细胞的正常分裂，从而促进癌细胞的形成。

3. 石棉

石棉是一种天然存在的矿物纤维，曾广泛应用于建筑材料中。长期吸入石棉纤维可引发肺部疾病，包括石棉肺、肺癌及恶性胸膜间皮瘤。石棉的致癌机制复杂，主要通过刺激慢性炎症反应和直接损伤细胞 DNA，导致细胞突变和恶性转化。石棉相关的肿瘤具有较长的潜伏期，因此暴露于石棉的工人即便多年后仍存在较高的肿瘤风险。

4. 苯及其衍生物

苯是一种广泛应用于工业生产中的有机溶剂，被广泛用于化学、制药、塑料等行业。长期接触苯及其衍生物可导致骨髓细胞损伤，增加急性白血病的风险。苯的致癌机制主要通过代谢产物对造血系统细胞的直接毒性作用，干扰其正常功能，导致恶性血液系统肿瘤的发生。

（三）生物致癌因素

生物致癌因素主要涉及病毒、细菌和寄生虫等生物体，它们通过感染宿主细胞，干扰宿主基因，或引发慢性炎症，最终促进肿瘤的发生。

1. 人乳头瘤病毒（HPV）

HPV 是一种与多种恶性肿瘤密切相关的病毒，尤其是宫颈癌。HPV 的高危型别（如 HPV16、HPV18）能够感染宫颈上皮细胞，干扰细胞周期调控基因的表达，促进癌前病变的形成，进而发展为宫颈癌。此外，HPV 感染还与口咽癌、肛门癌等多种肿瘤类型相关。HPV 通过其编码的 E6 和 E7 蛋白抑制肿瘤抑制基因（如 p53、Rb）的功能，从而推动细胞的恶性转化。

2. 乙型肝炎病毒（HBV）和丙型肝炎病毒（HCV）

乙型肝炎病毒和丙型肝炎病毒是肝细胞癌的主要病因之一，病毒通过慢性感染肝脏，导致持续性的炎症反应、肝细胞坏死和再生，最终引发肝细胞的基因突变并发展为癌症。慢性乙肝或丙肝患者的肝细胞癌发病率显著增加，尤其是在没有有效抗病毒治疗的情况下。长期的病毒感染会通过影响细胞内的信号通路和基因表达增加肿瘤发生的风险。

3. 幽门螺杆菌（Hp）

幽门螺杆菌是一种与胃癌密切相关的细菌感染，尤其在胃腺癌和胃淋巴瘤的发生中起到重要作用。幽门螺杆菌感染能够引发胃黏膜的慢性炎症反应，并通过分泌毒素（如 VacA、CagA）破坏细胞结构，促进癌变过程。长期的胃黏膜炎症和损伤最终导致胃黏膜的不典型增生，进而形成胃癌。

环境因素在肿瘤的发生和发展中扮演了关键角色，其中化学物质、物理辐射、生物感染等因素都会通过不同机制引发或促进肿瘤的形成。化学致癌物如多环芳烃、亚硝胺和石棉，物理因素如紫外线和电离辐射，生物感染如人乳头瘤病毒、乙型肝类病毒和幽门螺杆菌，均可通过对细胞 DNA 的损伤、基因突变或促发慢性炎症反应来引起肿瘤。通过理解和减少环境致癌因素的暴露，可以为肿瘤的预防提供有效策略，帮助降低肿瘤发病率，提升人群健康水平。

三、生活方式与肿瘤

在当今社会，生活方式与肿瘤的关系越来越受到医学研究的关注。大量证据表明，不健康的生活方式，如吸烟、饮酒、缺乏运动、饮食不合理等，是许多常见肿瘤的重要危险因素。这些行为不仅能够直接导致细胞基因损伤，还通过促发慢性炎症或代谢紊乱，进一步促进肿瘤的发生和发展。

（一）吸烟与肿瘤

吸烟是导致多种恶性肿瘤的主要环境因素之一，烟草中的化学物质不仅对呼吸系统有害，还对全身多个器官造成损伤。吸烟的致癌效应主要来自烟草中的致癌物质，如多环芳烃、亚硝胺和重金属。这些化学物质进入人体后，会通过破坏细胞的 DNA，导致基因突变，进而引发细胞的异常增殖和癌变。

1. 肺癌

吸烟与肺癌的关系最为紧密，研究显示，90% 以上的肺癌病例与吸烟有关。长期吸烟者罹患肺癌的风险远高于不吸烟者，且吸烟量越大、时间越长，风险越高。吸入的烟草化学物质会直接刺激并损伤肺部细胞，引发基因突变，最终导致肺癌的发生。尽管戒烟能够降低患病风险，但吸烟对肺部造成的不可逆损伤仍可导致多年后发病。

2. 其他癌症

除肺癌外，吸烟还与多种其他癌症密切相关，如口腔癌、咽喉癌、食管癌、胃癌、膀胱癌、胰腺癌和宫颈癌等。吸烟者罹患这些癌症的风险显著高于非吸烟者。烟草中的致癌物质通过呼吸道和消化道进入全身各个器官，导致局部的DNA 损伤或炎症反应，从而促发肿瘤的发生。被动吸烟（即二手烟）同样会增加非吸烟者罹患癌症的风险，尤其是肺癌和咽喉癌。

（二）饮酒与肿瘤

饮酒，尤其是长期过量饮酒，被认为是多种恶性肿瘤的主要危险因素。乙醇及其代谢产物乙醛能够对人体细胞造成直接损伤，从而诱发癌变。乙醛是一种高度活性的化学物质，能够与 DNA 和蛋白质结合，形成致癌的加合物，导致基因突变。乙醇还会削弱机体的免疫功能，降低免疫系统对癌细胞的识别和清除能力。

1. 口腔癌和食管癌

长期饮酒是口腔癌和食管癌的重要危险因素，乙醇直接接触口腔和食管的上皮细胞，会破坏细胞的正常结构，并增加这些区域的基因突变率。尤其是饮酒和吸烟的联合暴露，会显著增加罹患口腔癌和食管癌的风险，因为两者的致癌效应具有叠加效应，乙醛在这些部位的局部积累也进一步促进了癌变的过程。

2. 肝癌

长期酗酒容易导致慢性酒精性肝病，进而发展为肝硬化，最终演变为肝细胞癌。乙醇对肝脏细胞的直接毒性作用，以及由此引发的慢性炎症反应，是肝癌发生的重要机制之一。饮酒还会加重乙型或丙型肝炎患者的肝脏损伤，使这些患者罹患肝癌的风险进一步升高。

3. 其他肿瘤

除口腔癌、食管癌和肝癌外，饮酒还与乳腺癌、结直肠癌、胰腺癌等多种肿瘤相关。饮酒会增加体内雌激素水平，而雌激素的升高是乳腺癌发生的已知危险因素。对于结直肠癌，乙醇通过影响肠道菌群和代谢，增加肠道细胞的致癌突变，进而增加结直肠癌的发病率。

（三）饮食习惯与肿瘤

饮食习惯是影响肿瘤发生的重要生活方式因素之一。不合理的饮食结构，如高脂肪、高热量、低纤维素的饮食，会导致多种癌症的发生风险增加；相反，健康的饮食习惯，如富含蔬菜水果、全谷物和鱼类的膳食，有助于降低多种肿瘤的发病率。以下饮食习惯是肿瘤发生的危险因素。

1. 红肉与加工肉类

研究表明，长期摄入过量的红肉（如牛肉、羊肉、猪肉）和加工肉类（如火腿、培根、香肠等）会显著增加结直肠癌的风险。加工肉类中的亚硝酸盐、硝酸盐等防腐剂会在体内转化为亚硝胺，是一种已知的强致癌物。高温烹饪红肉过程中产生的杂环胺和多环芳烃也是致癌因素之一，这些化合物能够引发结肠黏膜细胞的基因突变，促进癌变。

2. 高脂肪饮食

高脂肪饮食与乳腺癌、前列腺癌、胰腺癌等肿瘤的发生有关，长期摄入高脂肪食物会导致体内脂肪堆积，促使雌激素和胰岛素水平升高，从而促进肿瘤的发生。尤其是在绝经后的女性中，体脂含量增加会通过升高雌激素水平显著增加乳腺癌的发病率。高脂肪饮食还会引发体内慢性炎症，进一步增加癌症的风险。

3. 低纤维饮食

低纤维饮食被认为是结直肠癌的重要危险因素之一。膳食纤维能够促进肠道蠕动，缩短有害物质在肠道内停留的时间，并稀释肠腔中的致癌物质。长期低纤维饮食可导致便秘、肠道菌群失调，进而增加结直肠癌的发生风险。

4. 蔬菜和水果的摄入少

富含蔬菜和水果的饮食能够降低多种癌症的发病率，蔬菜和水果中富含的抗氧化剂（如维生素 C、维生素 E、类胡萝卜素）能够中和自由基，减少 DNA 损伤。蔬菜中的膳食纤维有助于维持肠道健康，降低结直肠癌的风险。某些蔬菜（如十字花科蔬菜）中的植物化学物质还能够通过诱导肝脏解毒酶的活性，增强体内致癌物的代谢和清除。

（四）体力活动与肿瘤

1. 乳腺癌

研究发现，规律的体力活动能够降低绝经后女性罹患乳腺癌的风险。体力活动可以通过调节体内的激素水平，尤其是降低雌激素水平，减少乳腺癌的发病率。运动还能够促进免疫系统功能，增强机体对癌细胞的监控和清除能力。

2. 结直肠癌

规律的体力活动能够降低结直肠癌的发病率，运动能够促进肠道蠕动，缩短食物在肠道中的停留时间，减少致癌物对肠道黏膜的刺激。运动还能够调节体内胰岛素水平，减少胰岛素抵抗的发生，进而降低结直肠癌的风险。

3. 其他肿瘤

除了乳腺癌和结直肠癌外，体力活动还与其他几种癌症的发生风险密切相关。规律的体育锻炼可以降低肺癌、前列腺癌和胰腺癌的发病风险。体力活动通过调节体内的代谢水平、减少炎症反应和增强免疫监视功能，起到对抗肿瘤发生的作用。运动还有助于保持健康体重，减少与肥胖相关的癌症风险。

（五）体重管理与肿瘤

肥胖是多种癌症的已知危险因素，包括乳腺癌、子宫内膜癌、食管癌、结直肠癌、肾癌和胰腺癌等。肥胖会导致体内多种激素水平的变化，如胰岛素、胰岛素样生长因子、雌激素等，促进癌细胞的增殖和转移。体力活动在控制体重、减少体脂含量方面具有积极作用，有助于降低肥胖相关癌症的发生风险。

生活方式对肿瘤的发生具有重要影响，尤其是在现代社会中，许多常见的生活习惯与多种癌症密切相关。吸烟、饮酒、饮食不当以及缺乏运动等行为都会通过各种机制促进肿瘤的发生和发展。吸烟是导致肺癌及其他多种癌症的主要因素，而饮酒则与肝癌、口腔癌、食管癌等肿瘤密切相关。高脂肪、低纤维的饮食结构以及过量摄入加工肉类，会显著增加乳腺癌、结直肠癌等肿瘤的风险。缺乏运动不仅会导致肥胖，还会削弱机体的免疫功能，增加多种恶性肿瘤的发病率。

四、慢性炎症与肿瘤

慢性炎症是现代医学研究中的一个重要话题，它不仅是许多疾病的基础病理过程，同时也被认为是肿瘤发生和发展的关键因素之一。在慢性炎症过程中，持续的组织损伤和细胞再生导致细胞突变，并引发癌变。慢性炎症与肿瘤之间的关系涉及多种机制，包括炎性细胞因子、氧化应激、DNA 损伤和免疫逃逸等。

（一）慢性炎症的基本机制

慢性炎症是一种长期、低度的炎症反应，与急性炎症不同，它并不以短期的损伤修复为主要目标，而是持续存在，并伴随炎症细胞的浸润和组织结构的改变。慢性炎症会引发多种病理变化，从而为肿瘤的发生提供有利条件。

1. 炎症与细胞增殖

慢性炎症过程中，炎症细胞释放大量促生长因子和细胞因子，这些因子能够刺激组织细胞的增殖和再生。持续的细胞增殖增加了细胞分裂过程中的基因突变机会，使细胞更容易发生恶性转化。炎性微环境中的自由基和活性氧（ROS）等产物也会造成 DNA 的直接损伤，进一步加速癌变。

2. 氧化应激与 DNA 损伤

慢性炎症会导致局部组织中的氧化应激水平升高，活性氧和活性氮（如过氧化物、超氧化物等）在炎症过程中大量产生，它们会与细胞膜、蛋白质和 DNA发生反应，导致细胞内多种分子的损伤。氧化应激状态如果长期存在，会使细胞中的 DNA 修复机制失效，导致突变累积，最终促使细胞癌变。

3. 免疫逃逸与微环境改变

慢性炎症不仅会引发局部组织的损伤，还会影响机体的免疫反应。在炎症过程中，肿瘤细胞可以通过改变微环境中的细胞因子和免疫调控分子，逃避免疫系统的监视和清除。炎性环境中分泌的某些因子（如 TGF-β、IL-10）会抑制 T 细胞的活性，削弱机体对肿瘤细胞的免疫应答，最终导致肿瘤的生长和扩散。

（二）慢性炎症与消化系统肿瘤

消化系统是慢性炎症与肿瘤关系最为紧密的器官系统之一，许多消化道癌症的发生都与长期的慢性炎症密切相关。炎症引发的基因损伤、组织修复异常和免疫逃逸是消化系统肿瘤发展的关键机制。

1. 幽门螺杆菌感染与胃癌

幽门螺杆菌感染是胃癌最重要的危险因素之一，该细菌通过长期感染引发胃黏膜的慢性炎症反应，导致胃黏膜的不断破坏和再生。幽门螺杆菌感染引起的慢性胃炎、胃黏膜萎缩和肠化生等病变，都是胃癌发生的前兆。长期的炎症刺激可加速胃黏膜细胞的基因突变，最终导致癌变。

2. 炎症性肠病（IBD）与结直肠癌

炎症性肠病包括溃疡性结肠炎和克罗恩病，是一种慢性、反复发作的肠道炎症性疾病。研究显示，患有长期炎症性肠病的患者罹患结直肠癌的风险显著增加。持续的肠道炎症不仅会破坏肠道黏膜的屏障功能，还会增加肠道细胞的增殖率，促使癌前病变的形成。慢性炎症微环境中的氧化应激和免疫调节紊乱进一步加剧了基因突变和癌变的风险。

3. 乙型和丙型肝炎病毒感染与肝癌

乙型肝炎病毒（HBV）和丙型肝炎病毒（HCV）感染是肝细胞癌的主要致病因素，长期的病毒感染会引发慢性肝炎，导致肝脏组织的反复损伤和再生，最终发展为肝硬化，甚至肝癌。肝脏中的慢性炎症反应不仅促进肝细胞的异常增殖，还通过氧化应激和细胞因子释放，增加肝细胞发生基因突变的可能性。

（三）慢性炎症与呼吸系统肿瘤

呼吸系统是暴露于外界环境中的重要通道，易受到长期慢性炎症的影响，特别是在吸烟、空气污染等致癌因素的长期刺激下，慢性炎症与呼吸系统肿瘤的发生密不可分。

1. 慢性阻塞性肺疾病（COPD）与肺癌

慢性阻塞性肺疾病是一种常见的慢性呼吸道疾病，主要由长期吸烟或空气污染引起。研究表明，COPD 患者罹患肺癌的风险显著增加。长期的气道炎症导致肺部组织的持续损伤和修复，增加细胞增殖过程中基因突变的概率；气道中的慢性炎症环境还促进了肿瘤细胞的存活和扩散。

2. 石棉暴露与胸膜间皮瘤

石棉是一种已知的致癌物，长期吸入石棉纤维会引发胸膜的慢性炎症，最终导致胸膜间皮瘤。石棉纤维在胸膜中的沉积引发巨噬细胞和中性粒细胞的持续活化，释放大量的促炎细胞因子和氧化应激产物。慢性炎症环境为基因突变和肿瘤细胞的生长提供了条件，最终导致恶性胸膜间皮瘤的发生。

（四）慢性炎症与其他系统肿瘤

除了消化系统和呼吸系统外，慢性炎症与其他器官系统的肿瘤也有密切联系，炎症引发的免疫反应失调和基因损伤是这些肿瘤发生的共同机制。

1. 乳腺炎与乳腺癌

慢性乳腺炎虽然相对少见，但长期的乳腺炎症会增加乳腺癌的风险。慢性炎症环境中的促炎细胞因子和氧化应激产物促使乳腺上皮细胞的基因突变，增加癌变的机会。炎症反应还会通过改变局部微环境，促使癌细胞的生长和扩散。

2. 慢性膀胱炎与膀胱癌

慢性膀胱炎，特别是由寄生虫感染（如血吸虫）引起的慢性炎症，与膀胱癌的发生密切相关。长期的炎症刺激导致膀胱上皮细胞的增殖异常，增加癌前病变和癌症的发生概率，慢性炎症环境中的 DNA 损伤和炎性细胞因子进一步加剧了这一过程。

慢性炎症在肿瘤发生和发展的过程中发挥了至关重要的作用，通过促使细胞增殖、引发氧化应激和 DNA 损伤，以及改变局部免疫环境，慢性炎症为肿瘤的发生创造了条件。消化系统和呼吸系统是慢性炎症与肿瘤关系最为密切的部位，许多慢性炎症性疾病如幽门螺杆菌感染、炎症性肠病、乙型肝炎和丙型肝炎、COPD 等均与相应的肿瘤发生密切相关。理解慢性炎症与肿瘤之间的关系，对于早期预防、干预及治疗具有重要的临床意义。通过控制慢性炎症，在一定程度上可减少肿瘤的发生率，并改善患者的预后。

第三节　肿瘤的发病机制

一、肿瘤细胞的增殖与分化

肿瘤细胞的增殖与分化是肿瘤发生与发展的核心过程。正常细胞在体内通过严格调控的细胞周期进行分裂和增殖，同时分化为具有特定功能的成熟细胞。在肿瘤的形成过程中，细胞增殖失控、分化过程异常，导致细胞增殖速度加快、分化程度降低，最终形成具有侵袭性和转移性的恶性细胞群体。

（一）肿瘤细胞的增殖机制

肿瘤细胞的增殖是其最显著的特征之一，与正常细胞相比，肿瘤细胞的增殖过程摆脱了正常的调控机制，表现出不受控制的生长和分裂。这一增殖失控现象涉及多个分子和信号通路的异常，包括细胞周期调控失常、生长信号通路异常以及基因突变等。

1. 细胞周期调控失常

正常细胞的增殖过程受到细胞周期的严格调控，细胞周期由多个阶段（G_1期、S期、G_2期、M期）组成，每个阶段的推进都依赖于细胞内精密的分子机制。细胞周期蛋白（Cyclins）和细胞周期依赖性激酶（CDK）是细胞周期调控的核心调节因子，它们通过调控细胞进入下一个周期阶段确保细胞的正常增殖。在肿瘤细胞中，细胞周期调控机制经常失常，导致细胞在没有外部生长信号的情况下持续分裂。抑癌基因 TP53 的突变会导致细胞无法正常应对 DNA 损伤，TP53基因负责监控 DNA 的完整性并在发生突变时启动细胞凋亡或修复机制。该基因的失活使得肿瘤细胞即使存在 DNA 损伤也能继续增殖。RB 基因的突变也与细胞周期调控的失常密切相关，RB 蛋白作为细胞周期的"刹车"机制，当其功能丧失时，细胞周期将失去控制。

2. 生长信号通路异常

肿瘤细胞能够通过多种机制逃避体内正常的生长信号调控，典型的生长信号通路包括 RAS、PI3K/AKT/mTOR 等。这些信号通路在正常细胞中用于调控细胞的生长和存活，而在肿瘤细胞中，这些通路常被异常激活。

3. 基因突变

RAS 基因突变是许多恶性肿瘤中的常见突变之一，突变的 RAS 蛋白会在没有生长因子的情况下持续发送细胞增殖信号，使肿瘤细胞得以不间断地增殖。PI3K/AKT/mTOR 信号通路的异常激活也在肿瘤的增殖中起到重要作用，该通路在正常情况下负责调控细胞的生长、代谢和存活，而在肿瘤细胞中，PI3K 基因

突变或 *PTEN* 基因失活会导致该通路的过度激活，进一步推动肿瘤细胞的异常增殖。

4. 抗凋亡机制的增强

在正常细胞中，当 DNA 损伤无法修复时，细胞会通过凋亡机制自我消除。肿瘤细胞通常具备增强的抗凋亡能力，它们能够通过抑制凋亡通路（如 Bcl-2 蛋白的过表达）避免自我毁灭。抗凋亡机制的增强，使得肿瘤细胞得以逃避正常的细胞死亡过程，进一步增加肿瘤的生存优势和增殖潜力。

（二）肿瘤细胞的分化特点

正常细胞在增殖过程中会逐渐分化为具有特定功能的细胞，以执行组织或器官所需的功能。肿瘤细胞的分化程度通常明显降低，甚至表现出未分化状态，被称为"去分化"或"异质性"。分化异常的细胞在形态和功能上与正常细胞有显著差异，且与肿瘤的侵袭性和预后密切相关。

1. 分化的降低与异质性

在正常的组织发育和再生过程中，细胞会从未分化的干细胞状态逐渐分化为功能明确的成熟细胞。与此相对，肿瘤细胞由于分化不良，往往表现为异质性，即同一肿瘤中的细胞可以有不同的形态和生物学行为。这种异质性不仅使得肿瘤细胞更具适应性，还增加了肿瘤的恶性程度和治疗难度。高度分化的肿瘤细胞通常保留部分正常细胞的功能和形态，这类肿瘤的生长相对缓慢，预后较好；相反，低度分化或未分化的肿瘤细胞往往丧失了大部分正常细胞的功能，生长迅速，侵袭性强，预后较差。在乳腺癌和前列腺癌等恶性肿瘤中，肿瘤的分化程度是影响患者预后的重要因素。

2. 肿瘤干细胞的存在

研究发现，肿瘤组织中存在一种被称为"肿瘤干细胞"的细胞群体，这类细胞具有自我更新和多向分化潜能，类似于正常的干细胞。肿瘤干细胞被认为在肿瘤的复发、侵袭和转移中起到了关键作用，因其具有强大的增殖和耐药能力。肿瘤干细胞的存在能够解释许多肿瘤治疗中的难点问题，肿瘤在放疗或化疗后通常会缩小，但会在一段时间后复发。部分复发的肿瘤由肿瘤干细胞重新启动生长过程，因为它们具备较强的抗性和增殖潜力。

3. 去分化与肿瘤的恶性程度

肿瘤细胞的分化特点见表1-2。肿瘤细胞的去分化程度与其恶性程度呈正相关，高度去分化的肿瘤细胞不仅增殖能力强，而且更容易扩散和转移到其他器官。这是因为去分化的肿瘤细胞往往失去了与周围组织的正常相互作用，具备更强的运动能力和侵袭性。恶性黑色素瘤中的肿瘤细胞通常表现出高度的去分化状态，它们能够快速侵入皮肤下的血管或淋巴管，进而扩散到身体的其他部位。

表1-2　肿瘤细胞的分化特点

分化特点	具体表现
低分化	肿瘤细胞的形态和功能与正常细胞相差较大，通常具有更高的增殖潜力和更强的侵袭性
未分化	细胞完全失去正常分化特征，表现为高度异常的形态和不成熟的功能，通常伴随着极高的恶性程度
高度分化	细胞形态和功能与正常组织细胞相似，恶性程度较低，增殖速度相对较慢，侵袭性较弱
分化程度与恶性程度的关系	分化程度越低，肿瘤的恶性程度越高，未分化肿瘤的侵袭性和扩散能力更强

肿瘤细胞的增殖与分化是肿瘤发生和发展的两个核心过程。肿瘤细胞通过逃避正常的细胞周期调控和抗凋亡机制，表现出不受控制的增殖能力。同时肿瘤细胞的分化异常导致了它们形态和功能上的异质性，去分化现象不仅使得肿瘤更具侵袭性，还增加了治疗的难度。肿瘤细胞的增殖和分化过程涉及复杂的分子机制和信号通路异常，深入研究这些机制有助于为肿瘤的诊断、预后和治疗提供新的方向。通过理解肿瘤细胞的增殖与分化过程，临床医生可以更好地评估肿瘤的恶性程度，制订个性化的治疗方案。尤其是针对肿瘤干细胞的靶向治疗，在控制肿瘤复发和转移方面可发挥重要作用。

二、肿瘤的免疫逃逸机制

肿瘤的发生和发展不仅仅依赖于肿瘤细胞的增殖和分化异常，还与机体的免疫系统息息相关。免疫系统的功能之一是识别和清除体内异常的或突变的细胞，包括肿瘤细胞。理论上，免疫系统可以通过复杂的免疫监视机制，识别并消灭肿瘤细胞，防止肿瘤的生长与扩散。肿瘤细胞往往能够通过多种方式逃避免疫系统的攻击，继续生长和扩散，这种现象称为肿瘤的免疫逃逸机制。以下将从肿瘤细胞免疫原性的降低、免疫抑制微环境的形成及免疫细胞功能障碍三个角度，详细探讨肿瘤的免疫逃逸机制。

（一）肿瘤细胞免疫原性的降低

肿瘤细胞通过降低其免疫原性，使其难以被免疫系统识别和攻击。正常情况下，肿瘤细胞由于突变或基因表达的改变，能够产生异常的抗原，这些抗原被称为肿瘤相关抗原或肿瘤特异性抗原。它们可以被抗原呈递细胞（APC）识别，并呈递给 T 细胞，触发特异性免疫反应。肿瘤细胞可以通过多种方式降低其抗原的表达或展示，避免被免疫系统识别。

一方面，肿瘤细胞可以通过减少主要组织相容性复合体（MHC）的表达，降低其抗原呈递能力。MHC 分子是将抗原片段呈递给 T 细胞的关键蛋白。通过抑制 MHC-Ⅰ类分子的表达，肿瘤细胞能够减少自身的抗原展示，从而逃避细胞毒性 T 淋巴细胞（CTL）的识别与杀伤。这种现象在多种肿瘤中均有报道，如黑色素瘤、肺癌和乳腺癌等。另一方面，肿瘤细胞也可以通过调节表面抗原的表达，进一步削弱免疫系统的反应。肿瘤细胞可以通过下调或完全缺失肿瘤抗原的表达，减少其在体内的暴露机会。随着抗原的减少，T 细胞无法有效识别并激活相应的免疫反应，导致肿瘤细胞能够在免疫系统的监视下继续生长。

（二）免疫抑制微环境的形成

肿瘤微环境对肿瘤的免疫逃逸起关键作用，肿瘤细胞不仅能够改变自身的免疫原性，还可以通过重塑周围的微环境，形成一种有利于肿瘤生存的免疫抑制环境。在这种环境中，免疫系统的攻击能力被极大削弱，使肿瘤细胞得以逃脱免疫监视。

肿瘤细胞可以分泌多种免疫抑制因子，如转化生长因子-β（TGF-β）、白细胞介素-10（IL-10）和前列腺素 E_2（PGE_2）等，这些因子可以抑制效应 T 细胞的活性，并促进免疫抑制性细胞的募集，如调节性 T 细胞和髓系来源抑制性细胞（MDSC）。调节性细胞通过分泌免疫抑制性因子，如 IL-10 和 TGF-β，直接抑制效应 T 细胞和自然杀伤细胞（NK 细胞）的功能，而 MDSC 则通过分泌多种抑制分子，削弱抗肿瘤免疫反应。

肿瘤细胞还能够通过表达免疫抑制性分子，直接干扰免疫细胞的功能。程序性死亡配体 1（PD-L1）是肿瘤细胞常常高表达的一种免疫抑制分子，它与 T 细胞表面的程序性死亡受体 1（PD-1）结合后，能够抑制 T 细胞的活化与增殖，甚至诱导 T 细胞凋亡。PD-1/PD-L1 信号通路的激活被认为是肿瘤免疫逃逸的一个重要机制，许多肿瘤类型如肺癌、肾癌和黑色素瘤中均检测到了这一现象。

肿瘤微环境中的缺氧状态也有助于免疫抑制性环境的形成，缺氧能够诱导肿瘤细胞表达更多的免疫抑制性分子，同时促使肿瘤相关巨噬细胞（TAM）向促肿瘤表型转变，这些细胞不仅不攻击肿瘤，反而通过分泌生长因子和免疫抑制因子，进一步促进肿瘤的生长与转移。

（三）免疫细胞功能障碍

肿瘤免疫逃逸的重要机制还包括免疫细胞功能的障碍，在肿瘤微环境中，免疫细胞的功能往往被抑制，无法正常发挥抗肿瘤作用。最常见的免疫细胞功能障碍包括 T 细胞功能性耗竭、自然杀伤细胞活性降低以及树突状细胞功能异常。

1. T 细胞功能性耗竭

T 细胞的功能性耗竭是指长期抗原刺激导致 T 细胞逐渐丧失杀伤活性和增殖能力的现象，在慢性感染和肿瘤环境中，T 细胞长期处于激活状态，逐渐进入耗竭状态，表现为细胞表面抑制性受体如 PD-1、CTLA-4 等的高表达，以及抗肿瘤效应因子如 γ 干扰素（IFN-γ）的分泌减少。耗竭的 T 细胞不仅丧失了对肿瘤细胞的杀伤能力，还在肿瘤微环境中被免疫抑制细胞进一步抑制，最终导致肿瘤细胞的免疫逃逸。

2. 自然杀伤细胞、活性降低

自然杀伤细胞（NK 细胞）是另一类重要的抗肿瘤免疫细胞，它们能够通过识别肿瘤细胞表面的特异性抗原，直接杀伤肿瘤细胞。在肿瘤微环境中，NK 细胞的活性经常被抑制。肿瘤细胞可以通过分泌 TGF-β 等免疫抑制因子，降低 NK 细胞的杀伤能力。肿瘤细胞表面的免疫逃逸分子如 MHC-I 类分子能够与 NK 细胞表面的抑制性受体结合，从而抑制 NK 细胞的活化。

3. 树突状细胞功能异常

树突状细胞作为重要的抗原呈递细胞，能够将肿瘤抗原递送至 T 细胞，激活特异性免疫反应。在肿瘤微环境中，树突状细胞的功能往往受到抑制，肿瘤细胞通过分泌免疫抑制因子如 IL-10，阻碍树突状细胞的成熟与功能，导致抗原呈递效率降低，从而削弱 T 细胞的活化和抗肿瘤能力。

肿瘤的免疫逃逸机制是其持续生长和扩散的关键因素，通过降低免疫原性、形成免疫抑制微环境以及削弱免疫细胞功能，肿瘤细胞能够在免疫系统的监视下幸存，并进一步发展。这些免疫逃逸机制不仅加速了肿瘤的恶性进展，也为肿瘤治疗带来了巨大挑战。理解这些复杂的逃逸机制，有助于在肿瘤的诊疗中开发更为有效的免疫治疗策略，最大限度地调动机体的免疫系统，抑制和消除肿瘤。

三、肿瘤的侵袭与转移

肿瘤的侵袭与转移是恶性肿瘤最具威胁性的特征之一，也是导致患者死亡的主要原因之一。肿瘤细胞在原发部位通过侵袭性行为突破基底膜，侵入周围组织和血管系统，随后通过血液或淋巴系统转移至远处的器官和组织，形成转移灶。这一过程是复杂的多步骤事件，涉及肿瘤细胞与其微环境的相互作用、细胞间黏附分子的调控、基质金属蛋白酶的释放等。

（一）肿瘤细胞侵袭的分子机制

肿瘤的侵袭是指肿瘤细胞突破基底膜，侵入周围组织的过程。这一过程的启动依赖于肿瘤细胞黏附特性的改变和细胞外基质的降解，肿瘤细胞的侵袭能力增强与其细胞黏附分子的表达变化密切相关。

细胞黏附分子如 E-钙黏蛋白在正常组织中能够维持细胞之间的紧密连接，但在肿瘤细胞中，E-钙黏蛋白的表达往往明显下调。这种下调导致肿瘤细胞之间的连接减弱，细胞更容易脱离原发部位并开始向外扩展。研究表明，E-钙黏蛋白的减少与肿瘤的侵袭性密切相关，尤其是在上皮性癌症中，这一分子的失调被认为是上皮-间质转化（EMT）过程的关键环节。

在上皮-间质转化过程中，肿瘤细胞由具有极性和高度黏附特性的上皮细胞转化为具有间质细胞特征的细胞，表现出更强的迁移和侵袭能力。转化后的细胞不仅失去细胞间的紧密连接，还能分泌大量基质金属蛋白酶（MMP），这些酶能够降解细胞外基质，进一步促进肿瘤细胞的扩散。细胞内信号通路的异常激活也是肿瘤细胞侵袭能力增强的原因之一，RAS、PI3K/AKT 等信号通路的异常激活，使肿瘤细胞具有更强的迁移能力和抗凋亡能力，为其侵袭行为提供了重要的支持。分子机制的变化使得肿瘤细胞能够不断突破屏障，侵入邻近组织，并为其后续的转移打下基础。

（二）肿瘤转移的过程

肿瘤的转移是一个多步骤的复杂过程，通常包括局部侵袭、血管或淋巴管侵入、循环中的肿瘤细胞存活、远处器官定植和转移灶的形成等环节。肿瘤的转移性扩散不仅依赖于肿瘤细胞本身的特性，还与宿主的生理环境密切相关。

肿瘤细胞需要突破原发部位的基底膜，并侵入周围的基质和血管。这一过程通常通过基质金属蛋白酶的分泌来完成，尤其是 MMP-2 和 MMP-9，能够降解胶原等细胞外基质的主要成分。基底膜被破坏后，肿瘤细胞便可通过被动或主动迁移的方式进入血管或淋巴管。

进入血液或淋巴系统的肿瘤细胞被称为循环肿瘤细胞（CTC），这些细胞在循环中处于高度应激状态，面对免疫系统的攻击和血流的剪切力，为了在循环中存活，肿瘤细胞通过多种机制保护自己，包括与血小板结合形成微小栓塞，从而避免被免疫系统识别。肿瘤细胞还可以通过改变表面抗原表达，逃避免疫细胞的追踪和杀伤。一旦到达远处器官，肿瘤细胞必须适应新的微环境，并通过特定的分子信号在该器官定植。这一过程被称为"种子与土壤"假说，即肿瘤细胞（种子）只有在适合的微环境（土壤）中才能生长并形成转移灶。转移灶的形成还依赖于血管新生的支持，肿瘤细胞通过分泌血管内皮生长因子（VEGF）等促进新生血管生成，为转移灶提供氧气和营养，确保其生长和扩展。

（三）微环境对肿瘤侵袭与转移的影响

肿瘤微环境在肿瘤的侵袭与转移过程中发挥了至关重要的作用。肿瘤微环境不仅包括肿瘤细胞，还包括基质细胞、免疫细胞、血管内皮细胞以及细胞外基质等组成部分。微环境中的各种成分通过与肿瘤细胞的相互作用，共同调节肿瘤细胞的行为。

肿瘤相关成纤维细胞（CAF）是微环境中影响肿瘤侵袭与转移的重要基质细胞。CAF能够分泌多种细胞因子和蛋白酶，促进细胞外基质的降解和肿瘤细胞的迁移。CAF还能够通过分泌生长因子，如转化生长因子-β（TGF-β）和血管内皮生长因子（VEGF），促进肿瘤细胞的上皮-间质转化，增强其侵袭性。

血管新生也是肿瘤微环境中的一个关键环节，肿瘤细胞为了维持其快速生长，会通过新生血管获取氧气和营养。VEGF等血管生成因子的分泌不仅促进肿瘤的生长，还为其转移提供通路。通过新生血管，肿瘤细胞能够更容易地侵入血管，随血流扩散到远处器官。

肿瘤微环境中的免疫细胞也在肿瘤的侵袭与转移中起着双重作用。一方面，效应性免疫细胞如T细胞和自然杀伤细胞（NK细胞）可以攻击并杀伤肿瘤细胞，抑制其扩散；另一方面，肿瘤微环境中的免疫抑制细胞，如调节性T细胞和髓系来源抑制性细胞（MDSC），通过分泌免疫抑制因子，削弱抗肿瘤免疫反应，反而为肿瘤细胞的生长和转移提供了有利条件。基质金属蛋白酶也是微环境中影响肿瘤侵袭与转移的重要因素，这些蛋白酶能够降解细胞外基质，为肿瘤细胞的迁移提供通路。基质金属蛋白酶还可以通过改变细胞表面的黏附分子，进一步促进肿瘤细胞的脱离和迁移行为。

肿瘤的侵袭与转移是肿瘤恶性进展的关键过程，涉及复杂的分子机制和微环境的相互作用。肿瘤细胞通过上皮-间质转化、细胞黏附分子的调控以及基质金属蛋白酶的分泌，获得侵袭和迁移的能力，并通过血管或淋巴系统扩散到远处器官。肿瘤微环境中的成纤维细胞、血管生成因子和免疫细胞共同作用，促进肿瘤细胞的侵袭与转移。理解这些复杂的机制对于制订有效的肿瘤治疗策略具有重要意义。

四、肿瘤的代谢异常

肿瘤细胞具有高度异质性和增殖活性，要求其在能量供给、代谢中间产物和生物大分子的合成方面满足特定需求。相比正常细胞，肿瘤细胞的代谢方式显著改变，以适应快速增殖和恶劣的生存环境。代谢异常不仅是肿瘤细胞生长的基础，还与其侵袭性和对治疗的耐受性密切相关。理解肿瘤细胞的代谢异常机制，是深入探讨肿瘤发生与发展的重要一环。下面将从葡萄糖代谢异常、氨基酸代谢异常、脂质代谢异常三个方面详细探讨肿瘤的代谢异常机制。

（一）葡萄糖代谢异常

肿瘤细胞最早被发现的代谢异常是葡萄糖代谢的改变，正常情况下，细胞在有氧条件下通过线粒体氧化磷酸化将葡萄糖完全氧化为二氧化碳和水，并产生大量的ATP。肿瘤细胞即使在氧气充足的情况下，也主要通过无氧糖酵解（又称为Warburg效应）来获取能量，即葡萄糖通过糖酵解途径被部分氧化为乳酸，尽管这一过程能量效率较低。

这种代谢选择看似低效，但对肿瘤细胞具有重要的适应性优势。糖酵解速度快，可以满足肿瘤细胞对快速增殖时大量能量的需求。糖酵解的中间产物，如核苷酸、氨基酸和脂质的前体，可以为肿瘤细胞的合成代谢提供必要的原料。乳酸的积累能够酸化肿瘤微环境，抑制免疫细胞的活性并促进肿瘤侵袭和转移。

糖酵解途径中关键酶的上调是Warburg效应的重要调控机制，己糖激酶2（HK2）、磷酸果糖激酶1（PFK1）和乳酸脱氢酶A（LDHA）在许多肿瘤类型中高表达。肿瘤细胞还通过上调葡萄糖转运蛋白（GLUT1）增加对葡萄糖的摄取，以维持其高代谢率，PI3K/AKT/mTOR信号通路的异常激活也促进了糖酵解途径的增强。Warburg效应不仅限于肿瘤细胞内代谢，还涉及肿瘤微环境中的其他细胞类型。肿瘤相关成纤维细胞和免疫细胞也表现出糖酵解活性增加，形成了复杂的代谢网络，有助于肿瘤的生长和扩散。

（二）氨基酸代谢异常

氨基酸代谢异常在肿瘤细胞中同样扮演了重要角色，肿瘤细胞在快速增殖过程中需要大量的氨基酸来合成蛋白质、核苷酸和其他生物大分子。一些氨基酸还能够作为能量来源或通过调控信号通路影响细胞的增殖和存活。

谷氨酰胺是肿瘤细胞代谢中最重要的非必需氨基酸之一，许多肿瘤细胞对谷氨酰胺依赖性增强，谷氨酰胺不仅为三羧酸循环（TCA 循环）提供中间产物，还通过谷氨酰胺酶（GLS）分解为谷氨酸，后者进一步代谢产生能量，并参与细胞抗氧化能力的维持。谷氨酰胺代谢异常与多种肿瘤类型有关，包括乳腺癌、肺癌和胰腺癌。精氨酸代谢在肿瘤进展中也具有重要作用，精氨酸是多种细胞功能的重要调节因子，其代谢产物一氧化氮（NO）能够影响肿瘤的血管生成和免疫调控。许多肿瘤通过下调精氨酸合成途径，导致免疫细胞中的精氨酸缺乏，抑制免疫系统对肿瘤的攻击能力。色氨酸代谢的异常在肿瘤的免疫逃逸中也起到了关键作用，通过色氨酸降解途径（如 IDO 途径），肿瘤细胞能够消耗色氨酸，产生免疫抑制性代谢物，如犬尿氨酸，进而削弱 T 细胞的功能，帮助肿瘤细胞逃避免疫监视。

（三）脂质代谢异常

脂质代谢异常同样是肿瘤代谢重编程的重要内容，肿瘤细胞不仅需要脂质作为细胞膜合成的原料，还依赖脂质代谢为其增殖提供能量来源，并通过脂质代谢调控信号通路以促进细胞存活。

肿瘤细胞常常通过增加脂肪酸合成途径的活性，获得大量的脂质。脂肪酸合成酶（FASN）作为这一途径的关键酶，在许多肿瘤中高表达，促进脂质的合成。肿瘤细胞还通过摄取外源性脂肪酸，满足其对脂质的需求。特别是在营养匮乏或缺氧的肿瘤微环境中，肿瘤细胞依赖于外源性脂肪酸摄取，以维持其生存和代谢需求。

脂肪酸氧化（FAO）是肿瘤细胞获得能量的另一重要途径，许多肿瘤细胞通过增强脂肪酸氧化途径获取 ATP，并产生 NADPH 等还原当量，帮助肿瘤细胞抵御氧化应激。脂肪酸氧化还与肿瘤细胞的干性维持和转移能力有关，研究表明，脂肪酸氧化的增强与肿瘤干细胞的存活及转移性扩散密切相关。胆固醇代谢的重编程也是肿瘤代谢异常的重要组成部分，肿瘤细胞通过上调胆固醇合成途径，促进其细胞膜结构的稳定性，同时胆固醇作为信号分子的前体，还参与调控细胞的增殖和存活。胆固醇代谢的异常不仅为肿瘤细胞提供必要的结构材料，还促进其增殖和恶性转化。

肿瘤的代谢异常是其生长和存活的核心特征，肿瘤细胞通过 Warburg 效应、氨基酸代谢重编程以及脂质代谢异常，获得快速增殖和适应恶劣环境的能力。这些代谢改变不仅满足了肿瘤细胞的能量和物质需求，还通过多种途径促进了肿瘤的侵袭、转移和免疫逃逸。深入理解肿瘤的代谢异常机制，有助于进一步揭示肿瘤发生发展的本质，为肿瘤的诊疗提供了新的方向和思路。

第四节 肿瘤的病理特征

一、肿瘤的组织学特点

肿瘤的组织学特点是指在显微镜下观察到的肿瘤组织结构的异常变化，与正常组织相比，肿瘤组织的结构常表现出显著的异常，包括细胞形态、排列方式、细胞间质成分等方面的变化（表 1-3）。这些变化反映肿瘤细胞的异常增殖、分化和代谢活动，并为肿瘤的分类、诊断和治疗提供了重要依据。

表 1-3 肿瘤的组织学特点

组织学特点	具体表现
细胞异型性	肿瘤细胞形态、大小和功能显著异于正常细胞，表现为多样性，包括细胞形态不规则、细胞分裂象增多等
组织结构紊乱	细胞排列无序，组织结构失去正常分层，基底膜被破坏，肿瘤细胞侵入周围组织，间质纤维化明显
细胞核的病理改变	肿瘤细胞的核形态异常，表现为核体积增大、染色质分布不均、核仁增大和异常的核分裂象

（一）细胞异型性

细胞异型性是肿瘤组织的一个显著特征，指的是肿瘤细胞在形态、大小和功能上与正常细胞相比存在显著差异。正常组织中的细胞一般具有均匀的大小和形态，并且功能和分化状态较为一致；而在肿瘤组织中，细胞形态常变得多样化，这种变化的程度反映了肿瘤的恶性程度。

肿瘤细胞的异型性首先表现在细胞形态的多样性上，在许多恶性肿瘤中，细胞形态表现为明显的大小不均，部分细胞显著增大，而另一些细胞缩小或变形。细胞形状从多边形、梭形到圆形各异，失去正常组织中有序的结构特点。细胞质的量和颜色也发生变化，肿瘤细胞的胞质变得更加丰富或贫乏，颜色较深或较浅，这种变化通常伴随着细胞功能的异常。

细胞异型性还包括细胞分裂象的增多。肿瘤细胞具有较高的增殖能力，因此在显微镜下往往可以看到更多的有丝分裂象，甚至会出现异常的分裂形式，如三极或多极分裂。这些分裂象的增加和异常，反映肿瘤细胞增殖调控的失控，是肿瘤增殖活跃的组织学表现。

肿瘤细胞的功能也常表现出异型性。正常细胞在分化过程中，逐渐获得特定的功能，而肿瘤细胞由于分化不完全，往往失去了这些功能。腺癌中的腺上皮细胞失去分泌功能，鳞状细胞癌中的鳞状上皮细胞无法正常角化。这些功能丧失和紊乱与细胞的形态异型性相伴随，进一步反映肿瘤的恶性特性。

（二）组织结构的紊乱

在正常组织中，细胞之间的排列方式有序且结构完整，不同类型的细胞在各自的位置上发挥相应的功能。肿瘤的发生破坏了组织结构的稳定性，导致细胞之间的联系松散，甚至丧失，最终形成紊乱的组织结构，紊乱也是肿瘤的组织学特点之一。肿瘤组织常丧失了正常的分层结构，在正常上皮组织中，不同层次的细胞排列紧密、规则，并具有明确的功能分工。在恶性肿瘤中，细胞的排列呈现出极大的紊乱，细胞层次不分明，界限模糊，甚至出现细胞间相互嵌入的现象。在鳞状细胞癌中，正常的鳞状上皮细胞分层结构被破坏，细胞失去极性，随机排列在一起，形成了无规则的细胞堆积。

基底膜的破坏和侵犯是恶性肿瘤的另一个重要组织学特点。正常情况下，基底膜作为上皮细胞与下方基质的屏障，起到了重要的结构支持作用。肿瘤细胞由于其高度侵袭性，能够分泌蛋白酶，破坏基底膜并向周围组织浸润，表现为肿瘤细胞突破基底膜，侵入邻近组织。在显微镜下，能够看到肿瘤细胞突破基底膜的现象，这种破坏是恶性肿瘤的重要标志，往往提示肿瘤的高度侵袭性。肿瘤组织中的间质成分也常常发生异常，正常组织中的间质由细胞外基质和基质细胞组成，为细胞提供支持和信号传递；而在肿瘤中，肿瘤相关成纤维细胞及肿瘤微环境中的其他细胞参与间质的重塑过程。这种间质的异常常表现为纤维化或基质中的胶原沉积增多，这种现象在显微镜下容易观察到。间质的变化不仅影响肿瘤细胞的生长和迁移，还可以促进血管生成，为肿瘤提供营养支持。

（三）细胞核的病理改变

细胞核是控制细胞活动的核心结构，其形态变化反映细胞内基因表达及增殖活动的异常。肿瘤细胞的细胞核常表现出明显的病理变化，包括核大小、形态和染色质分布等方面的异常，这些变化是肿瘤组织学诊断中的重要依据。

肿瘤细胞的核形态通常呈现出多样性，核体积增大是常见现象。在许多恶性肿瘤中，细胞核的大小和形状不规则，部分核明显增大，甚至超过正常核的 2 倍以上，细胞核与细胞质比例增高。核形态的改变往往与细胞增殖活跃相关，肿瘤细胞由于增殖加快，细胞周期中的核分裂期延长，导致核形态发生显著变化。

染色质的分布异常是肿瘤细胞核的另一个重要特征，正常细胞核内染色质分布均匀，核仁清晰，而在肿瘤细胞中，染色质常表现出浓缩和分布不均的现象。肿瘤细胞中的染色质增多，表现为深染现象，即核的颜色变深，染色质片段在核内堆积，显示出染色质浓缩的形态。在显微镜下，肿瘤细胞的核常显得粗糙不均，核仁变大且不规则。核分裂象增多也是肿瘤细胞核病理变化的一个显著特征，核分裂象增多反映了肿瘤细胞增殖活跃，许多分裂期细胞可以在显微镜下观察到。在恶性肿瘤中，伴随异常的核分裂，如三极分裂、四极分裂等。这些异常分裂现象提示细胞周期的紊乱，也是肿瘤恶性程度的重要标志之一。

肿瘤的组织学特点在显微镜下表现为细胞形态和结构的多方面异常，包括细胞异型性、组织结构紊乱和细胞核的病理变化。这些组织学变化反映了肿瘤细胞在增殖、分化和代谢等方面的显著异常，为肿瘤的分类和诊断提供了重要依据。

通过对肿瘤组织学特点的深入研究，能够更好地理解肿瘤的生物学特性，进而为肿瘤的诊断、分级和治疗方案的制订提供理论支持。

二、肿瘤的生物学行为

肿瘤的生物学行为是指肿瘤在机体中的生长模式、扩散方式和与宿主环境的相互作用。肿瘤的生物学行为是其病理学特点的延续，直接影响其临床表现、治疗策略及预后。恶性肿瘤表现为快速增殖、侵袭性生长和远处转移的能力，而良性肿瘤则表现为局限性生长，通常不侵袭周围组织或发生转移。

（一）肿瘤的生长特性

肿瘤细胞的增殖失控是肿瘤生长的基本特征。正常细胞的增殖受到严格的调控，而肿瘤细胞则丧失了这种调控机制，表现为细胞周期失常和增殖信号的异常激活。许多肿瘤中存在原癌基因（如 *RAS*、*MYC*）的激活和抑癌基因（如 *TP53*、*RB1*）的失活，这些基因突变导致肿瘤细胞无序增殖和不受控制地生长。肿瘤细胞还能够通过逃避细胞凋亡、抵抗衰老等机制，使得其在不利的环境中继续存活和增殖。

肿瘤的生长方式通常表现为膨胀性或浸润性。良性肿瘤通常表现为膨胀性生长，即肿瘤细胞在原发部位不断增殖，逐渐将周围组织推挤开，但不穿透或破坏邻近组织结构；而恶性肿瘤则表现为浸润性生长，肿瘤细胞通过分泌酶类物质，如基质金属蛋白酶（MMP），降解周围组织的细胞外基质，侵入并破坏邻近的正常组织。浸润性生长方式不仅增加手术切除的难度，也提示较高的复发和转移风险。

肿瘤的血管生成能力（血管新生）也是其生长特性的重要组成部分。快速增殖的肿瘤细胞需要大量的氧气和营养物质，而血管新生为其提供必要的生存条件。肿瘤细胞通过分泌血管内皮生长因子（VEGF）等信号分子，诱导周围血管生成。新生的血管不仅为肿瘤提供养分，还为其远处转移提供了通路。血管新生的能力与肿瘤的生长速度和转移潜力密切相关，是判断肿瘤恶性程度的重要指标之一。

（二） 肿瘤的局部侵袭行为

肿瘤的局部侵袭性是恶性肿瘤的典型特征。正常细胞之间通过细胞黏附分子（如 E-钙黏蛋白）紧密连接，维持着组织的结构完整性；而在肿瘤细胞中，E-钙黏蛋白等黏附分子的表达往往减少或失活，使得细胞间的连接松散，细胞容易脱离原发部位，向周围扩散。肿瘤细胞还能够分泌一系列蛋白水解酶，尤其是基质金属蛋白酶，这些酶能够降解细胞外基质和基底膜，使得肿瘤细胞能够穿透基底膜，侵入邻近的结缔组织、血管和淋巴管。

上皮-间质转化（EMT）是肿瘤细胞获得侵袭性的重要机制之一，在 EMT 过程中，上皮来源的肿瘤细胞逐渐获得间质细胞的特征，失去极性和细胞黏附性，表现出更强的运动性和侵袭能力。EMT 与多种恶性肿瘤的进展和转移密切相关，尤其是在上皮性癌症中，这一过程对肿瘤的局部扩展和远处转移起到了关键作用。

肿瘤的局部侵袭行为不仅局限于物理性的组织破坏，还与肿瘤微环境中的其他细胞相互作用密切相关。肿瘤相关成纤维细胞（CAF）、巨噬细胞和其他免疫细胞通过分泌促炎因子、基质金属蛋白酶及生长因子，参与并促进肿瘤的局部侵袭过程，这些细胞通过重塑肿瘤微环境，形成有利于肿瘤细胞侵袭和扩展的环境。

（三） 肿瘤的转移行为

肿瘤的转移行为是指肿瘤细胞从原发部位迁移到远处器官并形成新的肿瘤灶的过程，肿瘤的转移行为是恶性肿瘤的标志性特征，也是导致患者死亡的主要原因之一。肿瘤的转移过程复杂，涉及局部侵袭、血管或淋巴管内播散、循环中的肿瘤细胞生存，以及远处器官定植等多个步骤。

肿瘤细胞的转移途径主要包括血行转移、淋巴转移和种植转移。血行转移是指肿瘤细胞通过血液系统扩散到远处器官，如肝、肺、骨和大脑等。淋巴转移则是肿瘤细胞通过淋巴管进入淋巴结，并进一步扩散到其他组织和器官。许多实体瘤，如乳腺癌、胃癌和肺癌常通过淋巴系统转移到邻近的淋巴结。种植转移通常发生在腹腔或胸腔，肿瘤细胞脱落后附着在浆膜表面，形成新的肿瘤灶，在卵巢癌、胃癌等肿瘤中较为常见。

血管内皮的穿透和脱离是肿瘤细胞进入血液系统的关键步骤，肿瘤细胞通过分泌基质金属蛋白酶、丝氨酸蛋白酶等降解酶，破坏血管壁结构，从而穿透血管内皮，进入血液循环。在循环中，肿瘤细胞面临着免疫系统的攻击和血流剪切力的破坏，因此，肿瘤细胞常通过与血小板结合形成微小栓塞，保护自己不被免疫系统识别并消灭。一旦肿瘤细胞到达远处器官，必须适应新的微环境并成功定植。肿瘤细胞定植后的生长受到宿主环境的强烈影响，包括血管生成、局部免疫反应和基质细胞的相互作用。某些器官的特定微环境称为"有利的土壤"，更容易接受特定类型的肿瘤细胞种植，如乳腺癌细胞容易转移至骨，而肺癌细胞则常转移至肝和脑。

肿瘤的生物学行为是其恶性程度和临床表现的核心决定因素，肿瘤的快速增殖、局部侵袭及远处转移特性，是其在宿主体内扩展和破坏正常功能的主要机制。通过对肿瘤生长特性、局部侵袭行为及转移过程的深入理解，能够更好地掌握肿瘤的进展规律，为肿瘤的早期诊断、分期和治疗提供重要的依据。

三、肿瘤的分期与分级

肿瘤的分期与分级是临床诊断和治疗中的重要步骤，它们分别从不同角度评估肿瘤的生物学行为与发展状态。肿瘤的分期主要用于确定肿瘤在机体内的扩散范围及程度，强调肿瘤的局部生长、淋巴结受累情况以及远处转移情况。肿瘤的分级则着眼于肿瘤细胞的形态学特征，通过评估肿瘤细胞的分化程度，判断肿瘤的生长速度和侵袭性。合理的分期和分级为肿瘤的治疗决策和预后评估提供了重要依据。

（一）肿瘤的分期系统

肿瘤的分期是指根据肿瘤的大小、局部浸润程度、淋巴结受累情况及是否有远处转移，划分出不同的阶段。这些信息不仅帮助医生确定肿瘤的严重程度，还影响到治疗策略的选择。国际上常用的肿瘤分期系统主要是 TNM 分期系统，由国际抗癌联盟（UICC）制定，广泛应用于各种实体肿瘤的临床分期。

TNM 分期系统由三个基本部分组成：T 代表原发肿瘤的大小和局部扩展范围，N 表示区域淋巴结的受累情况，M 则代表是否存在远处转移。每个字母后面的数字和字母进一步细化了具体的程度。T_1 表示肿瘤较小且局限于原发部位，T_4 则意味着肿瘤已显著扩大并侵入周围组织；N_0 表示没有区域淋巴结转移，N_3 则表示淋巴结广泛受累；M_0 表示没有远处转移，M_1 则意味着存在远处转移。通过结合 T、N、M 的具体分级，形成完整的分期，如 $T_2N_1M_0$ 表示中等大小的原发肿瘤，伴随局部淋巴结转移，但无远处转移。

除了 TNM 系统，一些肿瘤类型还存在特殊的分期系统。血液系统肿瘤，如白血病、淋巴瘤等则使用不同的分期标准，如 Ann Arbor 分期系统，强调肿瘤在淋巴结和非淋巴结器官之间的扩散情况。某些器官的肿瘤，如前列腺癌、乳腺癌在 TNM 系统的基础上，结合其他特征（如 PSA 水平、激素受体状态等）进行更精确的分期。

肿瘤的分期对于制订治疗策略具有重要的临床意义。早期局限性肿瘤（如 I 期或 II 期）通常可以通过手术或局部治疗获得较好的效果；而晚期肿瘤（如 IV 期）则多需要系统性治疗，如化疗、放疗或免疫治疗。分期也是评估预后的重要依据，通常分期越晚，预后越差。

（二）肿瘤的组织学分级

肿瘤的分级是基于显微镜下肿瘤细胞的形态学特征，尤其是细胞分化程度和生长速度，对肿瘤进行分类。肿瘤的分级反映了其生物学行为，即肿瘤的恶性程度和侵袭性。一般来说，肿瘤的分化程度越高，细胞越接近于正常细胞，恶性程度较低，预后相对较好；相反，分化程度越低，肿瘤细胞越不成熟，生长越快，侵袭性越强。

常见的肿瘤分级系统依据肿瘤细胞的分化程度，通常将肿瘤分为三级或四级。三级分级系统将肿瘤分为高度分化（I 级）、中度分化（II 级）和低度分化（III 级）。四级分级系统则加入了一个更极端的分化级别，如未分化（IV 级），此类肿瘤细胞形态异常严重，功能完全失常，表现出极强的侵袭性。

在不同类型的肿瘤中，分级系统的应用存在一定的差异。在乳腺癌中，组织学分级（如 Elston-Ellis 分级系统）不仅考察细胞分化程度，还结合肿瘤细胞核的大小、形状、分裂象等因素，形成综合评分，进一步细化恶性程度；而在前列腺癌中，Gleason 分级系统根据肿瘤的组织结构，将肿瘤分为 5 个等级，评分越高，肿瘤的恶性程度越高。

肿瘤的分级对临床治疗决策同样具有重要意义。低级别肿瘤通常采用保守性治疗策略，如手术切除或局部放疗，治疗效果良好且复发风险较低；而对于高级别肿瘤，通常需要采取更积极的治疗手段，如全身性化疗或靶向治疗。分级与预后密切相关，分化程度越低的肿瘤预后越差，治疗难度也相应增大。

（三）分期与分级的临床意义

肿瘤的分期和分级共同构成了肿瘤诊断与治疗中的重要环节，二者从不同角度评估肿瘤的严重程度及生物学行为，对肿瘤的临床处理具有重要的指导意义。

肿瘤的分期提供肿瘤扩展范围的客观评估，通过 TNM 系统，医生可以了解肿瘤在体内的局部侵犯及远处转移情况，从而决定是否采取手术治疗，或者是否需要全身性治疗。在肿瘤的治疗策略中，早期分期的患者通常以手术为主，而晚期分期患者则多采用系统性治疗，如放疗、化疗或免疫疗法。

肿瘤的分级则反映了肿瘤的生物学行为和恶性程度，组织学分级有助于预测肿瘤的生长速度和侵袭性，指导治疗的选择。对于低级别、分化良好的肿瘤，医生选择保守治疗方案，而对于高级别、分化差的肿瘤，往往倾向于更积极的治疗措施。分期和分级在肿瘤预后评估中扮演着至关重要的角色，一般来说，低期、低级别的肿瘤预后较好，治愈率较高；而高期、高级别的肿瘤则预后不佳，复发和转移的风险较高。通过分期和分级，医生可以根据患者的具体病情，给予更加个性化的治疗方案，并对患者的预后做出更加准确的预测。

肿瘤的分期和分级是评估肿瘤扩展程度、恶性程度和治疗策略的重要工具。分期侧重于肿瘤在体内的扩散范围，包括原发肿瘤的大小、淋巴结的受累及是否存在远处转移；分级则评估肿瘤细胞的分化程度和生物学行为，反映肿瘤的恶性程度。二者共同为肿瘤的诊断、治疗和预后提供了全面的指导依据。通过合理运用分期和分级系统，临床医生能够更好地制订个性化治疗方案，提高肿瘤患者的治疗效果和生存率。

四、肿瘤标志物

肿瘤标志物是指在肿瘤发生、发展过程中，由肿瘤细胞或宿主反应产生的，可以反映肿瘤存在、类型或进展的一类生物分子。这些标志物可以存在于血液、尿液、组织等体液或组织中，通过检测这些标志物，可以辅助肿瘤的诊断、疗效监测、预后评估以及复发预测。肿瘤标志物的种类繁多，包括蛋白质、糖类、激素、基因或其产物等。下面将从常见的肿瘤标志物种类、肿瘤标志物在临床中的应用两个方面，详细探讨肿瘤标志物在肿瘤诊疗中的作用。

（一）种类

根据肿瘤标志物的来源和特性，可以将其分为肿瘤相关抗原、激素类标志物、酶类标志物、糖类标志物以及基因和表观遗传标志物等（图 1-1）。

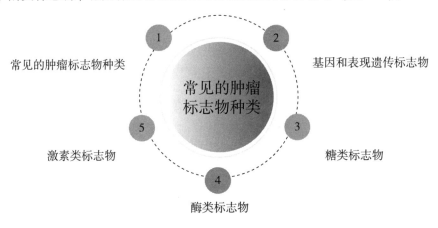

图 1-1　常见的肿瘤标志物种类

1. 肿瘤相关抗原

肿瘤相关抗原是一类在肿瘤细胞表面或肿瘤细胞分泌的蛋白质。这类标志物可以在特定类型的肿瘤中过度表达。癌胚抗原（CEA）是多种消化道肿瘤（如结直肠癌）的常见标志物，正常成人体内 CEA 水平较低，但在肿瘤发生时明显升高。甲胎蛋白（AFP）也是一种常见的肿瘤相关抗原，其在肝细胞癌和部分生殖细胞肿瘤中显著升高，成为诊断和监测肝癌的重要指标。

2. 激素类标志物

某些肿瘤可以分泌异常的激素，导致激素水平异常升高，这些激素也可以作为肿瘤标志物。人绒毛膜促性腺激素（hCG）通常由胎盘组织分泌，但在滋养细胞肿瘤（如绒毛膜癌）中，该激素水平显著升高。hCG 的检测不仅用于这些肿瘤的诊断，还可以监测其治疗效果和复发情况。

3. 酶类标志物

肿瘤细胞常常通过增加某些酶类的表达，促进其生长、侵袭和代谢活动，这些酶可以作为肿瘤标志物。前列腺特异性抗原（PSA）是一种由前列腺组织产生的酶，主要用于前列腺癌的早期筛查和监测。PSA 在前列腺癌患者中的水平通常显著升高，因此是该疾病的重要标志物之一。

4. 糖类标志物

糖类结构在肿瘤细胞表面的表达往往与正常细胞不同，一些糖类抗原可以作为肿瘤标志物。糖类抗原 19-9（CA19-9）常用于胰腺癌的诊断，而糖类抗原 125（CA125）则在卵巢癌的监测和预后评估中具有重要作用。

5. 基因和表观遗传标志物

随着分子生物学的发展，基因突变和表观遗传改变逐渐成为肿瘤标志物的重要组成部分。基因标志物可以是突变、扩增或重排等基因变化。EGFR 基因突变常见于非小细胞肺癌患者，检测这些基因突变可以指导靶向治疗。*BRCA1/2* 基因突变与乳腺癌和卵巢癌的遗传易感性密切相关，这些基因检测不仅用于高风险人群的筛查，还可以为个性化治疗提供依据。

（二）临床应用

肿瘤标志物在肿瘤的早期诊断、疗效监测、预后评估和复发预测中具有广泛的应用。虽然单一标志物的检测通常不能独立完成所有这些任务，但结合其他诊断手段，肿瘤标志物的应用能够极大地提升肿瘤管理的精确性。

1. 肿瘤的早期诊断

一些肿瘤标志物水平在肿瘤的早期阶段就开始升高，因此可以作为筛查工具。PSA 用于前列腺癌的早期筛查，AFP 和 CEA 在肝癌和结直肠癌的早期发现中也有一定作用。早期筛查的敏感性和特异性并不总是理想，因此肿瘤标志物通常需要与影像学和病理学手段结合使用。

2. 治疗效果的监测

在治疗过程中，肿瘤标志物的动态变化可以反映治疗效果。乳腺癌患者在手术后、化疗或靶向治疗过程中，癌胚抗原（CEA）或 CA15-3 的变化可以提示治疗是否有效。如果治疗有效，标志物水平应逐渐下降；如果标志物水平不降反升，则提示疾病进展或复发。

3. 预后评估

某些肿瘤标志物与肿瘤的恶性程度和预后密切相关。AFP 水平在肝癌患者中的升高常提示肿瘤的进展较快，预后较差。PSA 水平在前列腺癌中的持久升高提示高风险的复发。通过标志物水平的监测，医生可以更加精准地估计患者的长期预后。

4. 复发预测

许多肿瘤标志物的升高常提示肿瘤复发的可能性。卵巢癌患者术后如果 CA125 水平再次升高，通常提示肿瘤复发。PSA 在前列腺癌复发中的敏感性也较高，长期监测 PSA 水平可以帮助早期发现复发迹象，从而尽早采取干预措施。肿瘤标志物的动态监测尤其适用于复发风险较高的患者，可以在症状尚未明显时通过生化指标预测复发，帮助医生提前调整治疗策略。

肿瘤标志物在肿瘤的早期诊断、疗效监测、预后评估及复发预测中发挥了重要作用。常见的肿瘤标志物包括肿瘤相关抗原、激素类标志物、酶类标志物、糖类标志物以及基因和表观遗传标志物等，它们为肿瘤的管理提供了重要的生物学信息。肿瘤标志物也存在特异性、敏感性不足以及个体差异大的局限性。肿瘤标志物的使用应与其他诊断工具相结合，才能更为全面、准确地评估肿瘤的状态，并为患者制订个性化治疗方案。理解肿瘤标志物的优点和缺点有助于更好地利用这一工具，在临床实践中实现更精准的肿瘤管理。

第二章 肿瘤的临床表现与诊断

第一节 肿瘤的临床表现

肿瘤的临床表现包括局部表现、全身表现和特异性表现（图2-1）。局部表现主要与肿瘤的生长、压迫和侵袭行为有关，常表现为疼痛、肿块、功能障碍和出血等。全身表现则反映了肿瘤对机体全身代谢、免疫和血液系统的广泛影响，常表现为消瘦、发热、贫血及全身乏力等。特异性表现则取决于肿瘤的类型和发生部位，往往伴随激素分泌异常、神经系统症状或局部器官功能障碍。理解常见症状对肿瘤的早期发现、诊断和治疗具有重要意义。尽管许多肿瘤在早期阶段缺乏典型的症状，但掌握其临床表现及特异性变化，有助于临床医生在诊疗过程中更有效地识别和管理肿瘤患者，从而提高患者的治疗效果和生活质量。

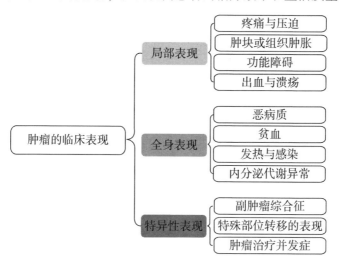

图2-1 肿瘤的临床表现

一、局部表现

肿瘤的局部表现是指肿瘤在生长和扩散过程中，对周围组织、器官产生的直接影响。局部表现通常与肿瘤的解剖位置、大小、浸润深度和压迫相关。这些表现往往是患者最早察觉到的症状，能够为临床医生提供初步的诊断线索。肿瘤的局部表现多样，包括疼痛与压迫、肿块或组织肿胀、功能障碍、出血与溃疡等多种症状。

（一）疼痛与压迫

疼痛是许多肿瘤的典型局部表现之一，尤其是当肿瘤压迫神经或骨组织时，疼痛的症状往往非常明显。肿瘤在生长过程中，会逐渐扩展到邻近组织，压迫神经、血管或其他器官，导致局部疼痛。

1. 压迫神经引起的疼痛

肿瘤压迫或侵袭周围的神经纤维时，患者常出现持续性或间歇性疼痛，疼痛的性质为钝痛、刺痛或灼烧感。肺癌或纵隔肿瘤压迫胸部神经引发胸痛，或脑肿瘤通过压迫脑神经引发头痛。随着肿瘤的增大和神经受累的加重，疼痛程度往往也会逐渐加剧。

2. 骨骼侵袭导致的疼痛

肿瘤直接侵袭骨组织或发生骨转移时，患者常感到剧烈的骨痛。骨痛常见于多发性骨髓瘤、骨肉瘤及其他恶性肿瘤的骨转移患者中。此类疼痛通常与活动相关，并且疼痛部位有触痛或肿胀。如果骨组织受到严重破坏，还可导致病理性骨折，进一步加重疼痛。

3. 压迫器官引起的不适

器官或腔道内的肿瘤通过压迫或堵塞，导致局部不适。食管癌会引起进食困难和胸部疼痛，这是因为肿瘤压迫食管腔，使吞咽功能受损所致。类似地，肺癌通过压迫气道引发呼吸困难或胸闷不适，而前列腺癌常通过压迫尿道引起排尿困难。

（二）肿块或组织肿胀

肿块或组织肿胀是许多实体肿瘤的典型局部表现，尤其是在皮下、乳腺、甲状腺、淋巴结等易触摸的部位，肿块的出现往往是患者主动就医的原因之一。

1. 皮下肿块

皮下组织的肿瘤往往表现为可触摸到的肿块，如乳腺癌、甲状腺癌、皮肤癌等。患者常自行发现无痛性肿块，但随着肿瘤增大或局部炎症反应，肿块变得有痛感或伴随局部红肿。乳腺癌的典型表现是无痛性、质地坚硬且边界不清的肿块，患者通过自检或影像学检查可早期发现。

2. 内部器官肿块

对于位于深部器官的肿瘤，虽然不易通过触诊发现肿块，但通过影像学检查（如 CT、MRI 等）可以明确显示其位置、大小及形态。肝癌或胰腺癌在早期没有明显症状，但随着肿瘤的增大，通过影像学手段可发现肿块。体检中有时也可通过触诊发现如肝脾大或腹部肿块，提示肿瘤的存在。

3. 局部淋巴结肿大

某些肿瘤会通过淋巴系统扩散，导致局部或全身淋巴结肿大，如头颈部癌、乳腺癌或胃癌常伴有区域淋巴结的肿大。肿大的淋巴结通常坚硬且无痛，与感染性淋巴结肿大的特点不同。临床上，通过对可触及的淋巴结进行触诊、影像学评估或穿刺活检，可以进一步判断肿瘤是否存在淋巴结转移。

（三）功能障碍

肿瘤在局部生长时，往往会影响周围器官或组织的正常功能，引发一系列功能障碍。根据肿瘤所在部位的不同，功能障碍的表现也各有差异。

1. 呼吸系统功能障碍

肺癌或气管肿瘤的局部生长会压迫气道或肺组织，导致呼吸困难、喘息或咳嗽。肿瘤引发部分气道阻塞，导致患者无法顺利呼吸，出现胸闷、缺氧等症状。如果肿瘤进一步侵犯胸膜，还引发胸腔积液，进一步加重呼吸困难。

2. 消化系统功能障碍

食管癌、胃癌、肠癌等消化系统肿瘤常表现为消化功能障碍。食管癌患者常有吞咽困难，特别是进食固体食物时。胃癌患者则表现为食欲减退、恶心、呕吐等消化不良症状；而肠癌患者则出现便秘、腹泻、肠梗阻等表现。随着肿瘤对消化系统的影响加剧，功能障碍也会逐渐加重，严重时危及生命。

3. 泌尿生殖系统功能障碍

泌尿系统肿瘤，如肾癌、膀胱癌或前列腺癌，常表现为排尿困难、尿频、尿急或血尿。前列腺癌的患者常因肿瘤压迫尿道导致尿流不畅，甚至出现急性尿潴留。膀胱癌则引发无痛性血尿，肾癌患者常伴有腰痛和血尿，这些症状直接影响泌尿功能，导致患者生活质量下降。

4. 神经系统功能障碍

中枢神经系统肿瘤或脊柱肿瘤会对神经功能产生直接影响。脑肿瘤引发头痛、意识障碍、癫痫发作等神经症状；脊柱肿瘤则通过压迫脊髓或神经根，导致肢体无力、麻木或瘫痪。神经系统功能障碍的出现往往提示肿瘤已侵犯神经组织或占位效应显著，病情较为严重。

（四）出血与溃疡

肿瘤组织因其不正常的血管生成和生长方式，容易导致局部出血和溃疡，尤其是消化道、呼吸道和泌尿生殖系统的肿瘤。

1. 出血

肿瘤的生长可以侵蚀周围血管，引发出血。消化道肿瘤，如胃癌或结肠癌导致便血或呕血，肺癌患者出现痰中带血，而泌尿系统肿瘤，如膀胱癌或肾癌常表现为血尿。出血的严重程度从轻微的血迹到大量失血不等，严重时导致失血性休克，危及生命。

2. 溃疡

某些肿瘤表面因其快速生长和坏死，形成溃疡。皮肤癌、口腔癌或宫颈癌的晚期常伴有溃疡形成。这些溃疡常伴随感染或渗出，进一步导致局部疼痛、组织破坏，并有恶臭气味。肿瘤引起的溃疡往往难以愈合，是病情进展的一个重要标志。

综上所述，肿瘤的局部表现多样且复杂，常取决于肿瘤的大小、位置和生长方式。局部表现主要包括疼痛与压迫、肿块或组织肿胀、功能障碍、出血与溃疡等（图2-2）。疼痛与压迫通常是肿瘤侵袭神经、骨骼或周围器官的直接结果，表现为持续性疼痛或器官功能受损。肿块或组织肿胀往往是实体肿瘤的重要特征，特别是浅表肿瘤。功能障碍反映了肿瘤对特定器官系统的影响，具体症状因肿瘤所在位置的差异而不同。出血与溃疡则常见于消化道、呼吸道、泌尿系统和皮肤肿瘤，提示肿瘤侵袭血管或表面组织的严重程度。了解局部症状有助于临床医生进行早期发现、诊断和监控肿瘤进展，并及时采取相应的治疗措施。这些局部表现往往是患者就医的首要原因，也是肿瘤诊疗中的重要线索。

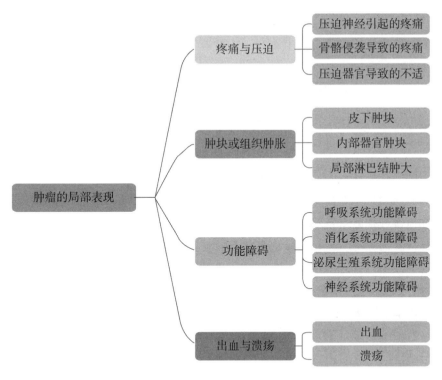

图 2-2 肿瘤的局部表现

二、全身表现

肿瘤的全身表现是肿瘤对机体整体功能和代谢的影响，肿瘤在局部生长、侵袭的同时，也会通过多种机制作用于全身，导致广泛的症状，这些表现不仅限于肿瘤的原发部位。全身表现通常与肿瘤的恶性程度、扩散范围以及肿瘤对免疫系统和代谢系统的干扰有关。了解这些全身表现对肿瘤的早期发现、诊断和治疗至关重要。

（一）恶病质

恶病质是指肿瘤患者全身性消瘦、肌肉萎缩和体力衰竭的状态，是许多晚期肿瘤患者的典型表现。恶病质并不仅仅是营养不良的结果，而是肿瘤对代谢和免疫系统的综合影响所致。肿瘤细胞消耗了大量的营养物质，同时通过分泌多种炎性介质，破坏了机体的正常代谢平衡，最终导致机体营养不良和能量消耗增加。

体重下降是恶病质的显著表现之一，肿瘤患者体重明显下降，一般不伴有明显的食欲下降，这种体重下降往往是由体内能量代谢失衡引起的。恶性肿瘤患者的肝脏和肌肉代谢途径会发生改变，导致蛋白质和脂肪的过度分解，最终引发体重下降和肌肉流失。肿瘤患者常伴有严重的肌肉萎缩，即使维持正常饮食摄入，也难以避免这一现象。肿瘤通过分泌如肿瘤坏死因子-α（TNF-α）和白细胞介素-6（IL-6）等炎性因子，促使肌肉蛋白的降解。这些炎性因子激活了肌肉中的蛋白质分解途径，导致肌肉质量的急剧减少，患者因此表现为全身乏力、活动能力下降。

恶病质与食欲不振紧密相关，肿瘤患者常因食欲下降而减少食物摄入。炎性因子和瘤源性代谢紊乱导致胃肠功能受到抑制，食物摄入减少。即便进食，肿瘤也会通过代谢途径直接抢占机体的营养供给，导致患者处于营养消耗状态，进一步加重恶病质的症状。

（二）贫血

贫血是肿瘤患者全身表现中的常见症状之一，尤其是在恶性肿瘤进展期，贫血的发生率较高。肿瘤相关性贫血的成因较为复杂，与多种机制有关，包括肿瘤本身引发的慢性失血、骨髓抑制以及肿瘤对造血功能的干扰。

某些消化系统、泌尿系统和生殖系统的肿瘤，因其侵犯局部血管，导致慢性出血。胃癌、结肠癌和膀胱癌常伴随便血或尿血，长期的慢性失血最终导致缺铁性贫血。患者通常表现为皮肤苍白、头晕乏力，严重者甚至出现心悸、气短等症状。某些肿瘤，特别是血液系统恶性肿瘤，如白血病和多发性骨髓瘤，直接影响骨髓的造血功能，导致红细胞生成减少。肿瘤患者接受的化疗或放疗也对骨髓产生抑制作用，进一步加剧贫血的发生。骨髓抑制导致的贫血通常表现为全身乏力、免疫力下降和感染易发等症状。

慢性炎症是肿瘤相关性贫血的一个重要原因，肿瘤患者体内常伴有持续的炎性反应，这些炎性介质不仅抑制红细胞生成，还通过干扰铁的代谢，导致铁利用障碍，形成"慢性病性贫血"。肿瘤相关的炎症会引发肝脏产生过多的铁调素，抑制铁从储存部位释放，导致功能性缺铁，进而诱发贫血。

（三）发热与感染

发热是肿瘤患者常见的全身症状之一，尤其是在血液系统肿瘤或广泛转移的实体瘤中，持续或间歇性发热更为常见。这种发热是由肿瘤引发的内源性炎症反应或继发感染导致的。

肿瘤引起的发热常被称为"肿瘤热"，肿瘤热是由于肿瘤细胞分泌的炎性因子（如白细胞介素-1、肿瘤坏死因子-α 等）刺激机体的免疫系统，导致体温调节中枢发生变化，引起体温升高。肿瘤热通常不伴随感染症状，抗生素治疗无效，但可以通过应用抗炎药物如非甾体抗炎药（NSAID）缓解。

由于肿瘤及其治疗（尤其是化疗和放疗）会导致机体的免疫功能受损，肿瘤患者更易发生感染。尤其是白细胞减少症或免疫抑制状态下，患者对细菌、病毒和真菌感染的易感性增加。肺部感染、泌尿系统感染和皮肤感染是肿瘤患者常见的感染类型。感染性发热通常伴有寒战、咳嗽、局部疼痛或分泌物异常，抗生素或抗病毒治疗有效。

（四）内分泌代谢异常

某些肿瘤可以通过直接或间接的机制，导致内分泌系统和代谢的广泛紊乱，表现为一系列的全身症状。这些内分泌和代谢异常与肿瘤分泌激素或激素类物质，以及肿瘤对内分泌腺体的破坏有关。

某些肿瘤，特别是内分泌腺肿瘤，会分泌过多的激素，导致激素水平升高，进而引发一系列代谢紊乱。肾上腺皮质腺瘤会分泌过量的皮质醇，导致库欣综合征，表现为体重增加、向心性肥胖、高血糖和高血压；胰腺内分泌肿瘤（如胰岛细胞瘤）则分泌过多的胰岛素，导致低血糖发作，患者常表现为意识模糊、乏力和头晕。

某些肿瘤可通过分泌异位激素或通过直接作用导致电解质紊乱，最常见的例子是肺小细胞癌分泌抗利尿激素（ADH），导致水钠代谢紊乱，引发低钠血症，患者出现头痛、恶心、呕吐，严重者可发生意识障碍。骨转移的肿瘤引发高钙血症，表现为恶心、呕吐、便秘和精神症状。

综上所述，肿瘤的全身表现多种多样，主要包括恶病质、贫血、发热与感染，以及内分泌代谢异常等。这些全身症状不仅反映了肿瘤对局部组织的破坏，还揭示了肿瘤对全身代谢、免疫和内分泌系统的深远影响。恶病质是肿瘤引发的营养不良、体重下降和肌肉萎缩的综合表现，常见于晚期肿瘤患者，严重影响其生活质量和预后。贫血与肿瘤相关的慢性失血、骨髓抑制及铁代谢障碍有关，是肿瘤患者全身乏力和虚弱的常见原因。发热与感染反映了肿瘤引起的炎症反应及免疫功能受损状态，患者的免疫抑制使感染的风险增高。内分泌代谢异常则包括激素分泌失衡及电解质紊乱，这些异常会加重患者的病情复杂性。在肿瘤的诊治过程中，既要考虑局部肿瘤的治疗，也要关注全身表现对患者整体健康的影响。

三、特异性表现

除了常见的局部和全身表现外，肿瘤在某些特殊情况下表现出一些独特的症状，这些症状往往与肿瘤的生物学行为、解剖位置以及患者个体差异密切相关。这些特殊表现因肿瘤类型、转移部位或肿瘤并发症等因素而不同，往往不易被患者和医生在初期识别，但对于肿瘤的诊断和鉴别诊断有重要意义。

（一）副肿瘤综合征

副肿瘤综合征是指肿瘤通过分泌激素、细胞因子或异常免疫反应，导致远离肿瘤原发部位的全身性或器官功能异常。副肿瘤综合征的症状并非由肿瘤直接侵袭或转移引起，而是肿瘤对机体代谢或免疫系统的间接影响。常见于肺癌、胰腺癌、乳腺癌以及血液系统肿瘤。

一些肿瘤会分泌类似激素的物质，导致患者出现内分泌功能紊乱。肺小细胞癌常通过分泌促肾上腺皮质激素（ACTH）样物质，引起库欣综合征，表现为体重增加、满月脸、皮肤变薄、易瘀等。肿瘤还通过分泌抗利尿激素（ADH）引发低钠血症，导致患者出现意识模糊、疲倦、头痛甚至癫痫发作。

某些肿瘤通过免疫介导机制引发神经系统症状，这些症状与肿瘤直接侵犯神经无关，而是由于免疫系统错误攻击正常神经组织所致。副肿瘤性小脑变性是一种与肺癌、卵巢癌等相关的神经系统疾病，表现为步态不稳、共济失调和眼球震颤；某些肿瘤患者出现周围神经病变，表现为肢体无力、麻木和感觉异常。

副肿瘤综合征还表现为血液学异常，最常见的包括红细胞增多症、血栓形成和出血倾向。肾细胞癌常伴随红细胞增多症，因为肿瘤可以分泌促红细胞生成素，刺激红细胞生成。肿瘤患者由于血液高凝状态，易发生血栓性静脉炎或深静脉血栓，进一步增加疾病的复杂性和治疗难度。

（二） 特殊部位转移的表现

骨转移是乳腺癌、前列腺癌和肺癌等肿瘤常见的转移部位。骨转移可表现为局部疼痛、病理性骨折及高钙血症。肿瘤侵袭骨组织时，破坏骨结构，导致患者出现持续性剧烈骨痛，尤其是在运动或触压时加剧。病理性骨折常见于脊柱、肋骨和股骨等部位，骨转移还引起脊髓压迫，导致肢体麻木、无力甚至瘫痪。

肺癌、乳腺癌和黑色素瘤等肿瘤常发生脑转移。脑转移患者的表现多样，取决于转移瘤的位置和大小。常见症状包括头痛、恶心呕吐、癫痫发作、意识模糊和神经功能障碍。由于颅内压增高，患者出现视物模糊或视力丧失。脑转移往往提示肿瘤进入晚期，预后较差。

消化道肿瘤、肺癌、乳腺癌等常通过血行转移至肝。肝转移的表现包括右上腹疼痛、肝大、黄疸及消瘦。肝功能受损时，患者表现为肝功能不全的症状，如凝血功能障碍、腹水以及乏力。肝转移的发现通常意味着肿瘤进入晚期，治疗以姑息为主。

肿瘤通过血行或淋巴系统转移至肺部时，常表现为咳嗽、胸痛、呼吸困难以及咯血。乳腺癌、肾细胞癌和结直肠癌等肿瘤常发生肺转移，由于肺组织无痛觉神经，早期肺转移常无症状，但随着转移灶增大，患者出现胸部压迫感、喘息及肺不张等表现。

（三） 肿瘤治疗并发症

肿瘤的治疗过程中，患者会因化疗、放疗或手术等治疗手段产生一系列并发症。这些并发症有时会引起类似肿瘤的症状，甚至引发新的问题，需要特别关注。

化疗作为肿瘤治疗的主要手段之一，虽然有效控制了肿瘤进展，但也经常伴随较为严重的不良反应。常见的化疗并发症包括骨髓抑制、恶心呕吐、口腔溃疡、脱发和周围神经病变等。骨髓抑制导致患者免疫力下降，易发生感染；周围神经病变则引发感觉异常或运动障碍。放疗对局部肿瘤具有良好的控制效果，但其不良反应也不容忽视。放射性皮炎是放疗常见的急性并发症，表现为照射区域的皮肤红肿、瘙痒或脱皮。放射性肺炎是胸部放疗的常见并发症，表现为咳嗽、呼吸困难和低热。长期放疗还导致放射性纤维化，引起组织或器官功能障碍。手术治疗肿瘤引发出血、感染或功能障碍等并发症，某些部位的手术，如乳腺癌根治术，可引起淋巴水肿；胃肠道肿瘤切除术后，患者可出现吻合口漏或肠梗阻。术后并发症需要及时处理，以减少患者的痛苦和并发症引发的进一步问题。

肿瘤在特殊情况下的表现，包括副肿瘤综合征、特殊部位转移及治疗并发症，均对临床诊断和治疗提出了挑战。这些症状不仅增加患者病情的复杂性，还需要医务人员在诊疗过程中特别关注。通过对这些特殊情况的深入理解，医生能够更全面地掌握肿瘤的全貌，制订个性化的治疗方案，并减轻患者的痛苦。

第二节　肿瘤的临床检查

一、体格检查

体格检查是肿瘤临床诊断中的重要手段之一，它通过医务人员对患者的直接观察、触诊、叩诊、听诊等方式，初步评估患者的身体状况和肿瘤的存在。体格检查不仅能帮助发现肿瘤的局部表现，还能通过对全身状态的评估，为后续影像学检查和实验室检查提供指导。

（一）观察

观察是体格检查的第一步，医生通过肉眼直接评估患者的外观、皮肤颜色、形态和局部肿块等异常表现。观察不仅有助于早期发现一些外显的肿瘤，还能通过全身表现推测存在的系统性疾病。

肿瘤患者的皮肤和黏膜往往会表现出一些明显的改变，肝癌或胆道肿瘤患者常伴随黄疸，表现为皮肤、巩膜及黏膜发黄，提示胆红素代谢异常。某些恶性肿瘤，如黑色素瘤通过皮肤的色素异常表现出来，皮肤表面出现黑色、褐色或不规则的斑块，淋巴瘤患者则表现为全身皮肤瘙痒或皮疹。

体格检查还包括对患者体型和营养状况的评估，恶性肿瘤常导致患者出现体重下降、消瘦甚至恶病质。医生可以通过观察患者的面容、皮肤弹性、肌肉萎缩程度等，初步判断其营养状况和全身代谢状态。晚期肿瘤患者往往伴有明显的体重下降和营养不良，这些都是体格检查中易于发现的特征。某些肿瘤的局部生长会表现为明显的肿块或局部畸形，乳腺癌患者在体表表现为乳房肿块，表面皮肤呈"橘皮样"改变；甲状腺肿瘤患者则出现颈部肿大。通过观察局部形态的改变，医生可以初步判断肿瘤的位置、大小及生长方式。

（二）触诊

触诊是体格检查的核心环节之一，医生通过双手的触摸和按压来评估患者体表或深部器官的病变。触诊能够帮助确定肿块的质地、大小、边界及与周围组织的关系，从而为进一步检查提供依据。

对于皮下或浅表器官的肿瘤，如乳腺癌、甲状腺癌或淋巴瘤，触诊可以提供大量的信息。医生通过触摸感知肿块的硬度、边界和活动性。一般来说，良性肿瘤通常质地较软、边界清晰且活动性较好，而恶性肿瘤常表现为质地坚硬、边界不清且与周围组织粘连，活动性差。对于肝、脾和腹部肿瘤的检查，触诊也是重要的手段。肝肿瘤患者表现为肝大，触诊时肝缘坚硬且表面不光滑；脾大的患者，触诊可感知到脾超过肋缘的程度和质地。对于腹部肿块，医生通过深压触诊可以初步判断肿块的大小、质地和所在的解剖位置，为进一步的影像学检查提供方向。

触诊淋巴结对判断肿瘤的扩散及恶性程度具有重要意义，许多肿瘤，如乳腺癌、胃癌和肺癌，会通过淋巴系统转移，导致区域淋巴结肿大。医生可以通过触诊颈部、腋下和腹股沟的淋巴结，评估其大小、硬度、是否融合以及活动性。肿瘤转移的淋巴结往往表现为质地坚硬、融合成团且活动性差，而感染性淋巴结肿大则通常表现为质地软、边界清晰、活动性好。

（三）叩诊

叩诊是通过轻叩身体表面，评估体内器官的形态、密度及异常气体或液体的积聚情况。叩诊在胸部、腹部肿瘤的检查中具有一定价值，能够帮助医生初步判断肺部或腹腔是否存在肿瘤或病变。

在胸部肿瘤的体格检查中，叩诊能够帮助评估肺部或胸腔是否存在积液或实变。肺癌患者由于肿瘤的阻塞或压迫，导致肺不张或积液，叩诊时听到浊音，提示肺部组织的实变或胸腔积液的存在。通过叩诊，确定肺部肿瘤的位置和范围，为后续的影像学检查提供重要线索。对于腹部肿瘤，叩诊可以帮助判断腹腔内是否存在腹水或肿瘤导致的实变。腹水常见于肝癌、卵巢癌等肿瘤患者，叩诊时在腹部低位可听到移动性浊音，提示腹腔内存在大量积液。叩诊还可以评估肝脾大小及腹部肿块的具体位置，进一步明确病变范围。

（四）听诊

听诊是通过听诊器评估体内器官的声音变化，帮助医生判断是否存在与肿瘤相关的功能障碍。听诊特别适用于评估呼吸系统、消化系统和心血管系统的情况，能够提示某些肿瘤带来的功能障碍或并发症。

肺部肿瘤患者常表现为呼吸音异常或肺部啰音，听诊时，医生判断肿瘤是否阻塞了气道或引起了肺部感染。支气管肺癌患者的局部呼吸音减弱或消失，提示肿瘤阻塞了支气管。肺部啰音的出现提示并发感染或肿瘤引发的肺部实变。在腹部肿瘤检查中，听诊能够帮助评估肠鸣音的变化。肠鸣音亢进提示肠梗阻，而肠鸣音消失则提示肠道功能受到严重抑制。血管杂音的存在提示腹主动脉瘤或肾动脉狭窄等问题，这些状况与腹部肿瘤相关联。体格检查是肿瘤诊断中的基础步骤，通过观察、触诊、叩诊和听诊，医生可以获得初步的诊断信息。体格检查不仅有助于发现局部肿瘤及其并发症，还能为全身性肿瘤的诊断提供线索。尽管体格检查无法提供肿瘤的确切诊断，但它为后续的影像学和实验室检查提供了重要指导，有助于全面评估患者的健康状况，并制订合理的治疗方案。

二、影像学检查

影像学检查是肿瘤诊断中的关键步骤，通过获取人体内部器官的图像，医生可以直观地评估肿瘤的大小、位置、形态及其与周围组织的关系。影像学检查不仅能够帮助发现原发肿瘤，还能检测到肿瘤的浸润、转移以及治疗后的变化。随着医学影像技术的不断进步，影像学检查在肿瘤诊断中的应用日益广泛。

（一）X线检查

X线检查是影像学检查的基础手段，利用X射线穿透人体组织形成图像，特别适用于观察骨骼、肺部和某些软组织的病变。尽管 X 线成像技术的应用相对较早，但在肿瘤诊断中的价值仍不可忽视。

胸部 X 线检查常用于肺癌的初步筛查及诊断，通过 X 线成像，医生可以观察到肺部的肿块、空洞、钙化灶等异常表现。肺癌常表现为肺部阴影或肿块的出现，且随着病情进展，伴有肺不张、胸腔积液等表现。虽然胸部 X 线检查对于肺癌的早期诊断敏感性不高，但其低成本、易操作使其仍然是肺部肿瘤筛查的重要工具。

对于骨肿瘤或肿瘤的骨转移，X 线检查也具有较高的诊断价值。恶性骨肿瘤，如骨肉瘤在 X 线片上常表现为骨质破坏、骨皮质膨胀或日光射线状的骨质增生。骨转移则常见于乳腺癌、前列腺癌等肿瘤患者，X 线片上表现为溶骨性、成骨性或混合性病灶，提示肿瘤已扩散至骨骼。

（二）超声检查

超声检查是一种通过声波成像的技术，具有无创、无辐射、操作简便等优点，广泛应用于实体器官肿瘤的筛查和诊断。超声检查能够提供实时的动态成像，特别适用于腹部和盆腔脏器的检查。超声检查在肝、肾、胰腺及腹腔其他器官的肿瘤筛查中应用广泛，肝肿瘤如肝细胞癌在超声下通常表现为低回声或混合回声的肿块，其形态不规则，内部结构复杂，伴有血流信号。超声还能够有效评估肾和胰腺的肿瘤，通过彩色多普勒技术，进一步观察肿瘤的血流情况，判断肿瘤的血供特点，帮助鉴别肿瘤的性质。

超声检查是乳腺肿瘤，尤其是年轻女性的乳腺肿块筛查的重要工具。良性乳腺肿瘤如纤维腺瘤常表现为边界清楚、内部均匀的低回声病灶，而乳腺癌常表现为边界不规则、内部回声不均匀的肿块。通过超声引导下的穿刺活检，医生还可以获取病理组织，进一步确诊乳腺肿瘤的性质。对于女性生殖系统肿瘤，如卵巢癌和子宫内膜癌，超声检查具有重要的筛查价值。卵巢肿瘤通常表现为囊实性混合肿块，伴有分隔和乳头状结构的超声特点提示恶性病变。超声检查还可以评估肿瘤与周围组织的关系，帮助制订治疗计划。

（三）计算机断层扫描（CT）检查

CT 检查通过 X 射线多角度扫描，形成横断面或三维影像，能够提供高分辨率的器官结构信息。CT 检查在肿瘤的定位、分期以及治疗后的随访中具有广泛的应用，尤其适用于胸腹部及头颈部的肿瘤诊断。

CT 是肺癌及纵隔肿瘤诊断中的金标准之一。相比普通 X 线片，CT 具有更高的敏感性和分辨率，能够清晰地显示肺内微小的结节和肿块。通过增强 CT，医生还可以观察肿瘤的血供情况以及是否存在纵隔淋巴结转移或胸腔积液，从而更好地评估肿瘤的分期。对于早期肺癌，CT 能够发现直径<1cm 的结节，极大地提高了早期诊断率。

腹部 CT 广泛应用于肝癌、胰腺癌、肾癌及消化道肿瘤的诊断中。肝肿瘤在 CT 增强扫描中常表现为动脉期显著强化，门静脉期逐渐减弱的特征，提示血供丰富的恶性肿瘤。对于胰腺癌，CT 可以准确地显示肿瘤的大小、浸润范围及与周围大血管的关系。CT 还能帮助发现肝脏、肺部的远处转移病灶，提供全面的肿瘤分期信息。对于头颈部肿瘤，如鼻咽癌、喉癌、甲状腺癌等，CT 能够提供肿瘤与周围重要结构的解剖关系，帮助确定手术切除的可行性。通过增强 CT，医生可以评估肿瘤的血管情况，并检测区域淋巴结是否发生转移。

（四）磁共振成像（MRI）检查

MRI 是一种利用磁场和射频波成像的技术，能够提供软组织高对比度的图像，在肿瘤诊断中具有极高的分辨率和敏感性，尤其适用于颅脑、脊柱、软组织及盆腔肿瘤的检查。

MRI 是颅内肿瘤，如胶质瘤、脑膜瘤和转移性脑瘤的首选检查方法，与 CT 相比，MRI 能够更清晰地显示颅内软组织结构，特别是在检测小的脑内病灶时，MRI 具有更高的敏感性。通过增强 MRI，医生可以评估肿瘤的浸润程度及与脑血管的关系，帮助判断是否需要手术切除。

对于脊柱肿瘤或脊柱转移瘤，MRI 是最有效的诊断工具。MRI 能够提供脊髓及周围软组织的清晰图像，帮助判断肿瘤是否侵袭脊髓或神经根。MRI 还可以发现骨转移引发的脊椎结构破坏，为治疗决策提供依据。MRI 在女性盆腔肿瘤，如宫颈癌、卵巢癌及子宫内膜癌的诊断中具有重要应用。MRI 能够清晰地显示肿瘤的大小、浸润深度及与周围器官的关系，帮助制订手术或放疗方案。MRI 还可以用于前列腺癌的诊断及分期，特别是评估肿瘤是否突破前列腺包膜及是否发生淋巴结转移。

影像学检查是肿瘤诊断中不可或缺的手段，通过 X 线、超声、CT 和 MRI 等不同技术，医生可以全面评估肿瘤的大小、位置、浸润情况及转移情况。各类影像学检查各有优势，根据患者的具体情况选择合适的检查方法。影像学检查不仅可帮助医生明确诊断，还为制订治疗方案和预后评估提供了重要的依据。

三、内镜检查

内镜检查是一种通过内窥镜设备直接观察体内管腔或腔道内病变的检查手段，广泛应用于消化道、呼吸道、泌尿道和生殖系统肿瘤的诊断。与其他影像学检查相比，内镜检查具有直观、精准的优势，不仅可以观察到黏膜表面的病变，还能够进行活检，获取病理组织以确诊肿瘤。内镜检查在肿瘤的早期诊断、分期评估及治疗监测中发挥了重要作用。

（一）消化道内镜检查

消化道内镜是肿瘤诊断中最常见的内镜技术之一，主要包括胃镜和结肠镜，广泛应用于消化道癌症的早期发现和确诊。

胃镜检查是通过内窥镜从口腔插入，直接观察食管、胃和十二指肠的黏膜状况。胃镜能够清晰地显示上消化道的肿瘤、溃疡、息肉等病变，特别适用于胃癌、食管癌和十二指肠癌的诊断。通过胃镜，医生可以发现早期胃癌的微小病灶，典型表现为不规则溃疡、黏膜隆起或局部变形。胃镜检查还可以进行活检，获取可疑组织进行病理分析，以确诊肿瘤的良、恶性和组织类型。

结肠镜检查主要用于直肠和结肠癌的筛查和诊断，通过从肛门插入结肠镜，医生能够直观观察整个大肠的内壁，识别出黏膜上的病变，如息肉、肿瘤、溃疡等。结肠癌常表现为黏膜表面的溃疡性病变或肿块，早期结肠癌仅表现为小的息肉样病变。结肠镜检查能够直接进行息肉的切除或活检，为早期诊断提供了极大的帮助。结肠镜还用于监测结肠癌术后复发的风险，尤其是在高危人群中具有重要意义。

内镜超声结合了超声和内镜技术，能够在内镜检查的基础上，通过超声成像评估消化道肿瘤的深度浸润和淋巴结转移情况。内镜超声在胃癌、食管癌和胰腺癌的分期评估中具有重要作用，能够帮助医生判断肿瘤是否突破黏膜，是否侵犯邻近器官，以及是否有区域淋巴结转移，为临床分期和治疗方案的制订提供了重要参考。

（二）呼吸道内镜检查

呼吸道内镜检查，尤其是支气管镜检查，是诊断肺部肿瘤的重要手段。支气管镜能够直接观察呼吸道内的病变，并进行活检或刷检，为肺癌的诊断提供重要依据。

支气管镜检查是通过内窥镜从口腔或鼻腔插入，进入气管和支气管系统，直接观察气道内的病变情况。对于中央型肺癌，支气管镜可以直观地看到肿瘤的大小、位置及其与气道的关系。通过支气管镜的活检技术，医生可以获取气道内的肿瘤组织，进行病理分析，明确肺癌的类型和分化程度。支气管镜还可以通过细针穿刺，获取纵隔淋巴结或肿瘤周围组织的样本，用于诊断和分期。

荧光支气管镜是一种改良的支气管镜技术，能够利用荧光成像增强气道内病变的对比度。荧光支气管镜可以在普通支气管镜难以发现的早期肺癌或癌前病变中发挥重要作用。通过这种技术，医生可以发现黏膜下细微的肿瘤组织，有助于肺癌的早期诊断，提高治疗的成功率。

（三）泌尿道内镜检查

泌尿道内镜检查是诊断泌尿系统肿瘤的重要工具，包括膀胱镜、尿道镜和输尿管镜等，能直接观察泌尿道黏膜的病变情况，适用于膀胱癌和肾盂癌的诊断。

膀胱镜是通过尿道进入膀胱，用于观察膀胱内部的病变。膀胱癌通常表现为膀胱内壁上不规则的肿块或突起物，膀胱镜能够清楚地显示这些病变，并通过活检获取组织样本进行病理学分析，确诊膀胱癌的分期和分型。对于早期膀胱癌，膀胱镜检查还可以进行经尿道膀胱肿瘤切除术（TURBT），这是一种诊断与治疗相结合的微创手术。

输尿管镜是用于检查上泌尿道的内镜工具，特别适用于肾盂癌和输尿管癌的诊断。通过输尿管镜，医生能够观察到上泌尿道内部的肿瘤，并通过活检获取病理样本。输尿管镜还可以结合激光技术进行肿瘤的切除或碎石手术，具有微创、精准的特点。

内镜检查作为肿瘤诊断的重要手段，具有直接、精确、实时的优势，不仅能够发现早期肿瘤，还能进行活检以明确肿瘤的性质。消化道内镜、呼吸道内镜和泌尿道内镜各有其独特的应用领域，通过不同的内镜技术，医生可以直观地观察到体内管腔或腔道内的病变，为肿瘤的早期发现和治疗提供重要支持。随着内镜技术的不断发展，如内镜超声和荧光支气管镜的引入，对肿瘤的诊断能力和准确性进一步提高，促进了肿瘤早期筛查与个性化治疗的进展。

四、实验室检查

实验室检查是肿瘤诊断的重要组成部分，通过检测患者血液、体液及其他生物样本中的特定成分，实验室检查能够为肿瘤的早期发现、诊断、分期以及治疗效果的监测提供有力的支持。与影像学和内镜检查相比，实验室检查更侧重于肿瘤的分子生物学特征及系统性变化。

（一）血液常规检查

血液常规检查是实验室检查的基础项目之一，虽然并不能直接诊断肿瘤，但它可以反映机体的整体健康状态，提示肿瘤的间接影响，特别是在血液系统肿瘤及晚期恶性肿瘤的诊断中具有重要价值。

许多肿瘤患者，尤其是消化道肿瘤和血液系统肿瘤患者，常伴有贫血。通过血液常规检查，可以发现患者的血红蛋白水平和红细胞计数的异常。缺铁性贫血常见于胃癌、结肠癌等引起的慢性失血，骨髓抑制或癌性贫血也会导致全身性疲倦、乏力等症状。肿瘤的化疗或放疗也抑制骨髓的造血功能，从而导致贫血。

白细胞计数及分类能够反映患者免疫系统的功能状态，白细胞总数升高常提示肿瘤伴发感染，特别是对免疫力低下的患者而言，容易发生继发性感染。血液系统肿瘤，如白血病、淋巴瘤等，往往表现为白细胞异常增多或减少。通过白细胞分类，还可以初步判断是否存在病态细胞，提示骨髓或淋巴系统的病变。

血小板计数的变化在肿瘤患者中也较为常见，血小板减少通常出现在血液系统恶性肿瘤或化疗后骨髓抑制的患者中，而某些肿瘤（如肝癌、胰腺癌等）则伴随血小板增多，提示机体处于高凝状态，易引发血栓性并发症。

（二）肿瘤标志物检测

肿瘤标志物是由肿瘤细胞或宿主反应产生的生物分子，通过检测这些标志物，可以辅助诊断特定类型的肿瘤，并用于治疗效果的评估和复发监测。不同类型的肿瘤往往伴有不同的特异性标志物。

甲胎蛋白（AFP）是肝细胞癌的常用肿瘤标志物，其在某些生殖细胞肿瘤中也可升高。AFP 水平显著升高常提示肝细胞癌的存在，尤其是对高危人群，如肝硬化患者，AFP 的动态监测能够帮助早期发现肝癌。通过定期检测 AFP，医生可以判断治疗效果以及评估复发风险。

CEA 是广泛应用于消化道肿瘤（如结肠癌、直肠癌）的标志物，尽管 CEA 缺乏高度的特异性，但在癌症的治疗和随访中，CEA 水平的动态变化对评估治疗效果和监测复发具有重要价值。在手术切除后，CEA 水平应明显下降，如再次升高则提示存在肿瘤复发或转移。

CA19-9 常用于胰腺癌和胆道癌的检测，胰腺癌患者的 CA19-9 水平通常显著升高。虽然 CA19-9 在其他一些疾病，如胆管炎或肝硬化中也会升高，但其在胰腺癌的诊断和预后评估中具有较高的敏感性。治疗过程中 CA19-9 水平的变化有助于评估疗效和判断预后。

PSA 是前列腺癌的重要标志物，其水平升高常提示前列腺癌的存在。PSA 检测广泛应用于前列腺癌的早期筛查、诊断和治疗效果监测。通过监测 PSA 水平，医生可以判断肿瘤是否在治疗后复发或进展。

（三）分子生物学检测

随着分子生物学技术的不断进步，肿瘤的基因和分子特征分析在临床诊断和治疗中越来越重要。分子生物学检测能够通过分析肿瘤相关的基因突变、扩增或重排等，帮助医生更精准地评估肿瘤的特征，并为个性化治疗提供依据。

某些肿瘤与特定的基因突变密切相关，如 EGFR 基因突变在非小细胞肺癌中较为常见。通过基因突变检测，医生可以确定患者是否适合靶向治疗。携带 EGFR 突变的肺癌患者通常对 EGFR 抑制剂有较好的反应。*KRAS*、*BRAF* 等基因突变的检测也应用于结直肠癌、黑色素瘤等肿瘤的靶向治疗指导。乳腺癌患者常进行 HER2 基因扩增检测，以判断是否适合应用 HER2 靶向药物治疗。HER2 扩增常见于乳腺癌中的部分亚型，通过检测这一扩增，医生可以制订针对性的靶向治疗方案。某些血液系统肿瘤，如慢性髓细胞白血病（CML）则通过 BCR-ABL 基因重排检测来判断是否适合使用特定的靶向药物。液体活检是一种新兴的检测技术，能够通过血液中的游离肿瘤 DNA（ctDNA）进行肿瘤相关基因的检测。液体活检不具侵入性，适用于肿瘤动态监测，尤其是在监测复发、转移及治疗反应中具有显著的优势。液体活检还可以发现微小残留病灶，为早期干预提供机会。

实验室检查在肿瘤的诊断、分期、治疗效果监测及复发评估中发挥着至关重要的作用，通过血液常规、肿瘤标志物、分子生物学检测以及其他生化检测，医生可以全面了解肿瘤患者的病情，制订个性化的治疗方案。

第三节　肿瘤的诊断方法

一、病理诊断

病理诊断是肿瘤诊断的"金标准"，通过对患者组织或细胞的显微镜观察，病理诊断能够提供肿瘤的类型、分级及生物学行为的明确信息。与影像学、实验室检查相比，病理诊断具有更高的特异性和准确性，能够确定肿瘤的良性或恶性、组织来源及侵袭性等关键因素。病理诊断不仅对初步确诊肿瘤至关重要，还为后续治疗决策和预后评估提供了基础依据。

（一）组织病理学检查

组织病理学检查是通过获取肿瘤的组织样本进行显微镜下观察，从而确定肿瘤的结构、类型和分化程度。该方法是肿瘤诊断中最常用的病理检查手段，通常通过活检、切除标本或穿刺等方式获取组织样本。

活检是获取肿瘤组织的关键步骤，通过内镜、针吸或手术等方式采集可疑肿瘤组织，并在显微镜下进行组织学分析。活检的方式包括切取活检、针吸活检和内镜下活检等。对于某些浅表肿瘤，如乳腺癌、皮肤癌等，切取活检可以直接获取完整的病变组织。而对于较深部位或内脏的肿瘤，如肝、肺或胃肠道肿瘤，内镜或影像引导下的针吸活检常用于采集组织。活检样本经固定、切片、染色后，在显微镜下分析细胞结构、核异型性及细胞分裂象等，进而确定肿瘤的恶性程度。

在肿瘤手术治疗过程中，完整切除的肿瘤组织标本也是重要的病理诊断材料。手术切除标本不仅用于确诊肿瘤类型，还可评估肿瘤的浸润深度、手术切缘是否干净以及是否有淋巴结转移等。切除标本的病理分析有助于肿瘤的分期，指导术后治疗决策。在胃癌手术中，通过病理分析，医生能够判断肿瘤是否侵及胃壁全层，是否转移至区域淋巴结，从而对患者进行更加精准的分期。

快速冰冻切片常用于手术过程中，帮助外科医生即时判断病变的性质和手术边缘是否有残留肿瘤。通过快速冷冻肿瘤组织，病理医生能够在短时间内制备切片，提供实时的病理诊断。虽然冰冻切片的精细程度不及常规病理切片，但在判断肿瘤是否为良性或恶性、手术范围是否足够时，冰冻切片具有重要的临床意义。

（二）细胞学检查

细胞学检查是通过采集病变部位的细胞样本进行显微镜下的分析，用于检测肿瘤细胞的形态和特征。与组织病理学检查相比，细胞学检查更加简便和快速，特别适用于筛查和早期诊断某些肿瘤。

细针穿刺细胞学检查（FNAC）是通过细针（通常直径为细针）从肿块中抽取少量细胞进行显微镜下观察，这种方法适用于浅表肿瘤的诊断，如甲状腺癌、乳腺癌及淋巴瘤等。FNAC 操作简单、无创性强，能够在短时间内提供初步的诊断信息，尤其适用于无法或不宜进行手术活检的患者。FNAC 能够为进一步治疗提供方向，但因其仅提供细胞形态信息，无法反映组织结构，因此有时需结合其他病理检查综合判断。

液基细胞学检查是一种常用于癌症筛查的细胞学技术，特别是在宫颈癌的筛查中应用广泛。通过采集患者的宫颈涂片标本，液基细胞学检查能够检测出癌前病变或早期宫颈癌细胞。与传统的细胞涂片相比，液基细胞学技术将细胞悬浮于液体中，经过处理后制成薄片，减少了细胞重叠，提高诊断的准确性和灵敏度。

液基细胞学检查还可以结合 HPV 病毒检测，进一步提高宫颈癌筛查的早期发现率。

对于某些晚期肿瘤患者，如卵巢癌、胃癌或肺癌，出现腹水或胸腔积液积聚。通过抽取积液并进行细胞学检查，发现脱落的肿瘤细胞，从而确定肿瘤是否扩散至浆膜腔。腹水或胸腔积液细胞学检查有助于评估肿瘤的分期，并为晚期肿瘤患者的治疗提供参考。

（三）免疫组化与分子病理学检测

随着医学技术的发展，免疫组化和分子病理学检测在肿瘤诊断中的作用日益重要。免疫组化通过检测肿瘤细胞表面的特定蛋白质标志物，分子病理学检测则通过分析肿瘤的基因突变和分子特征，帮助进一步明确肿瘤的类型、分化程度及治疗方案。

免疫组化是通过特异性抗体识别肿瘤细胞中的特定蛋白质，从而为肿瘤的分类和分型提供依据。乳腺癌中的雌激素受体（ER）、孕激素受体（PR）和 HER2 的免疫组化染色，可以帮助确定肿瘤的分子亚型，并指导激素治疗和靶向治疗的选择。免疫组化还广泛应用于难以通过形态学诊断的肿瘤中，如未分化癌、恶性淋巴瘤等。通过检测特定的分子标志物，免疫组化可以明确肿瘤的来源、类型及预后情况。

分子病理学检测通过分析肿瘤的基因突变、扩增或重排等分子改变，帮助医生制订更加个性化的治疗方案。EGFR 基因突变和 ALK 基因重排是非小细胞肺癌中常见的分子改变，通过检测这些基因突变，医生可以选择相应的靶向药物进行治疗。HER2 基因扩增检测在乳腺癌中具有重要临床意义，阳性患者通常适合接受 HER2 靶向治疗。分子病理学检测还可以帮助判断肿瘤的预后，为后续的治疗提供重要信息。

病理诊断在肿瘤的诊断、分类和分期中发挥着核心作用。通过组织病理学检查、细胞学检查及免疫组化和分子病理学检测，医生能够全面地了解肿瘤的病理特征，为患者制订个性化的治疗方案提供科学依据。随着分子病理学技术的发展，病理诊断的精准性和个体化治疗的可能性不断提高，不仅有助于肿瘤的早期发现和诊断，还为肿瘤的靶向治疗和免疫治疗提供了新的方向。

二、细胞学诊断

细胞学诊断是通过显微镜观察脱落细胞或穿刺取得的细胞，分析其形态、结构以及生长特征，进而判断肿瘤性质的一种病理学方法。相较于组织病理学，细胞学诊断具有创伤小、操作简单、检查迅速等优点，广泛应用于多种肿瘤的初步筛查和诊断。通过细胞学检查，医生能够早期发现肿瘤并指导后续治疗。

（一）脱落细胞学检查

脱落细胞学检查是一种通过收集体内自然脱落的细胞进行显微镜下分析的检查方法，此方法在许多肿瘤的早期筛查中具有重要作用，特别是对接触体表或体腔黏膜的肿瘤。通过观察脱落细胞的形态特征，可以初步判断其是否具有恶性特征。

宫颈癌的早期筛查最常用的方法是宫颈脱落细胞学检查，也称为巴氏涂片检查。通过采集女性宫颈黏膜表面的脱落细胞，医生能够发现宫颈癌或癌前病变的早期迹象。宫颈脱落细胞的异常，如细胞核增大、形态不规则等，提示存在宫颈上皮内瘤变或早期癌变。此方法灵敏度较高且操作简便，是目前宫颈癌筛查的标准方法之一。

痰液细胞学检查是检测肺部肿瘤的一种无创性方法，通过收集患者的痰液，观察其中脱落的肺部或支气管上皮细胞，医生能够判断肺部是否存在癌性病变。对于中央型肺癌，肿瘤靠近支气管，脱落细胞易于进入痰液，因此痰液细胞学检查在中央型肺癌的早期诊断中较为有效。典型的癌细胞表现为细胞核大、染色质浓聚、细胞核与细胞质比例增大等特征。

在肿瘤晚期，某些患者出现腹水或胸腔积液积聚。通过抽取腹水或胸腔积液进行细胞学分析，发现液体中脱落的癌细胞，确定肿瘤的扩散情况。腹水或胸腔积液细胞学检查常用于卵巢癌、胃癌、肺癌等晚期肿瘤的分期和预后评估。典型的癌细胞表现为不规则的细胞形态、核异型性及多核性。

（二）细针穿刺细胞学检查

细针穿刺细胞学检查（FNAC）是通过细针从可疑肿块中抽取细胞，用于显微镜下分析的检查方法。FNAC 广泛应用于浅表肿瘤的初步诊断，具有操作简便、无创伤、诊断迅速等特点，尤其适用于无法或不适合进行手术活检的患者。

对于乳腺肿块，细针穿刺细胞学检查能够快速提供细胞学诊断信息。通过细针从肿块中抽取细胞样本，医生可以评估细胞的核形态、细胞分裂象等，初步判断肿块的良性或恶性。乳腺癌细胞通常表现为核异型性明显、细胞边界不清、核分裂象增多。FNAC 能够在乳腺癌的初步诊断中发挥重要作用，并为进一步的组织病理学检查提供参考。

甲状腺肿瘤的诊断中，FNAC 被广泛应用于评估甲状腺结节的性质。良性甲状腺结节（如甲状腺腺瘤）通常表现为细胞形态规则、细胞核与细胞质比例正常，而恶性结节（如甲状腺乳头状癌）则表现为核形态不规则、染色质增多、核缝等特征。通过 FNAC，医生能够早期发现甲状腺恶性肿瘤并制订适当的治疗方案。

淋巴结肿大是许多肿瘤患者常见的表现，FNAC 能够有效评估肿大淋巴结的病变性质。对于可触及的浅表淋巴结，FNAC 可以帮助判断是否存在转移性肿瘤或原发性淋巴瘤。恶性淋巴细胞通常表现为核异型性、细胞质不清及多核现象。FNAC 能够为判断肿瘤的分期和转移提供重要信息。

（三）液基细胞学检查

液基细胞学检查（LBC）是一种通过将采集到的细胞样本悬浮在液体中，经过处理后进行显微镜下分析的细胞学技术。液基细胞学技术较传统细胞学方法具有更高的灵敏度和准确性，特别适用于宫颈癌等癌症的筛查。

液基细胞学检查在宫颈癌筛查中的广泛应用，能够提高检测的准确性。相比传统的巴氏涂片，液基细胞学检查时将采集到的宫颈细胞进行液体悬浮，减少了细胞重叠现象，便于医生更清楚地观察细胞形态。液基细胞学检查能够准确检测宫颈上皮内瘤变或宫颈癌的早期变化，并常与 HPV 检测结合，提高了宫颈癌筛查的灵敏度。

除宫颈癌筛查外，液基细胞学技术还可应用于其他部位肿瘤的检测，如泌尿道肿瘤的尿液细胞学检查、呼吸道肿瘤的痰液细胞学检查等。通过液基细胞学技术，医生能够在早期发现脱落的癌细胞，为肿瘤的早期诊断提供依据。

细胞学诊断作为肿瘤诊断的重要手段，凭借其创伤小、操作简便、诊断迅速的优势，广泛应用于多种肿瘤的初步筛查与诊断。脱落细胞学检查适用于宫颈癌、肺癌等多种癌症的早期发现；细针穿刺细胞学检查则能够有效评估乳腺、甲状腺及淋巴结等部位的肿块；液基细胞学技术在宫颈癌筛查中的应用尤为广泛。细胞学诊断为肿瘤的早期发现和治疗提供了重要依据，结合其他检查方法，能够帮助医生制订个性化的治疗方案。

三、影像学诊断

影像学诊断是肿瘤检测、诊断和分期中不可或缺的重要工具。通过影像技术，医生可以非侵入性地获得肿瘤在体内的定位、大小、形态及与周围组织的关系。这些影像学资料不仅有助于早期发现肿瘤，还能评估其扩散、转移和侵袭情况。常用的影像学检查包括 X 线、超声、计算机断层扫描（CT）、磁共振成像（MRI）及 PET-CT 等。

（一）X 线检查

X 线检查是最早应用于肿瘤诊断的影像技术之一，至今仍广泛用于某些部位的肿瘤筛查和诊断。X 线检查通过 X 射线穿透人体组织，生成影像，尤其适合观察骨骼、胸部和软组织的病变。

胸部 X 线检查常用于肺癌的初步筛查，肺癌在 X 线片上的典型表现为肺部不规则的结节或肿块，有时伴有支气管阻塞、肺不张、胸腔积液等。虽然胸部 X 线检查对于早期微小病变的敏感性较低，但其作为廉价、易得的初步筛查工具，在发现较大肿瘤或胸部病变方面具有一定价值。

X 线检查也是骨肿瘤及骨转移瘤的重要诊断工具，恶性骨肿瘤如骨肉瘤、软骨肉瘤在 X 线片上常表现为骨质破坏、骨皮质膨胀、骨膜反应等。骨转移瘤，如乳腺癌或前列腺癌的骨转移常表现为溶骨性或成骨性改变。通过 X 线检查可以初步判断病变的性质，并为进一步的 CT 或 MRI 检查提供方向。

（二）CT 检查

CT 检查通过 X 射线多角度扫描，生成横断面或三维图像，具有更高的分辨率和准确性，广泛应用于多种实体肿瘤的检测和诊断中。CT 特别适用于评估肿瘤的解剖结构、分期及术前评估。对于肺癌，CT 是诊断和分期的标准检查手段。与 X 线相比，CT 能够发现更小的结节和更早期的肺部病变，尤其是对于直径<1cm 的早期肺癌，CT 具有显著的优势。增强 CT 可以通过对比剂的使用，进一步显示肿瘤的血供及其与周围组织的关系，从而为手术切除或放疗提供精确的解剖信息。CT 还能够评估纵隔淋巴结是否受累，帮助进行肿瘤的 TNM 分期。

腹部 CT 广泛应用于肝、胰腺、肾和胃肠道肿瘤的诊断中，肝细胞癌在增强 CT 中的典型表现为动脉期显著强化，门静脉期逐渐减弱的"快进快出"模式。胰腺癌的 CT 表现为胰腺实质内低密度病灶，常伴有周围血管的浸润。对于肾癌和胃癌，CT 不仅能够帮助发现原发肿瘤，还可以评估肿瘤的浸润范围及是否有腹腔转移。CT 在头颈部肿瘤，如喉癌、鼻咽癌和甲状腺癌的诊断中也具有重要应用，通过 CT，医生可以评估肿瘤是否侵犯气管、食管或颈部大血管，为手术方案的制订提供详细的影像学支持。增强 CT 还可以帮助判断区域淋巴结是否有转移，评估肿瘤的分期。

（三）磁共振成像（MRI）检查

MRI 是一种利用磁场和射频波成像的技术，具有更高的软组织分辨率，特别适用于中枢神经系统、盆腔及软组织肿瘤的诊断。MRI 能够提供更清晰的组织细节和软组织对比，常用于复杂部位肿瘤的精确诊断和术前评估。

MRI 是颅脑肿瘤，如胶质瘤、脑膜瘤和转移性脑瘤的首选影像学检查方法，与 CT 相比，MRI 在显示脑部软组织病变方面具有更高的敏感性。通过增强 MRI，医生可以评估肿瘤的大小、边界以及对周围脑组织的浸润情况。功能性 MRI 还能帮助识别大脑功能区的位置，避免术中损伤重要的功能区域。

对于脊柱肿瘤或脊柱转移瘤，MRI 是最有效的诊断工具。MRI 能够清晰地显示脊髓、椎管及神经根周围的软组织结构，帮助医生判断肿瘤是否侵犯脊髓或引起神经压迫。对于脊柱转移瘤，MRI 还可以提供关于骨髓受累的详细信息，为治疗方案的选择提供依据。MRI 在女性盆腔肿瘤，如子宫内膜癌、宫颈癌、卵巢癌的诊断中具有重要价值，MRI 不仅能够清楚地显示肿瘤的大小、形态及与周围组织的关系，还能判断其浸润深度，帮助制订手术方案。MRI 还广泛应用于前列腺癌的诊断和分期，特别是在评估前列腺包膜外扩展和局部淋巴结转移方面具有重要作用。

（四）PET-CT 检查

PET-CT 检查是一种结合了正电子发射断层扫描（PET）和 CT 的成像技术，通过显像剂（如 18F-FDG）显示肿瘤的代谢活性，同时结合 CT 的解剖图像，能够在全身范围内评估肿瘤的分布、代谢情况及转移情况。

PET-CT 在肿瘤全身分期和转移评估中发挥重要作用。由于恶性肿瘤的代谢活动较高，PET-CT 能够检测到肿瘤细胞的异常葡萄糖代谢，帮助医生发现远处转移灶。对于肺癌、淋巴瘤及黑色素瘤等，PET-CT 能够识别全身范围内的病灶，并精确评估肿瘤的分期，为制订综合治疗方案提供参考。

PET-CT 还常用于肿瘤治疗后的疗效评估，通过观察治疗前后肿瘤代谢活性的变化，PET-CT 能够判断放疗、化疗或靶向治疗是否有效。如果治疗后肿瘤的代谢活性明显减弱，提示治疗效果较好；若代谢活性依然较高，提示残留或复发。PET-CT 在评估复发肿瘤或治疗后残留病灶时具有较高的敏感性。

影像学诊断作为肿瘤诊疗的核心工具，在肿瘤的发现、诊断、分期及治疗监测中具有不可替代的重要作用。通过 X 线、CT、MRI 及 PET-CT 等影像学技术，医生能够准确评估肿瘤的大小、位置、扩散范围及代谢活性，从而制订个性化的治疗方案。影像学技术的不断进步，特别是 PET-CT 等融合影像技术的发展，为肿瘤的早期发现和精准治疗提供了更加有力的支持，极大地提高了肿瘤患者的预后。

四、分子诊断

分子诊断是肿瘤诊断领域中快速发展的一个重要方向，通过对肿瘤细胞的遗传物质（DNA、RNA 等）和相关分子标志物的分析，分子诊断能够揭示肿瘤的基因突变、表达失调及其他分子特征。这些分子特征不仅有助于肿瘤的早期检测和诊断，还为个性化治疗提供了指导依据。分子诊断涵盖了基因突变检测、染色体异常分析及液体活检等多个方面，已广泛应用于临床肿瘤的检测和治疗方案制订中。

（一）基因突变检测

基因突变检测是分子诊断的核心技术之一，广泛应用于多种肿瘤的诊断和个性化治疗中。通过检测肿瘤组织或血液中的特定基因突变，医生可以判断肿瘤的生物学行为，并根据突变类型选择适合的靶向药物或免疫治疗方案。

在非小细胞肺癌中，表皮生长因子受体（EGFR）基因突变是常见的分子特征之一。EGFR 突变导致肿瘤细胞的持续增殖，是非小细胞肺癌患者接受 EGFR 靶向药物治疗的重要依据。通过检测 EGFR 基因的突变类型，医生可以选择合适的靶向药物，如吉非替尼或厄洛替尼。患者的 EGFR 突变状态不仅影响治疗选择，还影响预后，因此 EGFR 突变检测在肺癌分子诊断中具有重要意义。

KRAS 和 *NRAS* 基因突变在结直肠癌中常见，尤其在转移性结直肠癌患者中具有重要的临床意义。*KRAS* 或 *NRAS* 基因的突变会导致抗 EGFR 单抗药物（如西妥昔单抗）治疗效果不佳，因此这些基因突变的检测能够指导医生是否选择抗 EGFR 疗法。检测结果为野生型的患者通常对 EGFR 靶向治疗敏感，而携带突变的患者则不建议使用这类药物。

BRCA1 和 *BRCA2* 基因突变与乳腺癌和卵巢癌的遗传易感性密切相关，携带 *BRCA1/2* 基因突变的患者不仅乳腺癌和卵巢癌的发病风险显著增加，且对某些化疗药物和 PARP 抑制剂敏感。通过检测 *BRCA* 基因的突变，医生可以对高危人群进行早期筛查，并在确诊乳腺癌或卵巢癌时，制订个性化的治疗方案。

（二）染色体异常分析

染色体异常分析通过检测肿瘤细胞中的染色体结构或数量异常，揭示肿瘤的遗传变化。染色体异经常与肿瘤的发生、发展密切相关，尤其在血液系统恶性肿瘤中具有重要的诊断和预后评估价值。

慢性髓细胞白血病（CML）的典型分子标志是 BCR-ABL 融合基因，该基因是由 9 号和 22 号染色体发生易位形成的费城染色体引起的。BCR-ABL 融合基因编码的异常蛋白具有持续的酪氨酸激酶活性，导致白血病细胞异常增殖。通过分子检测确认 BCR-ABL 融合基因，医生可以确诊 CML，并选择特异性的酪氨酸激酶抑制剂（如伊马替尼）进行治疗。BCR-ABL 融合基因的定量检测有助于评估治疗反应和判断疾病复发。

HER2 基因扩增是乳腺癌的一种重要分子标志，约 20% 的乳腺癌患者存在 HER2 基因扩增，导致 HER2 蛋白过度表达，进而促进肿瘤细胞的增殖和转移。通过检测 HER2 基因扩增，医生可以确定患者是否适合使用 HER2 靶向药物（如曲妥珠单抗）。HER2 扩增检测不仅用于初诊患者的治疗方案制订，还用于评估患者对靶向治疗的反应。

染色体数目异常见于某些实体肿瘤和血液系统肿瘤，急性髓细胞白血病（AML）中的复杂染色体核型，常提示预后较差。在实体肿瘤中，染色体增益或缺失常与肿瘤的恶性程度和侵袭性相关。通过荧光原位杂交（FISH）或染色体核型分析，医生可以识别这些异常，帮助评估预后并调整治疗策略。

（三）液体活检

液体活检是一种通过血液、尿液等体液中的游离肿瘤 DNA（ctDNA）或循环肿瘤细胞（CTC）进行肿瘤检测的方法。液体活检具有无创、动态监测的优势，特别适用于肿瘤复发监测、微小残留病灶的检测及靶向治疗的疗效评估。

ctDNA 是从肿瘤细胞中释放进入血液循环的 DNA 片段，ctDNA 检测能够识别肿瘤相关的基因突变，为早期诊断和治疗提供依据。对于难以获取组织样本的患者，ctDNA 可以替代传统的组织活检，用于肿瘤的基因检测。ctDNA 水平的动态变化可以反映肿瘤负荷的变化，有助于监测治疗反应和判断复发。

循环肿瘤细胞是从原发肿瘤或转移肿瘤中脱落进入血液循环的肿瘤细胞，CTC 检测能够提供关于肿瘤转移潜力的信息，并且有助于预测患者的预后。高 CTC 水平通常提示肿瘤负荷大或转移风险高，CTC 的变化也可以用于评估治疗效果。在乳腺癌、前列腺癌及肺癌的监测中，CTC 检测具有较高的临床应用价值。

液体活检特别适用于检测肿瘤治疗后的微小残留病灶，通过监测患者体液中的 ctDNA 或 CTC，医生可以识别常规影像学检查难以发现的微小残留病变，从而实现更早的复发预警。这种方法在肿瘤治疗后的随访中具有重要意义，能够帮助医生及时调整治疗策略，降低复发风险。

分子诊断通过基因突变、染色体异常和液体活检等技术，极大地提高了肿瘤的诊断精度和治疗个性化水平。基因突变检测能够指导靶向治疗的选择和疗效评估，染色体异常分析在血液系统肿瘤的诊断和预后中发挥着核心作用，而液体活检作为一种无创的动态监测手段，为肿瘤复发检测和治疗监控提供了新的工具。随着分子诊断技术的不断进步，肿瘤的精准医学和个性化治疗正逐步成为现实，推动着肿瘤学领域的深刻变革。

第四节　肿瘤的鉴别诊断

一、良性与恶性肿瘤的鉴别

良性和恶性肿瘤在生物学行为、临床表现及预后上有显著差异，准确鉴别二者对于制订治疗方案和评估预后至关重要。良性肿瘤通常生长缓慢，局限于原发部位，极少扩散或转移，预后较好；而恶性肿瘤则具备侵袭性生长和远处转移的能力，常威胁生命。鉴别良性与恶性肿瘤的主要依据包括肿瘤的生长方式、组织学特点、细胞形态及临床表现。

（一）生长方式的鉴别

良性与恶性肿瘤在生长方式上的差异是鉴别两者的重要依据之一，通过评估肿瘤的生长速度、侵袭能力及其与周围组织的关系，医生能够初步判断肿瘤的良性或恶性。

良性肿瘤通常生长缓慢，许多良性肿瘤在数年内体积变化不大，甚至长期保持稳定。脂肪瘤或甲状腺良性结节常在多年内无明显生长，而恶性肿瘤则具有快速增殖的特性，肿瘤细胞以失控的方式生长，导致肿块迅速增大。癌症患者在短时间内发现肿块迅速增大或伴随明显症状加重，提示肿瘤为恶性。

良性肿瘤通常局限于原发部位，不侵犯周围组织，也不会穿透基底膜或血管壁扩散。它们与周围组织的界限清晰，且常被包膜包裹，使肿瘤易于完整切除。相反，恶性肿瘤常表现出侵袭性生长，突破周围正常组织，甚至侵犯邻近器官和血管。恶性肿瘤的界限不清楚，边缘呈浸润性生长，手术切除时常难以完全切除干净，容易出现局部复发。

良性肿瘤不会发生转移，即便体积较大或位置特殊，也不会通过血液、淋巴或其他途径扩散至远处器官；而恶性肿瘤则具有转移的能力，常通过血行、淋巴道或直接播散至远处部位，如肺、肝、骨等，形成转移性病灶。恶性肿瘤的远处转移通常预示着病情恶化，显著影响患者的预后。

（二）组织学特点的鉴别

良性肿瘤的细胞分化程度高，细胞形态与正常组织接近，细胞排列规则，功能相对正常。纤维腺瘤中的腺体细胞与正常腺体结构类似，具有较好的分化。而恶性肿瘤细胞则分化不良，细胞异型性显著，常表现为大小不一、形态多样的细胞和不规则的细胞核。恶性肿瘤的分化程度越差，病变的侵袭性和恶性程度越高。

良性肿瘤通常保留原有组织的结构特点，细胞间黏附性强，组织排列相对有序。恶性肿瘤的组织结构则常被破坏，细胞之间松散排列，甚至丧失正常的组织构架。组织学上，恶性肿瘤表现为大量异形细胞、异常血管生成及坏死区域，这些是肿瘤生物学行为恶性的典型标志。

恶性肿瘤往往通过新生血管获得充足的营养以支持快速生长，这一过程称为肿瘤血管生成。恶性肿瘤的血管结构通常异常，呈现不规则分布，易于破裂出血。由于肿瘤细胞生长迅速，血供不足时肿瘤中心常出现缺氧坏死区，这在良性肿瘤中很少见。

（三）细胞形态的鉴别

良性肿瘤的细胞核通常规则、大小一致，核染色质分布均匀，核仁小而清晰。相比之下，恶性肿瘤细胞核表现出明显的异型性，常见核大、形态不规则、染色质浓聚、核仁增大等特点。这些变化反映恶性肿瘤细胞增殖活跃，基因组异常不稳定。

细胞分裂象是评估肿瘤细胞增殖活性的一个重要指标，良性肿瘤的细胞分裂象少见，分裂细胞通常是正常有丝分裂过程。恶性肿瘤中则常见异常的分裂象，提示肿瘤细胞快速分裂和增殖。病理学上，高倍镜下每视野多个分裂象是恶性肿瘤的典型表现之一。良性肿瘤的细胞质相对丰富，细胞核与细胞质比例正常；而恶性肿瘤则常表现为细胞核与细胞质比例增大，即细胞核显著增大，细胞质相对减少。

（四）临床表现的鉴别

良性肿瘤往往无明显症状，或者由于肿块压迫邻近组织导致局部不适，但病程发展缓慢，如子宫肌瘤仅表现为月经量增多或下腹部压迫感。而恶性肿瘤通常伴随症状快速加重，患者出现全身症状，如体重下降、乏力、发热等，随着肿瘤的生长和转移，症状逐渐恶化，患者的生活质量显著下降。

良性肿瘤触摸时常表现为质地较软、边界清晰、活动度良好。而恶性肿瘤常质地坚硬、边界不清，且与周围组织粘连固定，活动度差。触诊时若发现肿块迅速增大，质地较硬，或伴有疼痛等不适，应高度怀疑恶性肿瘤的可能性。良性肿瘤的病程进展缓慢，且多数良性肿瘤通过手术治疗后不易复发，预后较好。恶性肿瘤则进展迅速，常在早期就具备远处转移的能力，手术切除后也易复发。恶性肿瘤的预后取决于发现的早晚、是否发生转移以及治疗的综合效果。

综上所述，良性肿瘤和恶性肿瘤在生长方式、组织学特点、细胞形态及临床表现等方面存在显著差异。良性肿瘤通常生长缓慢、局限于局部、无转移，细胞分化程度较高，组织结构完整，预后较好；而恶性肿瘤生长迅速，侵袭性强，常有远处转移，细胞异型性明显，组织结构紊乱，预后相对较差。准确鉴别良性与恶性肿瘤对于制订合理的治疗方案和预后评估至关重要，鉴别要点见表2-1。

表 2-1　良性与恶性肿瘤的鉴别

鉴别项目	良性肿瘤	恶性肿瘤
生长速度	生长缓慢	生长迅速
边界	边界清晰，有包膜	边界不清，无包膜
侵袭性	无侵袭性，不侵入周围组织	侵袭性强，侵犯周围组织
转移性	无远处转移	可发生远处转移
细胞分化	细胞分化良好，形态接近正常细胞	细胞分化差，异型性明显
细胞核与细胞质比例	正常，核小，细胞质丰富	核大，细胞核与细胞质比例增大，细胞质相对减少
分裂象	少见或正常有丝分裂象	常见异常分裂象
预后	预后良好，极少复发	预后差，复发率高，危及生命

二、肿瘤与其他疾病的鉴别

肿瘤的临床表现复杂多样，尤其在疾病早期，肿瘤的症状与许多其他非肿瘤性疾病类似。为了确保诊断的准确性并进行及时有效的治疗，肿瘤与其他疾病的鉴别诊断非常重要。临床上，医生常需在常见的感染性疾病、炎症、良性增生性病变以及一些全身性疾病与肿瘤之间进行鉴别。

（一）肿瘤与感染性疾病的鉴别

感染性疾病常表现出发热、乏力、体重下降等全身症状，与恶性肿瘤相似，尤其是在慢性感染或特定部位感染时，两者的临床表现极为相近。肿瘤与感染性疾病的鉴别主要依赖于病史、体征、影像学检查以及实验室检查。

肺癌特别是中央型肺癌，容易与慢性肺部感染如肺结核、肺炎等混淆。患者出现咳嗽、痰中带血、发热等症状，这些症状在感染性疾病中也常见。鉴别时，细菌培养、抗感染治疗反应、胸部 CT 检查及痰液细胞学检查具有重要参考价值。肺癌常在抗感染治疗后症状无明显改善，而 CT 或支气管镜下可发现局部肿块或浸润性病变，而不是均匀分布的感染性病变。

肝癌与肝脓肿常表现为右上腹疼痛、发热、乏力及肝大，两者的鉴别主要依赖影像学和实验室检查。肝脓肿患者血中白细胞常增多，肝功能受损较为显著；而肝癌患者伴有甲胎蛋白（AFP）升高。超声或 CT 可以帮助区分两者，肝脓肿通常表现为边界清晰的脓腔，而肝癌常表现为肝实质内的肿块，并伴有血管侵犯。

恶性淋巴瘤与结核性淋巴结炎都可引起淋巴结肿大，伴有全身症状，如发热、盗汗和体重下降。恶性淋巴瘤的淋巴结通常质地较硬，无痛，呈进行性增大；而结核性淋巴结炎的淋巴结伴有疼痛、波动感，且常伴有局部感染。淋巴结活检、结核菌素试验、抗酸染色及 PCR 检测均有助于明确诊断。

（二）肿瘤与炎症性疾病的鉴别

炎症性疾病和某些肿瘤的临床表现及影像学特征常存在一定的重叠，尤其是在慢性炎症或自身免疫性疾病中，炎症反应与恶性肿瘤的侵袭行为相似，因此需要细致的鉴别。

炎症性肠病（IBD）包括溃疡性结肠炎和克罗恩病，表现为长期腹痛、腹泻、便血等症状，容易与结直肠癌相混淆。炎症性肠病的病变常呈弥漫性分布，而结肠癌则表现为局部病变。结肠镜检查及活检是鉴别的关键，肠镜下癌变往往表现为溃疡或不规则肿块，而炎症性肠病则表现为黏膜弥漫性水肿、溃疡或假息肉样改变。对于长期 IBD 患者，需定期进行结肠镜检查以监测是否发生癌变。

胰腺癌与慢性胰腺炎的表现相似，均可引起上腹痛、黄疸和体重下降。慢性胰腺炎的疼痛往往与饮食有关，且病程较长，而胰腺癌的疼痛常为持续性，并伴随黄疸逐渐加重。影像学检查如 CT 和 MRI 对区分这两种病变具有重要意义，胰腺癌常表现为胰腺局部的占位性病变，而慢性胰腺炎的胰腺组织表现为弥漫性纤维化或钙化。

（三）肿瘤与良性增生性病变的鉴别

良性增生性病变与某些恶性肿瘤在影像学表现上相似，尤其是在乳腺、甲状腺等腺体器官中，良性增生病变与恶性肿瘤的鉴别尤为重要。

乳腺纤维腺瘤是常见的良性乳腺肿瘤，表现为乳房内的单个或多个肿块，触诊时质地较硬，边界清楚，可活动，与乳腺癌表现相似。乳腺癌通常质地较硬，边界不清，与周围组织粘连，活动度较差。通过超声检查和钼靶 X 线检查，医生可以初步区分良性和恶性病变，必要时进行细针穿刺细胞学检查或组织活检以确诊。

甲状腺良性结节如甲状腺腺瘤或结节性甲状腺肿，常表现为甲状腺内的单发或多发结节，而甲状腺癌的早期表现也为单发结节。良性结节通常生长缓慢，质地较软，边界清楚，而甲状腺癌结节则质地较硬，边界不清，伴有局部淋巴结肿大，超声检查结合细针穿刺细胞学检查是鉴别良性结节与甲状腺癌的有效手段。

（四）肿瘤与其他全身性疾病的鉴别

某些全身性疾病，如自身免疫性疾病、代谢性疾病，也表现出与肿瘤相似的症状，准确鉴别这些疾病对避免误诊至关重要。

自身免疫性疾病如系统性红斑狼疮（SLE）和类风湿性关节炎（RA）等，常表现为发热、乏力、关节痛等全身症状，这些表现也常见于某些恶性肿瘤。鉴别时，实验室检测如抗核抗体（ANA）、类风湿因子（RF）及其他自身抗体具有重要价值，影像学检查和病理活检能够排除恶性肿瘤，明确诊断。

某些代谢性疾病，如糖尿病、肾功能不全，也表现出乏力、体重减轻等全身症状，容易与肿瘤相混淆。代谢性疾病通常伴有血糖、血压或肾功能的异常，实验室检查如血糖、尿素氮、肌酐水平能够提供明确诊断依据。影像学检查则可排除潜在的恶性病变。

综上所述，肿瘤与其他疾病的鉴别诊断是临床工作中的关键环节，通过对病史、体征、实验室检查及影像学检查的综合分析，医生能够有效区分肿瘤与感染性疾病、炎症性疾病、良性增生性病变以及全身性疾病（表2-2）。

表2-2　肿瘤与其他疾病的鉴别

鉴别项目	肿瘤	感染性疾病/炎症性疾病
发热	常见于晚期肿瘤，伴随消耗性发热	发热多为急性或亚急性，常伴感染症状
体重变化	常有体重显著下降	体重变化通常不明显，严重感染可导致体重下降
疲劳	进行性疲劳，伴随乏力	急性感染伴疲劳，随感染控制症状缓解
影像学特征	常见肿块、不规则病变、侵袭性特征	炎症表现为局部组织充血、肿胀，有感染灶
实验室检查	特异性肿瘤标志物升高，如 AFP、CEA 等	炎症指标升高，如 CRP、ESR、白细胞
治疗反应	化疗、放疗或靶向治疗效果较好	抗生素、抗炎药物治疗反应显著

三、同类肿瘤的鉴别

同类肿瘤指的是在组织来源或形态学上具有相似性的肿瘤，但它们在生物学行为、治疗反应和预后上存在显著差异。对于这些同类肿瘤的鉴别诊断，不仅依赖于影像学和临床表现，还需要病理、免疫组化和分子生物学等方面的检查。这种鉴别对于制订精确的治疗方案、评估患者的预后至关重要。

（一）乳腺癌的不同亚型鉴别

乳腺癌是全球女性最常见的恶性肿瘤之一，根据其病理学特点及分子标志物的不同，乳腺癌可分为不同亚型。每种亚型的生物学行为、治疗反应和预后都不同，因此鉴别乳腺癌的亚型对于治疗决策至关重要。

激素受体阳性乳腺癌（ER 阳性或 PR 阳性）表现为雌激素或孕激素受体阳性，通常分化程度较好，生长速度较慢，预后相对较好。激素受体阳性乳腺癌的患者对内分泌治疗反应良好，如使用他莫昔芬或芳香化酶抑制剂。三阴性乳腺癌（ER 阴性、PR 阴性、HER2 阴性）则缺乏这些受体，通常具有更高的侵袭性，预后较差，且不适合激素治疗或 HER2 靶向治疗。三阴性乳腺癌患者往往需要接受化疗作为主要治疗手段。

HER2 阳性乳腺癌表现为 HER2 基因的扩增或过表达，这类乳腺癌生长迅速，侵袭性强，但对 HER2 靶向药物（如曲妥珠单抗）敏感。HER2 检测通过免疫组化或荧光原位杂交（FISH）进行。HER2 阴性的乳腺癌缺乏这种基因扩增，无法通过 HER2 靶向治疗获益，准确鉴别 HER2 状态是治疗决策的关键。

乳腺浸润性导管癌是最常见的乳腺癌类型，占乳腺癌的绝大多数病例，其细胞在显微镜下呈现出管状结构。而浸润性小叶癌则相对少见，其特征是癌细胞呈单排排列，侵入乳腺间质。浸润性导管癌较容易被早期发现，而小叶癌则由于其扩散性生长模式，较难在早期通过影像学发现。两者在治疗上有所不同，且浸润性小叶癌更倾向于双侧乳腺发生，因此需要更加密切的随访和管理。

（二）肺癌的不同类型鉴别

肺癌是全球癌症相关死亡的主要原因之一，依据其病理学特征，主要分为非小细胞肺癌（NSCLC）和小细胞肺癌（SCLC）。每种类型的肺癌在生物学行为、治疗方式和预后上存在显著差异，因此准确区分不同类型的肺癌至关重要。

SCLC 是一种高度侵袭性的肺癌，通常在诊断时已发生广泛转移。SCLC 对化疗和放疗高度敏感，但复发率高，预后差。相比之下，NSCLC 包括鳞状细胞癌、腺癌及大细胞癌，病程相对较慢，早期病例可通过手术切除获得良好预后。NSCLC 的治疗选择更广泛，包括手术、化疗、靶向治疗及免疫治疗。

肺腺癌是最常见的非小细胞肺癌类型，常见于不吸烟者，病灶多位于肺外周。肺腺癌的患者常表现为 EGFR、ALK 等基因突变，因此对靶向治疗，如 EG-FR 抑制剂或 ALK 抑制剂反应良好。肺鳞状细胞癌则常见于吸烟者，肿瘤位于中央气道附近，较少伴随上述基因突变，其治疗主要依赖于手术、化疗和放疗。两者在影像学上也有所区别，肺腺癌多为结节样病变，肺鳞癌则常表现为中央型肿块，伴有气道狭窄或阻塞。

（三）胃肠道间质瘤与平滑肌肿瘤的鉴别

胃肠道间质瘤（GIST）和胃肠道平滑肌肿瘤是消化道中的两类常见间叶源性肿瘤，虽然在起源部位上相似，但两者在生物学行为、分子特征和治疗方案上有显著不同。

GIST 是一种源自 Cajal 间质细胞的肿瘤，其特征是 KIT（CD117）或 PDG-FRA 基因突变。GIST 对靶向药物（如伊马替尼）高度敏感，使分子诊断对其治疗至关重要。平滑肌肉瘤则源自平滑肌细胞，缺乏 KIT 或 PDGFRA 突变，对靶向治疗反应较差，主要依赖于手术切除及化疗；免疫组化检测中的 CD117 阳性是区分 GIST 与平滑肌肿瘤的关键标志。除了平滑肌瘤，消化道中的其他间叶瘤如纤维肉瘤、脂肪肉瘤等，通常缺乏 GIST 的典型分子特征。影像学上，GIST 通常表现为富血供的肿块，而其他间叶瘤常为低密度病变。GIST 患者常伴有 KIT、DOG1 等分子标志物的阳性表达，而其他肿瘤则需通过病理切片和免疫组化检测进一步区分。

同类肿瘤的鉴别诊断在肿瘤治疗和预后评估中起着至关重要的作用，通过病理学分析、免疫组化和分子生物学检测，医生能够准确区分不同亚型或不同类型的肿瘤，从而为患者提供最适合的治疗方案。乳腺癌的亚型鉴别、肺癌的类型区分以及胃肠道间质瘤与其他间叶瘤的鉴别，都体现精准诊断的重要性。随着分子诊断技术的进步，这些鉴别诊断方法将更加准确，为个性化治疗提供了强有力的支持。

四、肿瘤并发症的鉴别

肿瘤不仅会引发原发性疾病，还会导致多种并发症，尤其是在中晚期恶性肿瘤中，肿瘤并发症对患者的病情进展和生活质量有着深远影响。肿瘤并发症的临床表现常与其他疾病相似，容易导致误诊或漏诊，正确鉴别肿瘤并发症与其他非肿瘤性疾病至关重要。

（一）恶性肿瘤引起的代谢紊乱的鉴别

高钙血症是恶性肿瘤常见的并发症，特别是有骨转移或分泌甲状旁腺激素相关蛋白（PTHrP）的恶性肿瘤。患者表现出疲劳、恶心、腹痛及意识模糊等症状。肿瘤相关高钙血症多见于肺癌、乳腺癌和多发性骨髓瘤，通常伴有癌症病史。甲状旁腺功能亢进也是引起高钙血症的重要原因，两者鉴别主要依赖于血清PTH水平检测。肿瘤相关高钙血症患者的PTH水平常为正常或偏低，而甲状旁腺功能亢进患者PTH水平明显升高。

低钠血症常见于小细胞肺癌，由于肿瘤分泌抗利尿激素（ADH）引发的抗利尿激素不适当分泌综合征（SIADH）所致。其表现为乏力、头晕、精神混乱、癫痫发作等。心力衰竭和肾衰竭等疾病也可导致低钠血症，但伴随明显的液体潴留和水肿。通过测定尿钠、尿渗透压及血浆ADH水平，结合肿瘤病史，可以较为准确地鉴别肿瘤相关的低钠血症与其他疾病引起的低钠血症。

（二）肿瘤相关血液系统并发症的鉴别

恶性肿瘤患者常表现为贫血，原因是慢性疾病引起的炎症性贫血、骨髓抑制或化疗引起的骨髓功能损伤。此类贫血通常为正细胞正色素性贫血，与营养缺乏性贫血如铁缺乏贫血或巨幼细胞贫血不同，肿瘤相关贫血在实验室检查中通常伴有正常的血清铁水平和铁蛋白水平。骨髓抑制的患者则常见于长期化疗后，表现为全血细胞减少，需通过骨髓穿刺检查明确诊断。

恶性肿瘤患者具有高凝状态，易发生静脉血栓栓塞（VTE），尤其是深静脉血栓和肺栓塞。与非肿瘤性血栓相比，肿瘤相关血栓形成常见于活动性肿瘤患者，尤其是胰腺癌、肺癌和胃肠道肿瘤患者。血栓形成时伴随肿瘤病史、凝血指标异常（如 D-二聚体升高）以及肿瘤治疗史（如手术、化疗等），提示肿瘤相关血栓的可能；影像学检查如彩超、CT 血管造影等可用于确认血栓位置和范围。

（三）肿瘤相关感染的鉴别

肺癌患者在接受化疗、放疗后，常发生肺部感染，表现为咳嗽、发热、呼吸困难等，这些症状与肺癌复发的症状类似。通过影像学检查，肺部感染常表现为肺部实变、空洞或肺炎表现，而肺癌复发多表现为肿块增大、气道受压等。血培养、痰培养和其他感染指标如 C 反应蛋白（CRP）和降钙素原（PCT）水平升高有助于鉴别感染。

恶性肿瘤患者常因化疗或免疫抑制剂的使用导致免疫功能受损，易发生机会性感染，如肺孢子菌肺炎、真菌感染等。此类感染症状如发热、呼吸困难、全身无力等与肿瘤恶化相似。实验室检测如支气管肺泡灌洗液中微生物的检测、真菌培养及影像学检查（如肺部 CT 扫描）能够帮助区分肿瘤相关的机会性感染与肿瘤进展。

（四）肿瘤引起的器官功能障碍的鉴别

肝癌或肝转移常导致肝功能障碍，表现为黄疸、腹水、肝大等症状，与肝硬化的表现相似。肿瘤相关的肝功能障碍在影像学上常表现为肝内占位病变，而肝硬化则表现为肝脏结构失常、门脉高压等特征。肝功能检查、甲胎蛋白（AFP）水平以及肝穿刺活检可以帮助区分两者。

恶性肿瘤，特别是多发性骨髓瘤，常伴有肾功能损伤，表现为氮质血症、尿毒症等症状。多发性骨髓瘤引起的肾损伤常伴有高钙血症、蛋白尿和骨痛，而慢性肾病的肾功能不全则常伴有糖尿病、高血压病史。通过血清蛋白电泳、尿蛋白分析及肾穿刺病理检查，能够明确区分肾损伤的原因。

　　肿瘤并发症的鉴别诊断是肿瘤治疗中极具挑战性的任务，通过仔细分析病史、体征、实验室检查和影像学资料，临床医生能够区分恶性肿瘤引起的代谢紊乱、血液系统并发症、感染及器官功能障碍与其他非肿瘤性疾病。准确的鉴别不仅能够帮助制订合理的治疗方案，还能有效提高患者的生存率和生活质量。

第三章　常见肿瘤的治疗原则

第一节　手术治疗

一、手术治疗的适应证

手术治疗是肿瘤治疗的主要手段之一，特别是在早期和局限性肿瘤中，手术切除往往是根治性治疗的首选方式。通过手术，医生可以直接去除肿瘤，控制其进一步扩散和侵袭。手术治疗不仅适用于某些早期肿瘤，还广泛应用于肿瘤减瘤术、缓解症状或诊断等情况。并非所有肿瘤患者都适合进行手术治疗，手术的适应证需要根据肿瘤的类型、分期、患者的全身情况以及手术风险等多种因素进行综合评估。

（一）早期肿瘤的手术适应证

对于早期肿瘤患者，手术治疗往往是根治的最佳选择。在这种情况下，肿瘤局限于原发部位，尚未发生明显的转移或广泛的侵袭，完全切除肿瘤可以显著提高患者的治愈率。在肺癌中，早期非小细胞肺癌（NSCLC）常局限于肺部，并未发生淋巴结转移或远处转移，这类患者通常是手术治疗的理想候选者。手术方式包括肺叶切除术或部分肺切除术，术中医生会同时清扫区域淋巴结以进一步评估肿瘤的分期和扩散情况。对于Ⅰ期和Ⅱ期的NSCLC，手术治疗的治愈率较高，术后患者的生活质量也可以得到较好保留。

手术是早期乳腺癌的主要治疗方式之一，特别是局限于乳腺的Ⅰ期和Ⅱ期乳腺癌。保乳手术和乳房切除术是常见的治疗选择，手术后通常结合放疗和（或）化疗以降低复发风险。手术适应证的评估包括肿瘤的大小、位置、患者的年龄和身体状况等。对于发现较早的局限性乳腺癌患者，手术可以显著提高长期生存率。早期胃癌通常局限于胃黏膜层或黏膜下层，未发生淋巴结转移。在这种情况下，手术切除是治疗的主要手段，手术方式包括部分胃切除术或全胃切除术，取决于肿瘤的位置和大小。早期胃癌患者接受手术治疗后，长期生存率较高，术后常不需要辅助治疗。

（二）局部晚期肿瘤的手术适应证

对于局部晚期肿瘤，手术的目的是减少肿瘤负荷或与其他治疗方式相结合进行综合治疗。手术治疗局部晚期肿瘤的关键在于是否能通过手术达到肿瘤的完全切除或显著减小肿瘤体积以配合放疗、化疗等进一步治疗。对于局部晚期结直肠癌，手术通常作为综合治疗中的一个重要环节。肿瘤侵及局部淋巴结或邻近器官时，手术仍是主要的治疗手段之一。在这种情况下，手术不仅需要切除原发肿瘤，还要进行局部淋巴结清扫，甚至需要部分切除受累的邻近组织或器官。术后通常结合辅助化疗或放疗以降低复发风险，提高总体治愈率。

卵巢癌通常在诊断时已达到晚期，但对于局部晚期且无广泛转移的患者，手术仍然是重要的治疗手段。手术通常包括卵巢切除、子宫切除以及广泛的腹腔淋巴结清扫。手术后的化疗有助于清除微小的残留癌细胞，进一步提高治疗效果。通过手术减小肿瘤负荷，可以改善化疗的效果，并提高患者的生存期。胰腺癌的手术适应证通常较为严格，只有在局部晚期且无远处转移的情况下，才考虑手术切除。手术常常包括胰头切除术（Whipple 手术），此类手术要求高，术后并发症多，但可以显著延长选定患者的生存期。术后患者通常需要接受化疗或放疗作为辅助治疗。

（三）手术的其他目的

除了根治性手术和减瘤手术，手术治疗在肿瘤的其他管理方面也有重要作用，如诊断性手术、缓解症状的姑息性手术以及为后续治疗创造条件的探查性手术。诊断性手术包括活检和探查性手术，目的是明确肿瘤的性质和分期。某些深部或难以通过其他方式获取样本的肿瘤，需要通过手术进行组织活检。探查性手术通常用于无法通过影像学明确分期的肿瘤，通过手术评估肿瘤的扩散范围和可切除性。

对于无法根治的晚期肿瘤，手术有时用于缓解症状，改善患者生活质量。在消化道肿瘤中，若肿瘤引起梗阻，手术可以缓解梗阻，恢复消化道功能；对于晚期肝癌，姑息性切除可用于减轻患者的疼痛和其他症状，即使无法达到根治效果。在某些情况下，手术用于为后续的放疗或化疗创造条件。肿瘤较大时，减瘤手术可以降低肿瘤负荷，增加放疗或化疗的有效性；肿瘤压迫重要器官时，通过手术恢复器官功能，可以使患者更好地耐受后续治疗。

手术治疗作为肿瘤管理的重要手段，适用于早期和局部晚期肿瘤以及需要缓解症状的晚期患者。手术的适应证根据肿瘤的分期、患者的全身状况及治疗目标不同而变化。在早期肿瘤中，手术往往是根治性治疗的首选，而在局部晚期肿瘤中，手术通常与其他治疗方式结合使用，以达到最佳治疗效果。手术还用于诊断、姑息及为后续治疗提供条件，充分体现了手术在肿瘤治疗中的多重作用。

二、手术方式的选择

手术治疗是多种肿瘤患者的首选治疗方式，而手术方式的选择直接影响着治疗效果及患者的预后。不同肿瘤的解剖特点、侵袭性及分期等因素决定了具体的手术方案。在临床实践中，医生需要综合评估患者的病情、肿瘤的生物学特性以及手术风险，选择最适宜的手术方式，既要达到最大限度的肿瘤切除效果，也要尽量保留患者的功能并减少术后并发症。

（一）根治性手术

根治性手术旨在完全切除肿瘤并达到治愈效果，对于局限性或早期肿瘤，根治性手术是首选治疗手段。手术的关键在于确保肿瘤的完整切除，同时避免残留癌细胞，以降低复发风险。某些肿瘤位于特定器官时，全器官切除是达到根治的最佳方式。乳腺癌中的乳房切除术和膀胱癌中的膀胱全切除术都是常见的根治性手术方式，这类手术适用于肿瘤范围较大、侵及整个器官或多处病变的患者。全器官切除术不仅要求将肿瘤连同器官整体切除，还需要根据病变情况对区域淋巴结进行清扫，以进一步防止肿瘤的转移。

在某些情况下，部分器官切除可以达到同样的治疗效果，且能最大限度地保留器官功能。对于早期乳腺癌，保乳手术可以只切除肿瘤及周围部分组织，而保留大部分乳腺。对于早期肝癌，部分肝切除术则可有效去除肿瘤病灶，同时保留足够的肝组织以维持肝功能。选择部分切除术时，必须确保切缘无癌细胞残留，术后常结合放疗或化疗进一步巩固治疗效果。

微创手术近年来广泛应用于肿瘤治疗，具有创伤小、恢复快的优势。腹腔镜手术和机器人辅助手术是微创手术的代表。微创技术在早期胃癌、结直肠癌、前列腺癌等多种肿瘤的治疗中应用广泛。微创手术适合肿瘤相对局限、无广泛转移的患者，可以有效减少手术对患者的创伤，降低并发症发生率和缩短术后恢复时间，尤其适合身体状况较差的患者。

（二）减瘤手术

减瘤手术用于无法通过手术完全切除肿瘤的晚期或转移性肿瘤患者，其目的是减少肿瘤体积，为后续的放疗、化疗或靶向治疗提供更好的条件。虽然减瘤手术不能根治肿瘤，但能够显著延长患者的生存期，并改善生活质量。卵巢癌常在发现时已达到晚期，肿瘤常伴有广泛的腹腔种植或转移。在此情况下，减瘤手术是卵巢癌治疗的主要手段。通过手术去除肉眼可见的肿瘤病灶，减少肿瘤负荷，可以使后续的化疗更为有效。研究表明，减瘤手术后残留的肿瘤越少，患者的生存期越长，因此手术的目标是最大限度地减少残留肿瘤。

对于晚期胃癌，特别是伴有腹腔种植或肝转移的病例，减瘤手术可以减少肿瘤负荷，缓解症状，并为后续化疗创造条件。虽然根治性切除不能实现，但减瘤手术仍能有效提高患者的生活质量。肿瘤导致胃出口梗阻时，通过手术解除梗阻，可以恢复患者的进食能力，改善营养状况。减瘤手术在其他晚期或转移性实体瘤（如肾癌、肝癌等）的治疗中也有广泛应用，对于局部侵犯较广但尚未发生远处转移的病例，手术可以去除主要的肿瘤病灶，为后续的局部放疗或全身化疗提供条件。尽管这些手术无法治愈肿瘤，但可以显著缓解患者的症状，延长生存期。

（三）姑息性手术

姑息性手术主要用于无法治愈的晚期肿瘤患者，其目的是减轻患者症状、改善生活质量，而非根治肿瘤；该类手术在临床实践中常用于解除器官功能障碍或缓解疼痛等症状。

在消化道肿瘤患者中，肿瘤的生长导致肠梗阻，进而引发严重的消化道症状，如呕吐、腹痛等。对于晚期肿瘤患者，姑息性手术可以通过解除梗阻，恢复肠道功能，从而显著改善患者的生活质量。虽然此类手术不能延长生存期，但能有效减轻痛苦。胆管癌、胰头癌等肿瘤常导致胆道梗阻，进而引发黄疸、胆管感染等并发症。姑息性手术可以通过胆道引流或肿瘤切除部分梗阻区域，恢复胆汁引流，减少黄疸症状和感染风险，术后患者的生活质量和营养状况可以得到明显改善。某些骨转移性肿瘤压迫脊髓，导致严重的神经功能障碍，如下肢瘫痪或排便障碍。通过姑息性手术解除脊髓压迫，可以缓解神经症状，恢复部分功能，改善患者的生活质量。在脊柱转移癌患者中，这类手术虽不能根治癌症，但对缓解症状有重要作用。

手术方式的选择在肿瘤治疗中至关重要，根治性手术、减瘤手术和姑息性手术各有其适应证和目标。根治性手术旨在完全切除肿瘤，适用于早期或局限性肿瘤患者；减瘤手术主要用于晚期肿瘤，通过减少肿瘤负荷，为后续治疗创造条件；姑息性手术则以缓解症状、改善患者生活质量为主要目标。在临床实践中，医生需要根据肿瘤的类型、分期、患者的全身状况以及手术的风险和预期效果，制订个性化的手术治疗方案，最大程度地提高患者的生存率和生活质量。

三、术后护理与并发症管理

手术治疗是许多肿瘤患者的主要治疗方式，手术并不仅仅是切除肿瘤本身，术后护理和并发症的管理同样至关重要。有效的术后护理能够帮助患者加速恢复，减少术后并发症的发生；而并发症管理则有助于防止严重后果，提高患者的生活质量和生存率。术后护理涉及伤口护理、营养支持、运动康复等多个方面，并发症管理则包括防治感染、出血、血栓形成及术后肿瘤复发等问题。

（一）术后护理的基本原则

术后护理是保证患者顺利康复、避免并发症发生的关键环节。手术后的前几日是并发症高发期，因此需要采取有效的护理措施以支持患者的全面恢复。

手术后，伤口的护理是非常重要的。伤口的愈合情况直接影响到患者的康复进程。护理人员应每日天检查伤口，保持伤口清洁和干燥，防止感染；术后早期，患者需要避免剧烈活动，防止伤口裂开。伤口护理还需要定期更换敷料，观察是否有感染征兆，如红、肿、热、痛、分泌物增加等。一旦发现感染迹象，应立即采取抗感染措施，以避免局部感染进一步扩散。

手术后患者的营养需求增加，因此营养支持是术后护理的重要组成部分。肿瘤手术尤其是消化道肿瘤的手术，导致患者摄食困难或吸收功能受损；术后初期，需要静脉营养支持，随着患者情况的改善，逐渐过渡到口服饮食。饮食选择易消化、高蛋白、高热量的食物，帮助患者恢复体力，促进伤口愈合和组织修复。

早期的床上活动和逐步恢复下床活动，有助于防止血栓形成，促进肠胃蠕动并加快术后恢复。术后当日或次日，若病情允许，患者应在医护人员的指导下进行适当的活动，如床上翻身、下床站立等。对于接受腹部或胸部大手术的患者，适当的呼吸训练和深呼吸练习可以帮助改善肺功能，预防肺不张或术后肺部感染。

（二）常见并发症及其管理

感染是手术后的主要并发症之一，特别是伤口感染和肺部感染。术后患者因免疫功能下降，容易受到细菌或病毒感染。为了预防感染，术后应保持伤口清洁，感染风险较高的患者使用抗生素预防。针对肺部感染风险较高的患者，采取早期呼吸道护理，如进行深呼吸训练和咳痰练习，以促进痰液的排出。高危患者可以预防性使用抗生素，尤其在术前合并糖尿病或长期使用免疫抑制剂的患者中。

出血是肿瘤手术后的另一个潜在并发症，尤其是涉及血管丰富器官的手术，如肝或脾手术。患者术后应严密监测血压、心率和出血量，确保未发生持续性出血或大出血。一旦发生出血，需及时采取止血措施或通过手术探查明确出血源。另外，血栓形成（如深静脉血栓和肺栓塞）也是术后常见的并发症，尤其是在术后长期卧床的患者中。预防血栓形成的措施包括早期活动、适度的体位变化及必要时使用抗凝药物。对于高危患者，需要使用低分子肝素等抗凝药物预防血栓。

消化道手术后，患者出现术后肠麻痹或肠功能障碍，表现为腹胀、呕吐、排气排便困难等症状。为预防和管理术后肠功能障碍，术后早期应鼓励患者尽早活动，促进肠蠕动。对有严重腹胀的患者，可使用胃肠减压管排出胃内气体，必要时通过药物促进胃肠功能恢复。

术后疼痛不仅影响患者的舒适度，还会延缓康复，增加并发症的风险。有效的术后疼痛管理有助于促进早期活动和功能恢复。常用的疼痛管理方式包括口服止痛药，使用静脉镇痛泵以及局部麻醉等。疼痛管理应根据患者的疼痛程度个体化调整，确保患者能够进行适当的活动和康复。

（三）患者心理护理与康复指导

肿瘤患者术后常有对疾病复发的担忧，以及因为手术造成的外观变化、身体功能的丧失而产生心理困扰。医护人员应及时进行心理疏导，帮助患者正确认识疾病和术后恢复过程，必要时可以安排心理咨询师进行专业的干预，家属的支持对患者术后的心理健康也有重要作用。

肿瘤患者在手术后需要定期随访，以监测术后并发症的发生及肿瘤的复发情况。随访内容包括影像学检查、肿瘤标志物检测及功能恢复评估。根据随访结果，医生可及时调整治疗方案，预防术后复发。长期康复还包括制订合理的运动和饮食计划，帮助患者逐步恢复到正常生活状态。

术后护理与并发症管理是肿瘤手术治疗成功的重要组成部分，通过有效的伤口护理、营养支持、早期活动及并发症的监测与干预，可以显著提高患者的恢复速度，降低并发症的发生率。同时针对术后常见的感染、出血、血栓形成等并发症，早期预防和积极处理能够显著改善患者的预后。心理护理与长期康复指导同样不可忽视，可帮助患者恢复身体和心理健康，逐步回归正常生活。

四、手术治疗的预后

肿瘤的手术治疗是目前最常见且效果较为明确的治疗方法之一，特别是在早期和局限性肿瘤中，手术治疗往往能为患者带来良好的生存预期。手术治疗的预后并不单纯取决于手术本身，它与肿瘤的类型、分期、患者的全身状况、手术后的恢复情况及是否采取综合治疗措施密切相关。不同类型肿瘤的预后各有差异，尤其是手术后的生存期和复发率，因此全面评估手术后的预后对于制订后续治疗计划和患者的生活管理具有重要意义。

（一）肿瘤类型对手术预后的影响

不同类型的肿瘤在手术治疗后的预后存在显著差异，肿瘤的生物学行为、分化程度以及肿瘤细胞对手术及其他治疗方式的敏感性，都会对预后产生影响。

乳腺癌是通过手术治疗效果较好的肿瘤之一，尤其是早期局限性乳腺癌（Ⅰ期和Ⅱ期），手术切除后的 5 年生存率通常较高。保乳手术结合放疗或者乳房切除术都是有效的手术方式。在手术后，患者预后主要取决于肿瘤的激素受体（ER、PR）和 HER2 状态。激素受体阳性患者通常对内分泌治疗反应良好，而 HER2 阳性患者则适合靶向治疗，这些综合治疗手段进一步提升了患者的生存率和生活质量。

对于早期非小细胞肺癌（NSCLC）患者，手术切除是最有效的治疗方式之一。Ⅰ期和Ⅱ期肺癌患者在接受完全切除后，5 年生存率可达 60%~90%。但肺癌的预后与患者的体能状态、肺功能以及是否存在其他基础疾病密切相关。尽管手术能提供较好的预后，但术后患者的生活方式（如是否戒烟）和定期随访同样对预后至关重要。复发风险仍然存在，因此术后通常结合化疗、放疗或靶向治疗以减少复发风险。

结直肠癌的手术预后与肿瘤的分期密切相关，早期结直肠癌患者手术后的 5 年生存率可以达到 80% 以上，但若肿瘤已侵及淋巴结或转移至其他器官，预后则显著变差。对于局限性病变，手术切除后的预后较好，而局部晚期或转移性病例则需结合辅助化疗来提高生存期。右半结肠癌和左半结肠癌的预后也存在一定差异，术后是否有淋巴结转移、肿瘤浸润深度以及肿瘤标志物（如 CEA）的水平是影响预后的关键因素。

（二）手术切除的彻底性与预后

手术切除的彻底性直接影响患者的预后，尤其是肿瘤边缘是否切除干净、是否有残留病灶以及淋巴结转移情况，是决定预后的重要指标。

对于大多数实体肿瘤，手术切缘的干净与否直接影响复发率和生存率。如果肿瘤切缘有残留癌细胞（R1 切除），术后复发的风险显著增加，患者的长期预后不良。在这样的情况下，术后常需要进行辅助放疗或化疗，以消灭残余癌细胞。而对于 R0 切除（完全切除且无癌细胞残留）的患者，复发风险较低，预后相对较好。手术的彻底性是手术成功的关键之一，特别是在根治性手术中，完全切除肿瘤及周围受累组织对于提高生存率至关重要。

在某些肿瘤（如乳腺癌、结直肠癌和胃癌）的手术中，区域淋巴结清扫是重要步骤。手术中若发现淋巴结转移，则预后会相对较差。清扫范围越广，病理学分析越有助于确定肿瘤分期，并为术后的辅助治疗提供依据。对于无淋巴结转移的早期肿瘤患者，手术预后通常较好。而有淋巴结转移的患者，5 年生存率相对降低，术后复发风险增加，因此辅助治疗显得尤为重要。

（三）手术后综合治疗对预后的影响

手术后综合治疗在改善预后、降低复发率、延长生存期方面具有重要作用。大多数情况下，手术并不是单一的治疗手段，特别是在中、晚期肿瘤患者中，术后辅助治疗是提高生存率的关键。

对于某些肿瘤，如结直肠癌、肺癌、乳腺癌等，手术后辅助化疗可以有效降低复发风险，延长患者的生存期。化疗主要针对术后残留的微小病灶，防止肿瘤复发或转移。在局部晚期结直肠癌中，术后辅助化疗可显著提高患者的 5 年生存率。辅助化疗的具体方案应根据肿瘤的分期、病理类型及患者的身体状况综合考虑。

放疗常用于头颈部肿瘤、乳腺癌以及宫颈癌等肿瘤的术后治疗。放疗可以局部消灭残留的癌细胞，降低局部复发的风险。对于早期局限性乳腺癌患者，术后放疗常与保乳手术结合使用，确保局部控制率的提高。在某些情况下，术后放疗还能缓解肿瘤带来的局部症状，提高患者生活质量。

对于携带特定基因突变的肿瘤患者，术后靶向治疗已成为标准的辅助治疗手段。以 EGFR 突变的非小细胞肺癌为例，术后通过 EGFR 抑制剂（如吉非替尼）治疗，可以显著延缓疾病的复发。免疫治疗在晚期肿瘤中的作用也越来越被重视，如 PD-1/PD-L1 抑制剂在术后免疫治疗中的应用，能够显著提高某些肿瘤的长期生存率。

肿瘤的手术治疗预后受到多重因素的影响，包括肿瘤类型、手术切除的彻底性以及术后综合治疗等。早期局限性肿瘤患者在经过彻底的手术切除后，通常预后较好，但对于中、晚期或有淋巴结转移的患者，术后辅助化疗、放疗和靶向治疗等综合治疗的必要性不言而喻。通过合理的手术方式和有效的术后管理，患者的生存期和生活质量都能得到显著改善。预后的差异也提醒临床医生在术前、术中及术后都需对患者进行全方位的评估和管理，以获得最佳治疗效果。

第二节　放射治疗

放射治疗（简称放疗）是一种通过高能辐射来杀灭肿瘤细胞的治疗方法，广泛应用于多种恶性肿瘤的治疗中。放疗可以用于根治性治疗，也可以作为辅助治疗手段，与手术或化疗相结合。其适应证包括早期肿瘤的根治性治疗、局部晚期肿瘤的辅助治疗、肿瘤复发的控制以及某些无法手术的肿瘤的姑息治疗等。放疗的选择需要根据肿瘤的类型、位置、大小及患者的全身情况进行综合评估。

一、放疗的适应证

（一）根治性放疗的适应证

根治性放疗旨在通过高剂量辐射完全消灭肿瘤细胞，达到治愈的目的。对于某些肿瘤，尤其是早期或局限性肿瘤，放疗可以单独作为首选治疗手段。放疗在头颈部恶性肿瘤（如喉癌、鼻咽癌、口咽癌）的早期治疗中具有重要作用，对于局限于局部的早期肿瘤，放疗不仅可以起到根治作用，还能够保留器官功能，避免手术带来的功能损失。早期声门型喉癌患者可以通过放疗控制肿瘤生长，并保留患者的发声功能。对于鼻咽癌患者，根治性放疗也是主要治疗手段，放疗可以通过精确定位的高能辐射消灭局部肿瘤细胞，减少对周围正常组织的损伤。

对于早期宫颈癌（如ⅠB期或ⅡA期），放疗也是一种有效的根治性治疗手段，特别是对于不适合手术的患者。根治性放疗通常结合近距离放疗（即"内照射"），可以有效杀灭宫颈局部的肿瘤细胞，并降低肿瘤复发率。在无法进行手术或患者拒绝手术的情况下，放疗作为主要治疗手段，可以获得与手术相近的疗效。放疗是前列腺癌的主要治疗手段之一，尤其适用于局限性前列腺癌。对于早期前列腺癌患者，根治性放疗通过精准定位的外放射或近距离放疗能够有效消除肿瘤病灶，且避免手术带来的尿失禁、性功能障碍等不良反应。放疗对低、中危前列腺癌患者效果显著，5年生存率与根治性手术相当。

（二）辅助性放疗的适应证

辅助性放疗通常在手术或化疗后进行，目的是消灭术后残留的微小病灶，降低复发风险。放疗常与其他治疗手段联合使用，在多种恶性肿瘤中已成为标准治疗方案的一部分。对于接受保乳手术的乳腺癌患者，术后辅助放疗是必不可少的治疗手段。放疗可以消灭乳腺内残留的癌细胞，显著降低局部复发率。研究表明，放疗后5年局部复发率显著降低。对于乳腺切除术后存在高复发风险的患者（如肿瘤较大或有淋巴结转移），术后放疗也被推荐作为辅助治疗，以进一步提高总体治愈率。

非小细胞肺癌（NSCLC）在局部晚期（如Ⅲ期）时，手术往往无法完全清除肿瘤，或肿瘤位于难以完全切除的解剖部位。放疗常用于术后的辅助治疗或与化疗联合使用。放疗可以通过局部高剂量的辐射，抑制残留肿瘤细胞的生长，减少术后复发的风险。尤其是在肿瘤侵及纵隔或胸壁的情况下，放疗可以有效控制局部病灶。胃癌患者在手术切除肿瘤后，仍然有较高的局部复发风险，特别是当肿瘤侵犯周围组织或淋巴结时。术后放疗结合化疗有助于进一步控制病情，减少局部复发的风险。放疗可以通过精确辐射胃切除后残留的区域，杀灭存在的癌细胞残留，改善患者的长期生存率。

（三）姑息性放疗的适应证

姑息性放疗并非为了治愈肿瘤，而是通过减轻肿瘤负荷和缓解症状，改善患者的生活质量。姑息性放疗适用于晚期肿瘤或无法进行根治性治疗的患者，能够有效缓解疼痛、压迫及出血等症状。

骨转移是多种恶性肿瘤（如乳腺癌、前列腺癌、肺癌等）晚期常见的并发症，骨转移常伴有剧烈的骨痛，影响患者的生活质量。姑息性放疗可以通过局部照射骨转移灶，缓解骨痛，减少病理性骨折的风险，甚至可以稳定骨结构，预防进一步的骨损害。对于骨转移患者，放疗是缓解疼痛的标准治疗方式之一。

脑转移常见于肺癌、乳腺癌和黑色素瘤等恶性肿瘤的晚期，表现为头痛、呕吐、神经功能障碍等。全脑放疗或立体定向放疗（SRS）是治疗脑转移的主要姑息性手段。放疗可以缩小转移瘤，减轻对脑组织的压迫，缓解神经症状，延长患者的生存时间。对于多个脑转移灶的患者，全脑放疗是主要选择，而单个转移灶患者则可考虑立体定向放疗。晚期肺癌、食管癌或胃癌常导致气道或消化道梗阻，严重影响患者的进食、呼吸功能和生活质量。姑息性放疗可以通过局部照射肿瘤，缩小肿瘤体积，缓解气道或消化道梗阻症状，使患者恢复基本的生活功能。虽然姑息性放疗无法治愈肿瘤，但对提高患者的生活质量具有重要意义。

放疗作为治疗肿瘤的重要手段，适应证广泛，涵盖了根治性、辅助性及姑息性治疗。对于早期局限性肿瘤，根治性放疗可以作为独立治疗手段，达到治愈效果；在局部晚期或手术后患者中，辅助性放疗能够有效减少肿瘤复发，延长生存期；而对于无法治愈的晚期肿瘤患者，姑息性放疗则能够缓解症状，改善生活质量。在临床实际中，医生需要根据患者的具体情况，制订个性化的放疗方案，以最大限度地提高治疗效果并减少不良反应。

二、放疗的技术与方法

放疗是肿瘤治疗中的重要手段，通过高能辐射杀死肿瘤细胞，达到控制或治愈肿瘤的目的。随着医学影像技术的进步，放疗方法和技术不断发展，放疗的精度和疗效显著提高，不良反应也得到有效控制。放疗的技术与方法主要包括外照射放疗（EBRT）、三维适形放疗（3D-CRT）、调强放疗（IMRT）、立体定向放疗（SRT）和近距离放疗等（表3-1）。

表 3-1 放疗技术的特点及临床应用

放疗技术的类型	主要特点	临床应用
外照射放疗（EBRT）	通过体外射线照射肿瘤，常用于多种实体肿瘤	肺癌、乳腺癌、前列腺癌、头颈部肿瘤
三维适形放疗（3D-CRT）	基于三维影像，精确照射肿瘤，减少对周围正常组织的影响	肺癌、前列腺癌、乳腺癌等实体肿瘤
调强放疗（IMRT）	射线强度和方向可调，针对复杂解剖结构的肿瘤治疗效果好	头颈部肿瘤、脑肿瘤、前列腺癌、乳腺癌
立体定向放疗（SRT）	高精度定位肿瘤，在少数几次内完成高剂量治疗	脑部转移瘤、小型肺癌、肝癌、胰腺癌
近距离放疗	放射源直接置入肿瘤或邻近组织，局部高剂量辐射	宫颈癌、前列腺癌、舌癌、食管癌

（一）外照射放疗

外照射放疗（EBRT）是最常用的放射治疗方法之一，利用体外的高能 X 射线或 γ 射线通过精确定位照射肿瘤。该方法广泛应用于多种实体肿瘤，如肺癌、乳腺癌、前列腺癌和头颈部肿瘤的治疗。

传统的外照射放疗使用固定角度的射线照射肿瘤，放射束通过皮肤进入体内，集中于肿瘤区域。由于射线穿透人体时不可避免地影响到正常组织，传统放疗的一个主要局限是难以在提高肿瘤照射剂量的同时有效保护周围健康组织。

（二）三维适形放疗

三维适形放疗（3D-CRT）是对传统外照射放疗的改进，基于三维影像重建技术，通过精确的三维影像定位和剂量设计，射线能够更加精准地覆盖肿瘤区域。该技术通过多个角度的射线束集中照射肿瘤，最大限度地减少对健康组织的辐射损伤。三维适形放疗在肺癌、前列腺癌等深部肿瘤中应用广泛，具有较高的局部控制率和较低的不良反应。

（三）调强放疗

调强放疗（IMRT）是外照射放疗的进一步发展，通过精确调节射线的强度和方向，使不同部位接受的辐射剂量精确可控，从而更加有效地集中射线能量于肿瘤区域。

调强放疗能够在肿瘤区域施加更高的放射剂量，同时可有效保护邻近的正常组织。这种高精度的放射治疗技术使得调强放疗特别适用于头颈部、脑部、前列腺以及盆腔等器官邻近敏感结构的肿瘤治疗。对于这些部位的肿瘤，传统放疗常难以避免对周围组织的损伤，而调强放疗可以减少口干、吞咽困难和尿失禁等不良反应。

调强放疗已广泛应用于头颈部肿瘤、脑肿瘤、前列腺癌和乳腺癌等肿瘤的治疗。例如，鼻咽癌患者在接受调强放疗后，局部复发率显著降低，而不良反应，如口腔干燥、吞咽困难等也大大减少。对于肺癌、食管癌等靠近重要器官的肿瘤，调强放疗也能够提高局部控制率，减少放疗相关并发症。

（四）立体定向放疗

立体定向放射治疗（SRT）是一种高精度的放射治疗技术，通过精确定位肿瘤位置并以高剂量的射线集中照射肿瘤，能够在较短时间内完成治疗。立体定向放疗包括立体定向体部放疗（SBRT）和立体定向脑部放疗（SRS），适用于体积较小、位置固定的肿瘤。

SBRT常用于治疗局限性的小型肿瘤，如早期肺癌、肝癌、胰腺癌以及部分转移性病灶。SBRT的特点是通过极高的剂量集中照射肿瘤，在少数几次治疗内完成放疗。该技术能够在不进行手术的情况下有效消灭肿瘤，特别适用于手术禁忌的患者或不适合接受手术的患者。SBRT的疗效在某些肿瘤中已接近外科手术切除的效果。

SRS广泛应用于脑部肿瘤和脑转移的治疗，由于SRS能够通过极精确的定位，在单次或少次治疗中给予高剂量放射，患者可以快速获得治疗效果，减少多次放疗的负担。SRS 在脑转移瘤、良性脑肿瘤（如听神经瘤、垂体瘤）以及复发性脑肿瘤的治疗中效果显著。

（五）近距离放疗

近距离放射治疗，又称内照射治疗，是将放射源直接置于肿瘤内或邻近区域，通过近距离照射肿瘤，减少对周围正常组织的辐射损伤。该方法在治疗局部肿瘤，特别是体腔内肿瘤时具有独特优势。

近距离放疗是宫颈癌治疗的标准方案之一，常与外照射放疗结合使用。放射源通过阴道或宫颈直接接触肿瘤区域，能在短时间内给予高剂量辐射。对于局部晚期宫颈癌，内照射与外照射联合使用可以提高局部控制率，并可减少远处复发风险。

对于低风险前列腺癌，近距离放疗是根治性治疗的一种选择。放射源通过经会阴植入到前列腺组织内，局部给予肿瘤较高剂量的放射线，具有较好的治疗效果且不良反应较少。研究表明，前列腺癌患者在接受近距离放疗后，长期生存率与根治性手术相当。

放疗在肿瘤治疗中具有广泛的应用，随着放疗技术的不断进步，各种放疗方法，如外照射放疗、调强放疗、立体定向放疗和近距离放疗等极大地提升了治疗效果。外照射放疗是传统的放疗方式，通过影像引导和三维适形技术提高精度；调强放疗则进一步优化剂量分布，减少对正常组织的损伤；立体定向放疗和近距离放疗则在某些局限性肿瘤中提供了更加精确和有效的治疗选择。放疗技术的发展为提高肿瘤患者的生存率和生活质量做出了巨大贡献。

三、放疗不良反应的管理

放疗是肿瘤治疗的重要手段之一，尤其在无法手术或手术后需要辅助治疗的肿瘤患者中，放疗能够有效杀灭肿瘤细胞。由于放疗不仅会影响肿瘤细胞，还会对正常组织产生影响，因此放疗往往伴随一些不良反应。不良反应的种类和严重程度与放射剂量、治疗部位及患者的个体差异有关。放疗的不良反应通常分为急性期（放疗期间及放疗后几周内）和长期并发症（放疗结束后数月或数年），合理的不良反应管理是保障患者生活质量和治疗效果的重要组成部分。

（一）急性皮肤反应的管理

皮肤反应是放疗常见的急性不良反应，特别是在头颈部、胸部和乳腺癌患者中，放疗辐射穿透皮肤层时，导致皮肤的炎症反应和损伤。

皮肤反应通常表现为局部皮肤红肿、干燥、瘙痒等，患者在放疗期间应保持皮肤清洁，避免过度摩擦或刺激。使用温和的肥皂清洗患处，避免热水烫洗。同时使用保湿剂保持皮肤湿润，减少皮肤干裂的风险。对于干燥症状较重的患者，可以局部使用皮质类固醇软膏，以减轻炎症反应。

当放射剂量较大时，患者会出现局部皮肤破损或溃疡，表现为疼痛、出血或渗液。对于出现溃疡的患者，需使用无菌敷料保护创面，避免感染。医生应定期评估创面情况，必要时局部使用抗生素或进行换药处理，确保愈合环境的清洁与干燥。在治疗期间，尽量减少患者皮肤暴露于阳光下，以避免紫外线对已受损皮肤的进一步伤害。

（二）消化系统不良反应的管理

消化系统的不良反应常见于接受腹部、盆腔或胸部放疗的患者，常表现为恶心、呕吐、腹泻及食欲不振等症状，合理的营养支持及药物干预是管理消化系统不良反应的关键。

放疗期间，恶心和呕吐是影响患者进食和生活质量的重要因素，特别是在放疗涉及腹部或胸部时。预防性使用止吐药物如 $5-HT_3$ 受体拮抗剂（如昂丹司琼）可以有效减少恶心的发生。患者应采取少量多餐的饮食方式，避免油腻和刺激性食物；若患者症状严重，根据医生建议调整饮食和用药方案。

盆腔放疗常导致腹泻，这是由于放射线对肠道黏膜的损伤所致。对于腹泻的患者，应给予富含纤维的饮食，以促进肠道蠕动。补充足够的水分和电解质，防止脱水和电解质失衡。必要时可使用止泻药物，如洛哌丁胺，并注意评估患者的营养状况。如果腹泻严重并伴有腹痛或发热，应及时检查是否有肠道感染或严重并发症。

放疗期间，患者由于恶心、口腔不适或消化不良导致食欲不振。鼓励患者少量多餐，选择清淡、易消化且富含营养的食物；使用促进食欲的药物，如甲氧氯普胺，可缓解部分患者的食欲下降；对于长时间无法正常进食的患者，必要时应考虑静脉营养支持，以确保患者在放疗期间的营养需求。

（三）血液系统影响的管理

放疗尤其是在骨髓丰富区域（如骨盆或脊椎）照射时，可抑制骨髓造血功能，导致血细胞减少，尤其是白细胞、血小板和红细胞的减少。对血液系统的影响可增加感染、出血和贫血的风险，因此需要密切监测并及时处理。

白细胞减少，尤其是中性粒细胞减少，会增加感染的风险。对于接受放疗的患者，尤其是老年患者，定期监测全血细胞计数；如果白细胞明显减少，采取预防性感染措施，如避免接触感染源、保持良好的手卫生习惯；在必要时，医生使用重组人粒细胞集落刺激因子（G-CSF）来促进白细胞的生成，并缩短白细胞减少的持续时间。

长期接受放疗的患者会出现贫血，表现为乏力、气短和头晕。轻度贫血的患者可以通过口服铁剂或叶酸进行治疗，严重贫血者需要输血或使用促红细胞生成素（EPO）刺激红细胞生成。血小板减少会增加出血风险，患者应避免剧烈运动和创伤，防止出血；如血小板严重减少，需要输注血小板以预防或控制出血。

（四）长期不良反应的管理

放疗的长期不良反应通常在治疗结束几个月甚至几年后才出现，涉及放射线照射部位的慢性损伤。常见的长期不良反应包括纤维化、放射性肺炎、肠道狭窄以及放射性心脏病等。接受胸部放疗的患者，尤其是肺癌患者，在放疗结束后数月可出现放射性肺炎，患者出现咳嗽、呼吸困难等症状。轻度放射性肺炎可以通过吸氧和激素治疗进行控制，严重者需要使用糖皮质激素或免疫抑制剂进行治疗。患者应避免吸烟和接触其他肺部刺激物，以减少进一步的肺损伤。

长期放疗导致受照部位组织的纤维化，常见于胸壁、腹部或盆腔区域；纤维化会导致组织僵硬、功能受限，影响患者生活质量。虽然纤维化一旦形成很难逆转，但通过早期的物理治疗、康复训练以及使用抗纤维化药物，可以在一定程度上减缓纤维化的进展。接受胸部放疗，尤其是左侧乳腺癌或纵隔肿瘤患者，出现放射性心脏病，表现为心包炎、冠状动脉疾病或心脏功能不全。预防放射性心脏病的关键在于放疗期间精确的剂量控制和靶区定位。对于已出现症状的患者，进行心脏功能监测，并采取相应的治疗措施，如药物治疗或手术干预。

放疗是肿瘤治疗的有效手段，但由于放射线对正常组织的损伤，不良反应管理显得尤为重要。通过早期预防、及时干预和个体化的护理策略，可以显著减轻患者的急性不良反应，并降低长期并发症的发生率。合理的不良反应管理不仅能提高患者的生活质量，还能确保治疗的顺利进行，最终提升肿瘤的治疗效果。

四、放疗的疗效评估

放疗是肿瘤治疗中广泛使用的有效手段之一，其疗效评估对于后续治疗策略的调整至关重要。疗效评估不仅包括肿瘤局部控制效果，还包括患者生存率、症状改善以及不良反应管理等多个方面。合理的疗效评估能够帮助医生及时发现治疗中的不足之处，作出相应的调整以提高治疗效果。评估放疗的效果通常从影像学检查、肿瘤标志物变化、生存率及生活质量改善等角度展开。

（一）影像学评估

计算机断层扫描（CT）和磁共振成像（MRI）是最常用的影像学评估工具。CT 能够清晰显示肿瘤的边界、体积变化以及周围组织的浸润情况。放疗后，肿瘤体积的缩小或消失是治疗效果的直接反映，而肿瘤边界模糊、密度减低则提示肿瘤细胞受到了有效的辐射损伤。MRI 则对软组织分辨率较高，尤其适用于中枢神经系统肿瘤、头颈部肿瘤的放疗效果评估。通过对比放疗前后的 MRI 影像，可以更加准确地判断肿瘤的变化及其对邻近组织的影响。

正电子发射断层扫描（PET-CT）结合了解剖学影像和功能性影像，能够通过代谢活动变化来评估肿瘤的治疗效果。在放疗后，肿瘤代谢活动的下降通常提示治疗有效，而代谢活动持续增加则提示肿瘤残留或复发。PET-CT 尤其适用于评估肺癌、淋巴瘤和头颈部肿瘤的放疗疗效，它能够在影像学上显示肿瘤体积变化的同时，评估肿瘤细胞活性，从而更加准确地判断治疗反应。

超声检查和 X 线检查也是肿瘤放疗后疗效评估的辅助工具，对于某些表浅部位肿瘤，如乳腺癌或甲状腺癌，超声可以提供关于肿瘤结构和血流变化的信息。X 线检查则常用于骨转移瘤的评估，放疗后骨质的修复和局部疼痛缓解提示治疗有效。超声和 X 线的分辨率较低，通常与其他影像学工具联合使用，以提供更加全面的评估。

（二）肿瘤标志物监测

肿瘤标志物的变化是评估放射治疗疗效的重要参考，某些肿瘤类型会分泌特定的肿瘤标志物，这些标志物的浓度变化可以反映肿瘤细胞的存活状态和治疗效果。

在肝癌和胃肠道肿瘤的评估中，甲胎蛋白（AFP）和癌胚抗原（CEA）是常用的肿瘤标志物。放疗后，AFP 和 CEA 水平的下降通常提示肿瘤细胞数量减少，治疗效果良好。若放疗结束后标志物水平持续降低，患者的预后较为乐观；相反，若标志物在放疗期间或放疗后短期内反弹，则需要警惕肿瘤的复发或转移。

前列腺癌患者的放疗效果通常通过前列腺特异性抗原（PSA）水平来监测，PSA 水平的下降与放疗效果呈正相关，尤其在低风险和中等风险前列腺癌患者中，PSA 的显著下降往往意味着肿瘤得到了有效控制。放疗后，PSA 水平逐渐恢复到接近正常值是预后良好的标志，若 PSA 水平出现反弹，提示复发或转移，需要进一步的检查和干预。

乳腺癌患者的放疗疗效评估通常结合癌抗原 15-3（CA15-3）和癌抗原 27.29（CA27.29）的水平，放疗后，这些标志物的下降可以作为肿瘤负荷减少的指标。在乳腺癌术后辅助放疗中，若标志物水平长期稳定，说明放疗有效，反之则需要警惕肿瘤的局部复发或远处转移。

（三）患者预后与生存率评估

放疗后，患者的总体生存率（OS）和无病生存率（DFS）是最为重要的评估指标。总体生存率指的是从放疗开始至患者死亡的时间，而无病生存率则是指从治疗开始到疾病复发或进展的时间。肿瘤类型、分期及患者的整体健康状况都会影响生存率的评估。对于早期乳腺癌、前列腺癌和头颈部肿瘤等，根治性放疗的 5 年生存率相对较高，而对于晚期或转移性肿瘤，放疗的目标更多集中于延长无病生存期。

放疗的评估内容还包括患者生活质量的变化，虽然放疗能够控制肿瘤生长，但其不良反应影响患者的生活质量。生活质量评估是衡量放疗效果的必要环节，通过问卷调查或定期随访，医生可以评估患者的疼痛、饮食、睡眠、情绪等方面的改善情况。放疗不仅能有效控制肿瘤，还能改善患者的生活质量。

在姑息性放疗中，治疗的主要目标是减轻症状，提高患者的生活质量，症状缓解情况是评估放疗疗效的重要依据。对于骨转移、脑转移等引起的疼痛或功能障碍患者，放疗的有效性通常表现为疼痛减轻、神经功能恢复或生活能力的改善。如果患者在放疗后症状显著缓解，则表明治疗取得了良好的临床效果。

放疗的疗效评估是肿瘤治疗管理的重要环节，涵盖影像学检查、肿瘤标志物监测、患者生存率及生活质量等多方面内容。通过影像学评估，医生可以直观判断肿瘤的变化情况；肿瘤标志物的动态变化为治疗效果提供了生化依据；患者的生存率和生活质量则反映了治疗的整体成效。合理的放疗效果评估不仅可以帮助医生调整治疗方案，还能为患者提供更加个体化的后续管理，进一步提高治疗的成功率。

第三节　化学治疗

化学治疗（简称化疗）是通过使用化学药物来杀灭快速增殖的肿瘤细胞的一种治疗方式，广泛应用于多种恶性肿瘤的治疗中。化疗药物的选择至关重要，不仅影响到治疗效果，还会影响患者的耐受性、不良反应和生活质量。不同类型的肿瘤对化疗药物的反应不同，医生需要根据肿瘤的性质、分期、患者的健康状况和治疗目标来选择合适的化疗药物。

一、化疗药物的选择

（一）依据肿瘤类型选择化疗药物

化疗药物的选择取决于肿瘤的类型和分期，不同类型的肿瘤对特定化疗药物有着不同的敏感性，针对性的药物选择能够提高治疗的有效性和生存率。

对于非小细胞肺癌（NSCLC），一线化疗方案通常包括铂类药物（如顺铂或卡铂）与其他药物联合使用，如吉西他滨、培美曲塞或多西他赛。这些药物通过抑制肿瘤细胞的分裂和增殖，延长患者生存时间。在小细胞肺癌（SCLC）中，化疗通常选择依托泊苷和铂类药物的联合方案。小细胞肺癌对化疗高度敏感，早期化疗能显著提高治疗效果。

乳腺癌的化疗药物选择通常基于患者的激素受体和 HER2 状态，对于 HER2 阳性的患者，常使用蒽环类药物（如阿霉素）和紫杉类药物（如紫杉醇）联合治疗。对于三阴性乳腺癌，由于其对激素和靶向治疗不敏感，化疗成为主要治疗方式，通常使用蒽环类药物与烷化剂（如环磷酰胺）组合。

结直肠癌的化疗药物选择主要包括 5-氟尿嘧啶（5-FU）及其衍生物，如卡培他滨，以及伊立替康或奥沙利铂等药物的联合使用。在早期结直肠癌患者中，术后辅助化疗能显著减少复发风险；而对于晚期或转移性结直肠癌，化疗是主要的治疗手段，通常采用 FOLFOX 或 FOLFIRI 等联合方案。

血液系统肿瘤如白血病和淋巴瘤对化疗药物高度敏感，急性淋巴细胞白血病（ALL）的化疗方案常包括长春新碱、阿糖胞苷和柔红霉素的联合使用。对于霍奇金淋巴瘤，常用的化疗方案是 ABVD 方案，即多柔比星、博来霉素、长春花碱和达卡巴嗪联合使用，能够达到较高的治愈率。

（二）个体化治疗原则

在化疗药物选择中，患者的全身状况是重要的考虑因素之一。老年患者或体力状况较差的患者，无法耐受高强度的化疗方案，因此需要根据患者的体能状态评分（如 Karnofsky 评分或 ECOG 评分）来调整药物剂量或选择毒性较低的药物；卡铂相较于顺铂毒性较小，更适合体质虚弱的患者使用。

化疗药物的代谢和排泄主要通过肝和肾进行，肝功能和肾功能不全的患者在使用化疗药物时需要特别谨慎。顺铂会对肾产生毒性，肾功能受损的患者应考虑使用其他药物如卡铂或调整剂量；对于肝功能不全的患者，代谢途径主要在肝的药物（如蒽环类药物）使用时需要减少剂量或谨慎选择。

不同患者对化疗药物的耐受性不同，选择药物时需要权衡药物的疗效和毒性反应。蒽环类药物具有显著的心脏毒性，长期使用导致心功能衰竭，因此对于心脏疾病高危患者，避免使用蒽环类药物或严格监测心脏功能。在个体化治疗中，医生还应根据患者的既往治疗史、药物过敏反应等因素，调整化疗方案，以确保患者的耐受性。

（三）药物组合与联合治疗

在联合化疗中，通常选择具有不同作用机制且毒性不重叠的药物，以增强治疗效果并减少不良反应。顺铂通过破坏 DNA 双链结构，而紫杉醇则通过抑制细胞分裂。两者的联合使用可以增强抗肿瘤效果，同时相对减轻每种药物的毒性反应。联合化疗还可以减少肿瘤对单一药物的耐药性，延长患者的生存期。

对于某些类型的肿瘤，交替和序贯化疗也是常用的策略。在乳腺癌的辅助化疗中，蒽环类药物和紫杉类药物可以交替使用，通过不同的周期杀灭肿瘤细胞。序贯化疗则是将不同药物按一定顺序使用，在前列腺癌治疗中，先使用多西他赛进行初始治疗，后续再使用卡巴他赛，以最大限度地提高疗效并减少肿瘤复发的可能性。

化疗药物还常与其他治疗方式结合使用，如放疗、靶向治疗和免疫治疗。化疗与放疗的同步使用可以增强放疗的效果，增加肿瘤细胞的放射敏感性。在局部晚期食管癌中，顺铂和 5-FU 常与放疗联合使用，显著提高局部控制率。化疗还可以与靶向药物联合使用，如在晚期肺癌中，贝伐珠单抗与化疗的结合能够显著延长无进展生存期（PFS）。

化疗药物的选择是肿瘤治疗中至关重要的环节，涉及肿瘤的类型、分期、患者的个体差异以及药物的耐受性。通过合理选择单一或联合的化疗药物，并结合患者的全身状况和病情特点，可以最大程度地提高治疗效果。联合化疗、序贯化疗和化疗与其他疗法的联合使用，都是在临床实践中证明有效的策略。医生应根据患者的具体情况，制订个体化的化疗方案，确保在提升疗效的同时减少不必要的不良反应。

二、化疗方案的制订

化疗是肿瘤治疗中的重要一环，特别是对全身性或晚期肿瘤，化疗在抑制肿瘤进展、延长生存时间方面具有显著作用。化疗方案的制订是一个复杂的过程，必须根据肿瘤的类型、分期、患者的个体健康状况及化疗药物的特性来决定。合理的化疗方案能够最大限度地提高治疗效果，同时尽量减少对患者的不良反应。

（一）个体化化疗方案的制订原则（表3-2）

表3-2　个体化化疗方案的制订原则

个体化化疗方案的制订原则	解释
肿瘤类型与分期评估	依据不同的肿瘤类型和分期，选择合适的化疗药物和方案，确保治疗有效性
患者身体状况评估	根据患者的年龄、体力、肝肾功能等评估身体状态，合理调整化疗剂量和方案
肿瘤分子生物学特征分析	通过基因突变、蛋白表达等生物学标志物，指导个性化的药物选择
药物耐受性与毒性管理	根据患者对药物的耐受性和不良反应，优化剂量和方案以减少不良反应
多学科联合评估	结合肿瘤学、病理学、放射治疗等多学科意见，制订更合理的综合治疗方案

化疗方案的制订基于肿瘤的类型和分期，不同类型的肿瘤对化疗药物的敏感性不同，治疗策略也各有差异。淋巴瘤、睾丸癌等肿瘤对化疗高度敏感，可以选用以化疗为主的方案；而对于乳腺癌、肺癌等，化疗常作为术后辅助治疗或局部晚期、转移性肿瘤的主要治疗手段。分期越早的肿瘤，对化疗的反应往往越好，化疗方案通常较为保守，以减少不良反应；而晚期肿瘤则需要更为激进的化疗方案。

化疗方案的制订还需充分考虑患者的身体状况，包括年龄、体力状态、肝肾功能、合并症等。对于老年患者或体力较差的患者，化疗方案需要相应调整，以避免不良反应过于严重。Karnofsky 评分（KPS）或 ECOG 评分常用于评估患者的体力状态，帮助医生判断患者是否适合高强度的化疗方案。肝肾功能不全的患者在制订化疗方案时，应特别关注药物的代谢和排泄途径，以避免因药物积累而导致毒性反应。

随着分子生物学技术的发展，越来越多的肿瘤被发现具有特定的基因突变或蛋白表达，这些分子标志物可以指导化疗方案的选择。在非小细胞肺癌中，EGFR突变、ALK 融合等基因突变患者更适合使用靶向药物治疗，而不携带这些突变的患者则从标准化疗方案中获益更多。

（二）化疗剂量的设定（表 3-3）

表 3-3　化疗剂量的设定

化疗剂量的设定	解释
剂量强度的原则	根据患者的体表面积（BSA）设定剂量，确保化疗药物对肿瘤的最大杀伤效果
剂量调整的必要性	根据患者的耐受性、肝肾功能、年龄等因素，在必要时调整化疗剂量，以避免严重不良反应
药物组合与剂量设定	在联合化疗中，不同药物的剂量应根据最大耐受剂量设定，并考虑药物之间的协同作用，减少毒性

化疗剂量的强度是指单位时间内给予患者的药物剂量。高剂量化疗能够增强对肿瘤的杀灭效果，但也会显著增加毒性风险。标准化疗剂量通常基于患者的体表面积（BSA）来计算，BSA 的计算公式考虑了患者的身高和体重，使药物剂量更具个体化。对于某些高危肿瘤，如侵袭性淋巴瘤，医生会采用剂量密集化疗，以缩短治疗周期并增加剂量强度，从而提高疗效。

在某些情况下，化疗剂量需要根据患者的耐受性进行调整。老年患者或存在肝肾功能不全的患者，无法耐受标准剂量的化疗药物，需要适当降低剂量。若患者在前几次化疗过程中出现严重的骨髓抑制或其他严重不良反应，后续的化疗剂量应相应调整，以避免对患者造成不可逆的损伤。剂量调整需在密切监控下进行，确保在降低毒性的同时保持治疗效果。

在联合化疗中，常常使用多种药物组合。各药物的剂量不仅需要根据单药的最大耐受剂量（MTD）来设定，还要考虑药物之间的相互作用。在乳腺癌的化疗中，蒽环类药物与紫杉类药物的联合使用已被证明具有协同作用，但其剂量的设定需要严格把控，以避免严重的心脏毒性或神经毒性。通过精确的剂量设定，联合化疗可以在增加疗效的同时减少单药高剂量的毒性。

（三）化疗周期的安排

标准化疗周期通常为 21 日或 28 日，具体取决于所选药物的半衰期和患者的耐受性，一个标准化疗周期通常包括数日的药物给药期和之后的休息期。在休息期内，患者的骨髓和正常组织能够逐渐恢复，可以减少化疗引发的长期不良反应。以乳腺癌常用的 AC-T 方案为例，阿霉素和环磷酰胺为 21 日 1 个周期，而紫杉类药物的使用可以延续至 28 日 1 个周期。

对于某些肿瘤，剂量密集化疗可以提高治疗效果。剂量密集化疗指的是缩短化疗周期，使药物更频繁地给予患者，从而减少肿瘤细胞的增殖时间。这种策略常用于高度侵袭性肿瘤或有复发高风险的患者，如侵袭性淋巴瘤和小细胞肺癌。虽然剂量密集化疗可以提高疗效，但也伴随着更高的不良反应风险，因此需要在治疗过程中加强对患者的监控和支持治疗。

在某些肿瘤中，维持化疗可以帮助延长患者的无病生存期（DFS）。维持化疗通常指在初次化疗后病情控制的基础上，使用低剂量药物或靶向药物维持治疗，以延缓肿瘤复发。非小细胞肺癌的维持治疗中，常用的方案包括贝伐珠单抗或培美曲塞的低剂量长期使用，以减少患者的肿瘤复发风险。这种策略特别适用于病情稳定的患者，但维持化疗的长期不良反应和耐药性需要密切关注。

化疗方案的制订是一个复杂而精细的过程，必须综合考虑肿瘤类型、患者身体状况及药物特性。个体化化疗方案的制订能够确保治疗的精准性，提高疗效，同时减少不必要的不良反应。合理的剂量设定和周期安排可以使化疗达到最佳效果，剂量密集化疗和维持化疗的应用也为某些高危患者提供了更好的预后。在临床实践中，化疗方案的不断调整和优化，确保了患者在化疗过程中获得最大的生存利益。

三、化疗的不良反应与管理

化疗在治疗多种恶性肿瘤中起着关键作用，但由于化疗药物不仅影响快速分裂的肿瘤细胞，同时也影响正常细胞，因此常伴随一系列不良反应。化疗的不良反应会对患者的生活质量产生负面影响，甚至影响治疗的顺利进行。了解这些不良反应的机制并进行有效管理，是确保患者能够顺利完成化疗并获得最佳疗效的重要环节。

（一）骨髓抑制的管理

化疗药物，特别是蒽环类和烷化剂，可引起白细胞尤其是中性粒细胞的减少，从而增加患者感染的风险。中性粒细胞减少症是化疗患者感染的主要原因，严重时发展为败血症，危及生命。在化疗前、后定期监测白细胞计数尤为重要，对于发生中性粒细胞减少的患者，可使用重组人粒细胞集落刺激因子（G-CSF）促进白细胞生成，以降低感染风险。患者在化疗期间应避免与感染源接触，保持良好的卫生习惯，并在出现发热、咳嗽等感染症状时立即就医。

化疗引发的血小板减少症会增加患者的出血风险，尤其是在化疗剂量较高时。血小板减少的患者避免使用非甾体抗炎药（如阿司匹林）等影响血小板功能的药物。对于严重血小板减少的患者，需要输注血小板以预防出血。护理方面，患者应避免剧烈运动或创伤，以减少出血风险。在化疗期间，应定期监测血小板水平，特别是在高剂量化疗或联合化疗时。

由于化疗对骨髓红细胞生成的抑制，患者常出现贫血症状，表现为乏力、头晕和呼吸困难。对于轻度贫血患者，可以通过口服或静脉补铁来改善症状，而重度贫血者需要输血治疗。使用促红细胞生成素（EPO）可以有效刺激红细胞生成，缓解贫血症状。为了减轻患者的疲劳感，合理的作息安排和营养支持也是必要的管理措施。

（二）胃肠道反应的管理

恶心和呕吐是许多化疗药物，尤其是铂类和蒽环类药物常见的不良反应。根据恶心和呕吐的严重程度，预防性使用止吐药物是最常见的管理策略。5-HT$_3$ 受体拮抗剂（如昂丹司琼）和 NK$_1$ 受体拮抗剂（如阿瑞匹坦）能够有效预防急性化疗引起的恶心和呕吐。对于难以控制的情况，使用糖皮质激素（如地塞米松）也能增强止吐效果。建议患者在化疗期间采用少量多餐，避免摄入刺激性食物，以减少胃肠道负担。

化疗药物，尤其是伊立替康和氟尿嘧啶，常引发腹泻。这种症状不仅会导致患者脱水，还引发电解质失衡，严重时危及生命。对于腹泻的管理，轻度患者可以通过饮食调整和口服补液来补充水分和电解质；严重患者则需要静脉补液并使用止泻药（如洛哌丁胺）进行干预。定期监测患者的体液和电解质水平，并及时进行补充和调整，有助于避免并发症的发生。

某些化疗药物（如甲氨蝶呤和顺铂）会导致口腔黏膜炎，表现为口腔疼痛、溃疡和进食困难。为了预防和管理口腔黏膜炎，患者应保持良好的口腔卫生，使用温和的漱口水，避免过热、辛辣的食物。严重的黏膜炎患者可以使用局部麻醉剂或含有黏膜保护成分的药物，以减轻疼痛并促进溃疡愈合。

（三）神经毒性的管理

周围神经病变通常表现为手脚麻木、刺痛、灼烧感等症状，对于这些患者，治疗措施包括降低药物剂量或调整化疗方案，避免症状进一步恶化。药物治疗方面，患者可以使用 B 族维生素、抗癫痫药物（如加巴喷丁）或抗抑郁药物（如度洛西汀）来缓解神经病变症状，物理治疗和针灸也对减轻神经痛也有一定帮助。

某些药物如顺铂，可引发听力损失或耳鸣，这种情况在老年患者中更为常见。对于出现听力问题的患者，建议在化疗前和化疗过程中定期进行听力检查，以便早期干预。视觉方面，部分化疗药物会引发视力模糊或眼部不适，患者应定期进行眼科检查，必要时调整药物或治疗方案。

（四）长期并发症的管理

蒽环类药物（如阿霉素）是引发心脏毒性的主要药物，长期使用会导致心肌损伤和心力衰竭。在化疗过程中，患者定期进行心脏功能检查，如超声心动图和心电图，以监测心脏功能变化。对于高风险患者，使用心脏保护药物（如地拉罗辛）或调整化疗方案可以减少心脏毒性的发生。

某些化疗药物会损害男性和女性的生育能力，特别是烷化剂和铂类药物。对于年轻患者或有生育计划的患者，在开始化疗前应进行生育保护措施，如进行精子或卵子冷冻。化疗期间应避免怀孕，化疗药物对胎儿可产生不利影响。对于有生育需求的患者，化疗结束后建议进行生殖功能评估。

化疗虽然是治疗肿瘤的重要手段，但其不良反应不可忽视。通过有效的不良反应管理，能够确保患者顺利完成化疗，并最大限度地减轻化疗带来的不适和长期并发症。骨髓抑制、胃肠道反应和神经毒性是化疗过程中常见的不良反应，针对性地采取预防和治疗措施，能够改善患者的生活质量并提高治疗效果。在临床实践中，医护人员应根据患者的具体情况，及时调整化疗方案，确保不良反应在可控范围内，同时兼顾患者的长期健康。

四、化疗的疗效评估

化疗作为肿瘤治疗的重要方式之一，疗效的准确评估对于治疗决策、后续方案调整以及患者的预后判断至关重要。化疗的疗效评估不仅仅限于肿瘤大小的变化，还包括患者生活质量的改善、症状的缓解、生存时间的延长等方面。合理的疗效评估能够帮助临床医生判断治疗是否有效，从而决定是继续当前治疗方案还是进行调整。

（一）影像学评估

计算机断层扫描（CT）和磁共振成像（MRI）是目前最常用的影像学评估

手段，在化疗开始前，患者通常进行一次基线影像学检查，以明确肿瘤的原始体积、形态和位置。在化疗进行过程中，应定期复查 CT 或 MRI，以监测肿瘤的变化。肿瘤体积的缩小或结构变化常提示化疗有效，尤其对于实体肿瘤（如肺癌、胃癌等），CT 和 MRI 能够精确地显示肿瘤的大小和内部密度变化。MRI 在评估软组织肿瘤（如脑肿瘤、肝癌等）方面具有独特的优势。治疗后的肿瘤密度减低或边界模糊往往是肿瘤细胞受到损害的征兆。

正电子发射断层扫描（PET-CT）结合了解剖影像与功能影像的优势，能够更精确地评估肿瘤代谢活性。化疗后，肿瘤的代谢活动减少是治疗有效的标志。在某些肿瘤类型，如淋巴瘤、肺癌和结直肠癌中，PET-CT 能够比单纯的 CT 或 MRI 更早期、更灵敏地反映化疗效果。特别是对于肿瘤残留或复发的早期检测，PET-CT 通过检测葡萄糖代谢的变化，可以判断肿瘤细胞的活性，从而更早地提示化疗失败或复发风险。

在化疗效果评估中，通常采用影像学评估标准，如实体瘤疗效评价标准（RECIST）或修订版 RECIST 标准。这些标准依据肿瘤大小的变化将治疗反应分为完全缓解、部分缓解、疾病稳定和疾病进展四类。这种标准化的影像学评估方法不仅能够量化肿瘤的变化，还为临床治疗决策提供了重要依据。

（二）肿瘤标志物的检测

在肝细胞癌和胃肠道肿瘤中，甲胎蛋白（AFP）和癌胚抗原（CEA）常用于评估化疗的效果。化疗后，AFP 或 CEA 水平的下降通常提示肿瘤负荷的减少，表明治疗效果较好。而如果在化疗过程中或化疗后这些标志物水平再次升高，则提示肿瘤复发或治疗失败。因此，定期监测这些标志物的变化能够为医生判断治疗是否有效提供可靠依据。

对于前列腺癌患者，前列腺特异性抗原（PSA）是评估化疗疗效的主要标志物。PSA 水平的显著下降通常反映出肿瘤细胞的减少。治疗中 PSA 水平的动态变化可以指导后续治疗策略的调整。如果 PSA 水平在化疗后出现持续下降并达到正常范围，提示肿瘤得到了良好控制，而如果 PSA 水平在治疗过程中不降反升，则意味着化疗效果不佳，需考虑其他治疗方法。

CA-125 是卵巢癌的重要肿瘤标志物，CA15-3 常用于乳腺癌的监测。在化疗过程中，若 CA-125 或 CA15-3 水平显著下降，提示治疗有效，反之，若标志物水平不降反升，提示化疗耐药或疾病进展。

（三）患者预后的评估

总体生存率（OS）和无病生存率（DFS）是肿瘤治疗中最常用的长期疗效评估指标，总体生存率指的是从化疗开始到患者死亡的时间，而无病生存率则是从治疗开始到疾病复发或进展的时间。在许多临床试验中，两项指标被作为评估化疗疗效的最终标准。对于晚期肿瘤患者，化疗的目标不仅是延长生存时间，还包括减少症状和提高生活质量。

在姑息性化疗中，缓解患者的症状和改善功能是评估疗效的重要方面。对于晚期肿瘤患者，化疗的目的是减轻疼痛，缓解呼吸困难、食欲不振等症状。化疗后，如果患者的症状得到了显著缓解，如疼痛减轻、生活能力改善，则提示化疗取得了较好的临床效果。特别是在肺癌、胃癌等影响患者进食、呼吸等基本功能的肿瘤中，症状的改善是化疗成功的标志。

化疗疗效的另一个重要评估标准是患者生活质量的变化，化疗不仅是为了延长生存时间，还应兼顾患者的生活质量。通过问卷调查、定期随访等方式，医生可以评估患者的疼痛、饮食、睡眠、心理状态等方面的变化。如果化疗能够有效减轻症状，改善患者的日常生活功能和心理状态，则说明治疗总体效果较好。此外，生活质量的改善与患者的情绪和治疗依从性也有密切关系，良好的生活质量往往能够帮助患者更好地配合治疗。

化疗的疗效评估是肿瘤治疗中的关键步骤，不仅涉及影像学检查和肿瘤标志物的变化，还包括患者的生存率、症状改善及生活质量等多方面因素。通过定期进行的影像学检查，医生可以直观地观察肿瘤体积的变化；而肿瘤标志物的检测为判断化疗效果提供了生物学依据。最重要的是，化疗不仅应关注肿瘤的控制，还应注重患者的生活质量和症状的缓解。合理的疗效评估不仅能帮助医生优化治疗方案，还能为患者的长期健康管理提供依据。

第四节　免疫治疗与靶向治疗

一、免疫治疗的基本原理

免疫治疗是近年来肿瘤治疗领域的重大突破，它通过激活患者自身的免疫系统来识别和杀伤肿瘤细胞。与传统的化疗和放疗不同，免疫治疗不直接作用于肿瘤细胞，而是调动患者的免疫防御系统，使其能够有效地对抗肿瘤。免疫治疗的基本原理基于肿瘤细胞的抗原特性和免疫逃逸机制，通过增强免疫系统的识别能力，解除免疫抑制状态，从而提高抗肿瘤效果。

（一）肿瘤抗原的识别

肿瘤抗原可以来源于多种途径，最常见的是由于基因突变或异常蛋白质表达引发的抗原变化。这些异常蛋白质被免疫系统识别为"非自己"，从而激活免疫反应。某些肿瘤细胞会因基因突变而表达突变型 p53 蛋白，或是携带 KRAS 突变等，这些突变产物成为免疫系统识别的靶标。某些肿瘤表达胚胎期的蛋白质，如癌胚抗原（CEA），这些蛋白质在正常组织中表达较少，但在肿瘤组织中被异常高表达。

免疫系统识别肿瘤抗原的关键在于抗原呈递细胞（APC），如树突状细胞和巨噬细胞。这些细胞将肿瘤抗原捕捉、加工并呈递给 T 细胞，T 细胞通过其表面的 T 细胞受体（TCR）识别抗原。肿瘤抗原一旦被识别，T 细胞便被激活，启动免疫反应，包括细胞毒性 T 细胞（CTL）杀伤肿瘤细胞的过程。对于肿瘤抗原识别的有效性，抗原的特异性和免疫系统的活化水平是两个重要因素。

（二）肿瘤的免疫逃逸机制

肿瘤细胞通过表达抑制性配体来激活 T 细胞的抑制性信号，从而避免被免疫系统攻击。最典型的免疫抑制信号途径之一是程序性死亡受体-1（PD-1）及其配体 PD-L1。在许多肿瘤细胞上，PD-L1 的高表达通过结合 T 细胞上的 PD-1 受体，使 T 细胞失去功能，无法对肿瘤细胞进行攻击。细胞毒性 T 淋巴细胞抗原-4（CTLA-4）也是另一重要的免疫抑制分子，它通过调节 T 细胞的活性来抑制免疫反应。

某些肿瘤细胞通过减少其表面的主要组织相容性复合体（MHC）的表达，来降低被免疫系统识别的概率。MHC 分子负责将肿瘤抗原呈递给 T 细胞，因此 MHC 表达减少会直接影响抗原的展示，导致 T 细胞难以识别和攻击肿瘤。肿瘤细胞还可以通过基因突变改变抗原结构，逃避免疫系统的检测。

肿瘤微环境中存在大量免疫抑制性细胞，如调节性 T 细胞和髓系来源的抑制性细胞（MDSC），它们通过分泌抑制性细胞因子（如 TGF-β 和 IL-10）或直接抑制效应 T 细胞的活性，帮助肿瘤细胞逃避免疫攻击，这种局部的免疫抑制环境是许多肿瘤免疫逃逸的关键机制。

（三）免疫治疗的主要策略

免疫检查点抑制剂通过阻断 T 细胞上的抑制性信号，使 T 细胞重新获得杀伤肿瘤细胞的能力。最常用的免疫检查点抑制剂包括 PD-1/PD-L1 抑制剂（如纳武利尤单抗和帕博利珠单抗）以及 CTLA-4 抑制剂（如伊匹木单抗）。药物通过解除 T 细胞上的抑制信号，使免疫系统能够重新识别并攻击肿瘤细胞。在晚期肺癌、黑色素瘤和肾癌等多种肿瘤中，免疫检查点抑制剂已取得了显著的治疗效果。

CAR-T 细胞疗法是一种细胞免疫治疗，通过对患者的 T 细胞进行基因修饰，使其表达嵌合抗原受体（CAR），从而能够特异性地识别肿瘤细胞表面的抗原。经过修饰的 CAR-T 细胞被输回患者体内后，能够有效识别并杀伤肿瘤细胞。该疗法在血液系统肿瘤，如急性淋巴细胞白血病和某些类型的淋巴瘤中显示出极高的疗效，但在实体肿瘤中的应用还处于研究阶段。

肿瘤疫苗通过激活患者的免疫系统，帮助其识别和攻击肿瘤细胞。疫苗可以是肿瘤细胞本身，也可以是肿瘤相关抗原的部分片段，甚至是肿瘤特异性抗原的合成形式。尽管目前肿瘤疫苗的应用仍处于临床试验阶段，但在预防癌症复发以及提高患者长期免疫力方面显示出较大的潜力。

免疫治疗是通过调动患者的免疫系统来对抗肿瘤的一种新型治疗方式，其基本原理在于识别肿瘤抗原、解除免疫逃逸机制，并增强免疫系统的攻击能力。通过使用免疫检查点抑制剂、CAR-T 细胞疗法和肿瘤疫苗等方法，免疫治疗在多个肿瘤类型中取得了显著疗效。免疫治疗的效果也因患者的个体差异和肿瘤的生物学特性而不同，未来仍需进一步探索更多的免疫治疗方式和联合方案，以提高治疗成功率并减少不良反应。

二、靶向治疗的作用机制

靶向治疗是近年来肿瘤治疗领域中的一大进展，它的核心理念是基于肿瘤细胞特有的分子特征，选择性地靶向攻击肿瘤细胞，同时尽量减少对正常细胞的影响。与传统化疗药物的广泛毒性作用不同，靶向治疗药物针对特定的基因突变或蛋白表达异常，从而实现更精准的治疗效果。靶向治疗不仅提高了治疗的有效性，还显著减少了传统治疗带来的不良反应。

（一）信号通路的阻断

表皮生长因子受体（EGFR）是肿瘤细胞生长和增殖的关键调控分子之一，在许多肿瘤中，如非小细胞肺癌、结直肠癌等，EGFR 通路被异常激活，导致细胞增殖失控。EGFR 靶向药物，如吉非替尼和厄洛替尼，通过抑制 EGFR 的酪氨酸激酶活性，阻止下游信号通路的传导，进而抑制肿瘤细胞的增殖。这类药物对于携带 EGFR 基因突变的患者具有显著疗效。

HER2 是一种属于 EGFR 家族的受体蛋白，过度表达 HER2 的肿瘤，如 HER2 阳性乳腺癌，具有较强的侵袭性。曲妥珠单抗是一种靶向 HER2 的单克隆抗体，它通过结合 HER2 受体，阻止信号传导，诱导肿瘤细胞凋亡，并通过免疫系统清除肿瘤细胞。对于 HER2 阳性患者，曲妥珠单抗与化疗联合使用显著提高了疗效，并延长了患者的生存期。

RAS 基因突变是许多肿瘤的重要驱动因素，它通过激活下游的 RAF-MEK-ERK 信号通路，促进细胞增殖和存活。对于存在 BRAF 突变的黑色素瘤患者，

BRAF 抑制剂（如威罗菲尼）能够有效抑制这一信号通路，减少肿瘤细胞的增殖。靶向这一通路的药物已经被证明能够延长患者的生存期，并显著减少肿瘤的进展。

（二）血管生成的抑制

VEGF 靶向药物通过阻断 VEGF 与其受体的结合，抑制血管生成。贝伐珠单抗是最早应用于临床的 VEGF 抑制剂，通过结合 VEGF 并阻断其与受体的结合，抑制新生血管的形成，减少肿瘤的营养供应，从而抑制肿瘤的生长。这种疗法在结直肠癌、肺癌和乳腺癌等多种实体瘤中显示出良好的效果。

在临床中，VEGF 抑制剂常用于与其他治疗手段联合使用，如化疗或免疫治疗。对于转移性肿瘤患者，VEGF 抑制剂不仅可以延缓肿瘤的进展，还可以减少肿瘤对治疗的耐药性。抑制血管生成还可以降低肿瘤转移的发生率，因为新生血管是肿瘤细胞进入血流、形成远处转移的重要途径。

（三）免疫调控与靶向治疗的结合

PD-1/PD-L1 通路是肿瘤细胞用来逃避免疫系统攻击的重要机制之一，PD-1抑制剂（如纳武利尤单抗）和 PD-L1 抑制剂（如阿替利珠单抗）通过阻断 PD-1与 PD-L1 的结合，解除 T 细胞的抑制状态，使得 T 细胞可以重新识别并杀伤肿瘤细胞。这种免疫检查点抑制剂已经在黑色素瘤、肺癌、膀胱癌等多种肿瘤的治疗中获得了良好效果。

在某些肿瘤中，单一的靶向治疗或免疫治疗无法完全抑制肿瘤的进展，因此靶向治疗与免疫治疗的联合使用成为一种新的治疗策略。通过同时阻断肿瘤细胞的信号通路和免疫抑制通路，联合疗法可以达到更好的治疗效果。在肾细胞癌的治疗中，VEGF 抑制剂与 PD-1 抑制剂联合使用，显著提高了患者的生存率并减少了肿瘤进展。

靶向治疗通过精确攻击肿瘤细胞的特定信号通路、抑制肿瘤血管生成以及调控免疫系统，在多个肿瘤类型中取得了显著疗效。其主要作用机制包括阻断肿瘤的生长信号、抑制血管生成以及解除肿瘤的免疫抑制状态。随着研究的不断深入，靶向治疗药物的种类和应用范围正在不断扩大，未来通过联合其他治疗手段，靶向治疗有望进一步提高肿瘤的治疗效果并减少不良反应。在临床实践中，医生应根据患者的具体病情选择合适的靶向治疗药物，并密切监控治疗过程中的疗效与不良反应。

三、免疫治疗与靶向治疗的适应证

免疫治疗与靶向治疗是肿瘤治疗领域中两项重要且有效的治疗手段，它们通过不同的机制作用于肿瘤细胞，提供了比传统治疗更具选择性的疗法。免疫治疗通过激活患者自身的免疫系统对抗肿瘤，靶向治疗则是通过特异性靶向肿瘤细胞特定的基因突变或蛋白质表达。虽然两种治疗方法的机制不同，但它们均有各自的适应证，这些适应证的确定基于肿瘤的分子生物学特征及患者的整体状况。

（一）免疫治疗的适应证

黑色素瘤是免疫治疗最早取得突破性进展的肿瘤之一。由于黑色素瘤具有高度的免疫原性，免疫检查点抑制剂（如 PD-1 抑制剂和 CTLA-4 抑制剂）在此类肿瘤中的应用非常广泛。在晚期或不可切除的黑色素瘤患者中，免疫治疗显著提高了患者的生存率，并在部分患者中观察到了持久的肿瘤缓解。

非小细胞肺癌是另一种对免疫治疗敏感的肿瘤类型，特别是对于 PD-L1 高表达的患者，免疫检查点抑制剂如纳武利尤单抗、帕博利珠单抗已成为一线治疗方案。这些药物通过阻断 PD-1/PD-L1 通路，恢复 T 细胞的抗肿瘤活性，对于 PD-L1 阳性或伴有高突变负荷的非小细胞肺癌患者，免疫治疗疗效显著。

肾细胞癌也对免疫治疗有较好的反应，特别是在中晚期患者中，免疫治疗常与靶向治疗联合使用，提高了患者的总生存率。PD-1 抑制剂与 VEGF 抑制剂（如贝伐珠单抗）的联合使用在临床上表现出了良好的效果，显著延长了晚期肾细胞癌患者的无进展生存期。

霍奇金淋巴瘤是另一种对免疫检查点抑制剂疗效显著的肿瘤，尤其是在复发性或难治性霍奇金淋巴瘤患者中。PD-1 抑制剂已被批准用于治疗此类患者，并显示出较高的客观缓解率，部分患者甚至实现了完全缓解。

（二）靶向治疗的适应证

靶向治疗的适应证主要集中于那些已知有明确分子靶标的肿瘤。通过检测肿瘤的基因突变或异常表达，靶向治疗能够实现精准干预。在非小细胞肺癌中，靶向治疗主要针对 EGFR、ALK、ROS1 等基因突变的患者。吉非替尼和厄洛替尼等 EGFR 抑制剂对携带 EGFR 突变的患者表现出显著的疗效，而克唑替尼等 ALK 抑制剂则对 ALK 阳性肺癌患者有良好的治疗效果。对于这些患者，靶向治疗已经成为标准的一线治疗手段。

HER2 阳性乳腺癌是靶向治疗的经典适应证之一，曲妥珠单抗和帕妥珠单抗等 HER2 靶向药物通过阻断 HER2 信号通路，显著提高了 HER2 阳性乳腺癌患者的生存率。这些药物常与化疗联合使用，尤其在术后辅助治疗和晚期乳腺癌中取得了显著疗效。

慢性髓性白血病是靶向治疗的成功典范，伊马替尼等 BCR-ABL 酪氨酸激酶抑制剂通过靶向阻断 BCR-ABL 融合蛋白的异常信号传导，控制白血病细胞的增殖。这一靶向药物的应用使 CML 从一种致命的血液肿瘤转变为可控的慢性疾病，大幅度提高了患者的长期生存率。

胃肠间质瘤通常伴随 *KIT* 或 *PDGFRA* 基因突变，靶向治疗如伊马替尼通过抑制这些突变的酪氨酸激酶，显著改善了患者的预后。对于存在 *KIT* 突变的 GIST 患者，靶向治疗已成为标准的治疗方法。对于伴有 *RAS* 基因突变的晚期结直肠癌患者，靶向药物如贝伐珠单抗（VEGF 抑制剂）和西妥昔单抗（EGFR 抑制剂）已成为重要的治疗选择。靶向药物与化疗联合使用，能够延长无进展生存期，并在部分患者中实现肿瘤的明显缩小。

免疫治疗与靶向治疗的适应证不断扩展，为越来越多的肿瘤患者提供了有效的治疗选择。免疫治疗在黑色素瘤、非小细胞肺癌、肾细胞癌和霍奇金淋巴瘤等免疫敏感性肿瘤中显示了良好的效果，而靶向治疗则主要适用于伴有特定分子特征的肿瘤，如 EGFR 突变的非小细胞肺癌、HER2 阳性乳腺癌、BCR-ABL 阳性的慢性髓性白血病等。通过精准的分子诊断技术，医生能够根据肿瘤的生物学特征选择最合适的治疗方案，从而提高治疗效果并减少不必要的不良反应。在临床应用中，随着免疫治疗和靶向治疗的结合与优化，未来会进一步扩展其适应证范围并提高患者的治疗预后。

四、免疫治疗与靶向治疗的疗效评估

免疫治疗与靶向治疗的快速发展为肿瘤治疗带来了前所未有的变革，与传统治疗不同，免疫治疗通过激活患者自身的免疫系统来对抗肿瘤，而靶向治疗则专注于抑制肿瘤细胞中的特定分子通路。为了确保这些疗法的有效性并最大限度地优化治疗效果，疗效评估显得尤为重要。疗效评估不仅能指导医生对治疗方案进行调整，还能帮助预测患者的预后。

（一）影像学评估

影像学评估是评估肿瘤治疗效果的重要工具之一，它通过比较治疗前后肿瘤的大小、形态变化，为医生提供关于治疗效果的直观数据。

对于靶向治疗和免疫治疗，实体瘤疗效评价标准（RECIST）仍然是临床中最常用的影像学评估标准之一。RECIST 通过测量肿瘤的最大径线，判断肿瘤的缩小、稳定或进展，将治疗效果分为完全缓解、部分缓解、疾病稳定和疾病进展4 个等级。靶向治疗常常能快速抑制肿瘤的生长，因此在使用靶向治疗的患者中，肿瘤体积的变化能够较早体现治疗效果。

与传统疗法不同，免疫治疗的疗效评估存在一定特殊性，肿瘤在早期治疗时可出现"假性进展"现象，即肿瘤表面增大，但实际上是由于免疫细胞大量浸润导致的影像学变化，而非肿瘤进展。因此 iRECIST 被用于评估免疫治疗的疗效，它在 RECIST 的基础上增加了对假性进展的识别。这一评估标准有助于避免过早中止治疗，从而使患者能够获得更长时间的免疫反应。

PET-CT 是另一种常用的疗效评估工具，特别适用于评估靶向治疗和免疫治疗后的代谢变化。PET-CT 能够通过观察肿瘤细胞的葡萄糖代谢水平，帮助医生判断肿瘤细胞的活性。治疗后肿瘤代谢活动的减少通常提示治疗效果良好，尤其在免疫治疗中，PET-CT 可以辅助判断免疫反应的强度和效果。

（二）分子生物标志物的监测

分子生物标志物在靶向治疗和免疫治疗的疗效评估中扮演着重要角色，通过监测血液或组织中的特定生物标志物水平，医生能够更精确地评估治疗效果，并对治疗方案进行调整。

靶向治疗主要作用于肿瘤细胞中的特定分子靶标，如 EGFR、ALK、BRAF 等基因突变的抑制。治疗前后对这些基因的突变状态进行监测，能够帮助医生评估靶向治疗的效果。在 EGFR 突变阳性的非小细胞肺癌患者中，治疗后通过液体活检监测 EGFR 突变状态的变化，能够帮助判断肿瘤是否对靶向药物产生耐药性，进而决定是否需要调整治疗策略。

肿瘤标志物（如 CEA、CA-125、AFP 等）的变化也是疗效评估的重要指标，靶向治疗和免疫治疗通常会通过减少肿瘤细胞的增殖，降低这些标志物的水平。持续的标志物水平下降通常预示着治疗的有效性，而标志物水平的回升则提示肿瘤的复发或进展。对于靶向治疗的患者，标志物水平的变化可以作为疗效监测的早期预警信号，帮助医生及时干预。

在免疫治疗中，PD-L1 表达水平和肿瘤突变负荷（TMB）是常用的疗效预测标志物。PD-L1 高表达的患者往往对 PD-1/PD-L1 抑制剂的治疗反应较好，而高 TMB 的肿瘤则更容易引发强烈的免疫反应。因此定期监测这些标志物可以帮助评估免疫治疗的效果。治疗期间外周血中 T 细胞的变化也可以反映免疫反应的强度，有助于医生调整治疗强度。

（三）患者生存与生活质量的评估

靶向治疗和免疫治疗的最终目标是延长患者的生存期，无进展生存期（PFS）和总生存率（OS）是常用的生存率评估指标。无进展生存期指的是从治疗开始到疾病进展或患者死亡的时间，而总生存率则是指患者在治疗后的总生存时间。在临床研究中，这两个指标被广泛用于评估治疗的长期效果。PD-1 抑制剂在多种肿瘤中延长了患者的总生存期，而靶向治疗则在特定基因突变的患者中显著延长了无进展生存期。

靶向治疗和免疫治疗的另一个重要评估维度是患者的生活质量，虽然这些疗法在某些情况下可以显著延长患者的生存时间，但伴随着一定的不良反应。通过问卷调查或患者自我报告的方式，医生可了解患者在治疗期间的疼痛、疲劳、心理状态等方面的变化。如果患者的生活质量显著改善，并且能够较好地耐受治疗不良反应，表明治疗总体效果良好。靶向治疗和免疫治疗在某些肿瘤类型中，特别是晚期癌症患者中，旨在缓解症状和恢复部分生活功能。免疫治疗在黑色素瘤和肺癌患者中，常能够缓解疼痛和改善呼吸困难的症状。通过定期评估患者的症状变化，医生可以判断治疗是否取得了良好的临床效果，并根据需要调整治疗方案。

免疫治疗与靶向治疗的疗效评估不仅依赖于影像学检查，还包括分子生物标志物的监测、患者的生存期和生活质量的改善等多方面内容。通过影像学评估，医生可以直观地判断肿瘤的变化；分子生物标志物的变化为疗效评估提供了更为精确的生物学依据；而生存率和生活质量的改善则是判断治疗成功与否的重要标准。合理的疗效评估不仅有助于优化治疗方案，还能为患者的长期健康管理提供重要参考。

第四章　常见肿瘤的诊疗

第一节　肺癌

一、流行病学

肺癌是全球最常见的恶性肿瘤之一，近年来其发病率和病死率呈现持续上升的趋势。作为一种高度致死的癌症，肺癌的流行病学特征与许多因素密切相关，包括吸烟、空气污染、职业暴露以及遗传因素等。了解肺癌的流行病学对于制订有效的预防策略、早期筛查和合理的治疗决策至关重要。

（一）肺癌的发病率与病死率

肺癌的发病率和病死率在全球范围内有显著的地域差异，是衡量该病严重性的两个关键指标。

在全球范围内，肺癌是最常见的癌症之一。根据国际癌症研究机构（IARC）的数据，肺癌占全球所有新发癌症病例的 11.6% 左右，居所有癌症之首。尤其在工业化国家，肺癌的发病率相对较高，如美国、欧洲和中国等。全球范围内，男性的肺癌发病率明显高于女性，主要与吸烟率的差异有关。

肺癌的高病死率是其最显著的特点之一，肺癌在癌症相关死亡中所占的比重极大，约占全球癌症死亡总数的 18%。尽管在发达国家，随着戒烟率的上升和早期筛查的推广，部分国家的肺癌病死率有所下降，但在发展中国家和一些吸烟率较高的地区，肺癌的病死率仍处于上升状态。晚期肺癌患者的 5 年生存率较低，这也是导致肺癌高病死率的主要原因之一。

（二）性别与年龄分布

肺癌的流行病学特征还受到性别和年龄的影响，不同性别和年龄组的肺癌发病率和病死率存在显著差异。

男性肺癌发病率长期以来一直高于女性，主要原因是男性吸烟率远高于女性。然而，近年来，随着女性吸烟率的上升，女性肺癌的发病率也有所增加，尤其是在西方国家。在非吸烟者中，女性患肺癌的风险高于男性，研究认为这与性激素、遗传易感性以及其他环境暴露因素有关。

肺癌的发病率随着年龄的增加而显著上升，50 岁以上人群是肺癌的高发群体。大多数肺癌患者的确诊年龄在 65 岁以上，且老年患者的预后通常较差。这一现象与老年人长时间暴露于致癌物质、机体免疫功能下降以及其他慢性疾病的共病有关。近年来肺癌在年轻人中的发病率有所上升，特别是非小细胞肺癌，这种变化与遗传易感性和环境暴露的复杂相互作用有关。

（三）地理分布与地域差异

肺癌的发病率和病死率在全球各地差异显著，不同地区的肺癌发病模式反映了经济发展水平、工业化进程、环境污染以及吸烟习惯的不同。

发达国家如美国、日本、欧洲部分国家，肺癌的发病率和病死率较高，但近年来，随着禁烟政策的推行和公众对健康意识的提高，这些国家的肺癌发病率有所下降。相反，在发展中国家，特别是中国、印度等新兴工业化国家，肺癌的发病率和病死率持续上升。工业化进程中的空气污染、吸烟率高、工作场所职业暴露等因素是这些地区肺癌高发的主要原因。

在同一国家内部，肺癌的发病率也存在显著的城乡差异。城市地区的肺癌发病率通常高于农村地区，这主要与城市中的空气污染、生活方式以及工业污染有关。吸烟在城市居民中更为常见，也是导致城市肺癌高发的重要因素之一。随着工业化和生活方式的改变，农村地区的肺癌发病率也呈上升趋势。

（四）肺癌的主要危险因素

肺癌的发病与多种危险因素密切相关，这些因素包括但不限于吸烟、空气污染、职业暴露和遗传易感性。

吸烟是肺癌的最主要致病因素，约 85% 的肺癌病例与吸烟有关。香烟中的致癌物质通过破坏肺部细胞的 DNA，引发一系列基因突变，最终导致癌症的发生。长期吸烟者患肺癌的风险显著高于不吸烟者，且吸烟时间越长、吸烟量越大，患癌风险越高。被动吸烟也增加了肺癌的风险，尤其对非吸烟者群体构成潜在威胁。

除吸烟外，空气污染是肺癌的另一重要风险因素。空气中的细颗粒物（PM2.5）和多环芳烃等污染物会通过呼吸道进入肺部，长期暴露于这些污染物中会增加肺癌的发生风险。尤其在空气污染严重的地区，肺癌的发病率显著增加。

某些职业中的致癌物质暴露也显著增加肺癌风险，长期暴露于石棉、砷、铍、镍、铀等化学物质中的工人，患肺癌的概率显著高于普通人群。放射线暴露也是肺癌的高危因素之一，如接触高剂量氡气的矿工，其肺癌发病率明显增加。虽然环境因素在肺癌发生中占主要地位，但遗传因素也不能忽视。研究发现，具有肺癌家族史的人群其患癌风险更高，表明肺癌具有一定的遗传易感性。这种易感性与某些基因突变或多态性有关，特别是那些参与 DNA 修复、细胞周期调控和致癌物质代谢的基因。

肺癌是全球范围内发病率和病死率最高的恶性肿瘤之一，其流行病学特征受到多种因素的影响，包括吸烟、空气污染、职业暴露及遗传易感性。男性、老年人和生活在城市的居民是肺癌的高发人群。在未来的防治工作中，减少吸烟率、改善空气质量以及加强对高危人群的筛查将是降低肺癌发病率和病死率的关键策略。通过全面了解肺癌的流行病学特征，能够为制订更有效的预防、筛查和治疗方案提供重要依据。

二、早期诊断

肺癌作为全球发病率和病死率最高的恶性肿瘤之一，其早期诊断在提高患者生存率和改善预后方面具有重要意义。由于肺癌的早期症状通常不明显，患者往往在疾病进展至中晚期时才被确诊，错过了最佳治疗时机。肺癌早期诊断的关键在于高危人群的筛查、精准的影像学技术以及分子标志物的检测等手段的应用。

(一) 低剂量螺旋 CT 筛查

目前，低剂量螺旋 CT（LDCT）被认为是最有效的肺癌早期筛查方法之一，特别适用于高危人群的定期检查。

传统的胸部 X 线摄片在肺癌的早期诊断中敏感性较低，经常难以发现微小的肺部结节。而 LDCT 通过较低剂量的 X 线辐射，能够提供高分辨率的肺部图像，有助于发现直径仅几毫米的早期肺癌病灶。与胸片相比，LDCT 显著提高了肺癌的检出率，特别是对小细胞肺癌和非小细胞肺癌的早期检测效果尤为突出。

LDCT 筛查通常推荐用于肺癌的高危人群，包括长期吸烟者、50 岁以上且有吸烟史的人群以及有肺癌家族史的个体。根据美国国家肺癌筛查试验（NLST）的研究结果，LDCT 筛查在高危人群中的使用能够有效降低肺癌的病死率。因此，定期使用 LDCT 进行筛查，特别是对有明确风险因素的个体，有助于在早期发现并治疗肺癌。

尽管 LDCT 在肺癌早期筛查中的效果显著，但也存在一定的局限性和风险。LDCT 产生假阳性结果，导致不必要的进一步检查和治疗；尽管低剂量 CT 的辐射量相对较低，但长时间、频繁的筛查仍对患者的健康造成潜在影响。LDCT 筛查应根据患者的具体情况进行评估，避免过度检查和干预。

(二) 分子标志物检测

分子标志物检测是肺癌早期诊断的另一个重要工具，通过检测血液、痰液或其他体液中的特定标志物，可以发现潜在的早期肿瘤活动。循环肿瘤细胞（CTC）是从原发性或转移性肿瘤中脱落并进入血液循环的肿瘤细胞，近年来，CTC 检测已被证明在肺癌的早期诊断中具有重要价值。通过对 CTC 的捕获和分析，医生能够识别血液中的肿瘤细胞，并判断肺癌的存在。与传统的组织活检相比，CTC 检测具有无创、方便和动态监测的优势，可以为高危人群提供早期筛查手段。

外泌体是肿瘤细胞分泌到体液中的纳米级囊泡，携带有丰富的肿瘤特异性蛋白质和核酸。外泌体的检测可以提供肿瘤细胞的分子信息，有助于发现早期肺癌。循环肿瘤 DNA（ctDNA）是从肿瘤细胞中释放到血液中的 DNA 片段，检测血液中的 ctDNA 突变状态也是早期诊断肺癌的重要方法之一。特别是在基因突变驱动型肺癌（如 EGFR、KRAS 突变型肺癌）中，ctDNA 检测可以在无创条件下检测特定基因突变，提示早期肿瘤活动。

除了 CTC 和 ctDNA，血液或痰液中的特定蛋白质和代谢物也可作为肺癌的早期标志物。癌胚抗原（CEA）、神经特异性烯醇化酶（NSE）等蛋白质标志物在肺癌患者中往往会显著升高，通过多重标志物组合检测，可以提高肺癌早期诊断的敏感性和特异性，为早期筛查提供更为可靠的依据。

（三）其他辅助诊断手段

除了 LDCT 和分子标志物检测，其他的诊断工具也可用于肺癌的早期检测，特别在高风险患者的进一步评估中。痰液细胞学检查是通过显微镜观察痰液中的脱落细胞，检查其中是否存在癌细胞。尽管该方法对于中心型肺癌（如小细胞肺癌）具有较高的检出率，但由于外周型肺癌的脱落细胞较少，痰液细胞学检查的敏感性相对较低。痰液检查多作为其他诊断方法的辅助工具，而不是早期筛查的首选。

支气管镜检查通过插入支气管镜到达肺部气道，直接观察气道内的病变，并取样进行活检。该方法主要用于检查中心型肺癌以及获取病理组织。尽管支气管镜检查对确诊肺癌具有重要意义，但其侵入性较强，通常只用于影像学或其他检查提示异常的患者。随着影像学技术的发展，人工智能（AI）在肺癌的早期诊断中也得到了广泛应用。AI 通过对大量肺部 CT 图像进行学习，能够自动识别肺部结节并对其进行分类，极大地提高了医生的诊断效率和准确率。近年来，AI 辅助诊断系统已逐渐应用于临床，特别是在 LDCT 筛查的读片中，AI 技术能够快速筛选出可疑病灶，减少漏诊率。

肺癌的早期诊断对于提高患者生存率和改善预后至关重要。低剂量螺旋 CT 筛查是目前公认的最有效的肺癌早期筛查方法，特别适用于高危人群的定期检查。分子标志物检测如 CTC、ctDNA 等技术的进步，也为无创、动态监测肺癌提供了新的手段。在辅助诊断方面，痰液细胞学检查、支气管镜以及人工智能辅助诊断技术也为进一步确诊提供了支持。通过综合运用这些早期诊断工具，能够有效提高肺癌的早期发现率，为患者提供及时的干预和治疗机会。

三、治疗

肺癌的治疗方法根据其类型、分期及患者的总体健康状况而定。肺癌的主要类型分为小细胞肺癌（SCLC）和非小细胞肺癌（NSCLC），两者的生物学行为和治疗方式有所不同。总体上，肺癌的治疗包括手术治疗、化疗、靶向治疗和免疫治疗等多种手段，通过个体化治疗可以提高疗效并减少不良反应。

（一）手术治疗

手术是早期肺癌的主要治疗手段，特别适用于局限于肺部的非小细胞肺癌（NSCLC）。

对于早期 NSCLC，手术是首选治疗方案，尤其在 I 期和 II 期的患者中，手术能够达到根治效果。手术适用于局限于肺部且未发生远处转移的肿瘤。对于一些局部晚期的 III 期肺癌患者，经过新辅助化疗或放疗后，也可以考虑进行手术。

根据肿瘤的大小、位置和患者的身体状况，手术方式可以分为肺叶切除术、全肺切除术和楔形切除术等。肺叶切除术是最常用的方式，能够完全切除肿瘤所在的肺叶。对于肿瘤较小且位置较为边缘的患者，可以选择楔形切除术或段切除术，这种方式保留了更多的肺组织，有利于维持患者的肺功能。尽管手术能够完全切除早期肿瘤，但部分患者在术后仍面临复发风险。对于高危的 II 期和 III 期患者，术后需要辅以化疗或放疗，以减少复发风险并提高长期生存率。放疗是局部晚期肺癌以及不适合手术患者的重要治疗选择，通过高能辐射破坏肿瘤细胞。

放疗适用于多种肺癌类型和分期，对于不能手术的早期 NSCLC 患者，立体定向放疗（SBRT）是一种高效的替代选择。对于局部晚期的 III 期肺癌，放疗常常与化疗联合使用，以实现更好的局部控制和生存优势。放疗还可以作为姑息治疗，帮助缓解由晚期肺癌引起的症状，如疼痛、呼吸困难等。

放疗的方式包括外照射放疗和立体定向放疗（SBRT），SBRT 是一种高度精准的放疗技术，特别适用于不宜手术的早期肺癌患者，通过几次高剂量放射可以达到类似于手术的治愈效果。对于局部晚期或术后复发的患者，调强放疗（IM-RT）等技术能够精确瞄准肿瘤，减少对周围正常组织的损伤。放疗常伴随一定的不良反应，包括放射性肺炎、食管炎等。不良反应的程度取决于治疗剂量、范围及患者的健康状况。通过现代放疗技术的改进，可以尽量减少不良反应的发生。

（二）化疗

化疗是晚期肺癌的主要治疗方式之一，适用于大部分小细胞肺癌（SCLC）及晚期非小细胞肺癌（NSCLC）。SCLC 对化疗敏感，因此无论是局限期还是广泛期 SCLC，化疗均是首选治疗方案。对于局部晚期和转移性 NSCLC 患者，化疗作为一线治疗能够延长生存期并改善症状。化疗也常用于手术后或放疗后的辅助治疗，以减少复发的可能性。

化疗方案通常是基于铂类药物（如顺铂或卡铂）的联合化疗，在 NSCLC 中常用的方案包括铂类联合吉西他滨、培美曲塞或紫杉醇等药物。对于 SCLC，常用的化疗方案包括铂类联合依托泊苷。

化疗常见的不良反应包括恶心、呕吐、骨髓抑制等，通过使用抗恶心药物和生长因子，可以减轻大部分患者的化疗不良反应。随着个体化治疗的推进，化疗方案的优化也有助于降低不必要的不良反应。

（三）靶向治疗

靶向治疗通过阻断肿瘤细胞中的特定分子通路，专门针对携带特定基因突变的患者，具有高效且不良反应较小的特点。靶向治疗适用于携带特定基因突变的肺癌患者，尤其是非小细胞肺癌（NSCLC）患者。最常见的靶点包括 EGFR、ALK、ROS1 和 BRAF 突变。对于这些患者，靶向药物能够显著延长无进展生存期并提高生活质量。

EGFR 突变阳性的患者常用的靶向药物包括吉非替尼、厄洛替尼和奥希替尼，对于 ALK 重排的患者，克唑替尼和阿来替尼是主要的治疗选择。随着研究的深入，越来越多的新型靶向药物被开发用于肺癌的治疗，进一步扩展了治疗选择的范围。

（四）免疫治疗

免疫治疗通过激活患者的免疫系统，帮助识别并攻击肿瘤细胞，近年来在肺癌治疗中取得了重大进展。免疫检查点抑制剂（如 PD-1/PD-L1 抑制剂）已被广泛应用于晚期非小细胞肺癌的治疗，特别是 PD-L1 高表达的患者。在一线治疗中，帕博利珠单抗等免疫药物已成为标准治疗方案。免疫治疗还可与化疗联合使用，进一步增强治疗效果。

PD-1 抑制剂如帕博利珠单抗和纳武利尤单抗，PD-L1 抑制剂如阿替利珠单抗等，已经在肺癌的治疗中显示出显著疗效。免疫治疗的优势在于其持久的疗效和相对较低的不良反应，使其成为晚期肺癌患者的重要治疗选择。

肺癌的治疗方法根据患者的具体情况而异，包括手术、放疗、化疗、靶向治疗和免疫治疗等多种手段。对于早期患者，手术仍然是首选；而晚期患者更多依赖于化疗、靶向治疗和免疫治疗的综合应用。通过合理的治疗组合和个体化治疗，能够显著提高患者的生存期和生活质量。

四、预后与随访

肺癌是全球范围内导致癌症相关死亡的主要原因之一，其预后取决于多种因素，包括肿瘤的类型、分期、患者的身体状况以及所接受的治疗方式。尽管近年来肺癌治疗手段不断进步，尤其是在免疫治疗和靶向治疗领域的突破，肺癌的总体生存率仍然较低。预后评估和随访在肺癌的管理中起着至关重要的作用，良好的随访策略可以帮助监测复发、发现治疗不良反应，并指导患者进行个体化治疗。

（一）影响肺癌预后的主要因素

肺癌的两种主要类型是 SCLC 和 NSCLC，在预后方面，NSCLC 的预后通常优于 SCLC，这与肿瘤的生物学行为和治疗反应密切相关。SCLC 具有更高的增殖速率，且容易发生广泛的远处转移，导致其整体预后较差。对于 NSCLC，Ⅰ期或Ⅱ期的患者通过手术切除可获得较好的长期生存，而Ⅲ期或Ⅳ期患者的预后相对较差。肿瘤分期是影响肺癌预后的最重要因素之一，早期肺癌（Ⅰ期和Ⅱ期）经过手术或放疗后，5 年生存率较高，可达 50%～70%。晚期肺癌（Ⅲ期和Ⅳ期）因肿瘤扩散和转移，5 年生存率明显降低至不足 10%。肿瘤分期越早，患者的预后越好。

治疗方式的选择对肺癌患者的生存有直接影响，手术是早期 NSCLC 的主要治疗手段，而化疗和放疗常用于局部晚期或转移性肺癌患者。近年来，靶向治疗和免疫治疗在晚期肺癌患者的治疗中取得了显著进展。携带 EGFR、ALK 等基因突变的 NSCLC 患者通过靶向治疗能够显著延长生存期，PD-1/PD-L1 抑制剂在多种肺癌中的应用也改善了部分晚期患者的预后。

虽然这些治疗手段显著提高了肺癌患者的生存率，但治疗效果的个体差异较大。对于那些对靶向药物或免疫治疗反应良好的患者，其可获得长期的无进展生存期，而对于无明确靶向基因或免疫反应差的患者，预后仍然不理想。

患者的年龄、体力状况（PS 评分）、合并症等也显著影响肺癌的预后，年轻且健康状况较好的患者通常能够承受更为激进的治疗方案，如手术或高剂量化疗，预后相对较好；相反，老年或有严重合并症的患者在治疗选择上受到限制，无法耐受标准治疗，预后因此受到影响。

肺癌的复发和转移是导致预后不良的主要原因之一，即使是早期肺癌患者，在接受根治性手术或放疗后，仍有一定比例的患者会出现复发或远处转移。常见的转移部位包括脑、骨、肝脏和肾上腺。复发通常提示疾病的进一步进展，预后显著恶化，因此复发后需及时调整治疗策略，以延长患者生存。影响肺癌预后的主要因素见表 4-1。

表 4-1　影响肺癌预后的主要因素

因素	影响描述
肿瘤类型与分期	小细胞肺癌（SCLC）的预后通常较差，非小细胞肺癌（NSCLC）早期预后较好，晚期患者生存率较低。分期越早，预后越好
治疗方式	手术、化疗、放疗、免疫治疗和靶向治疗的有效性直接影响患者预后。手术可用于早期，晚期则多采用化疗和免疫治疗
患者整体健康状况	年龄、体力状态、合并症影响患者能否接受强效治疗。较好的健康状态有利于患者耐受治疗，预后较好
肿瘤复发与转移	复发或远处转移是预后不良的主要原因，复发后患者的生存期显著缩短，尤其是出现脑、骨、肝等转移
肿瘤的生物学特性	肿瘤的增殖能力、基因突变类型等生物学特性决定了治疗的效果和复发风险，影响长期生存率

（二）肺癌患者的随访管理

肺癌治疗后随访的主要目的是早期发现复发或新发癌症、监测治疗并发症和不良反应，并提供心理支持和健康指导。定期的随访不仅能够提高复发的早期检出率，还可以改善患者的生活质量。

根据患者的治疗阶段和预后风险，随访的频率和检查内容有所不同。一般而言，手术或治疗后的早期随访比较密集，通常建议每 3~6 个月进行 1 次随访，包括临床检查和影像学评估。经过 2~3 年无病生存后，随访频率可以逐渐降低至每 6 个月或每年 1 次，持续 5 年。在高风险患者中，长期随访需要超过 5 年。影像学检查是随访的重要组成部分，尤其是 CT 扫描，在肺癌复发的早期发现中起着关键作用。对于已经接受过手术或放疗的患者，定期进行胸部 CT 扫描能够有效监测肺部局部复发或远处转移。在某些情况下，如脑转移高风险患者，需要定期进行脑部影像学检查（如 MRI 检查）。

肿瘤标志物如癌胚抗原（CEA）、鳞状细胞癌相关抗原（SCC）等在肺癌的随访中也起到辅助作用，虽然标志物的变化不能单独作为复发的诊断依据，但其升高提示肿瘤活动增加。结合影像学和临床症状，肿瘤标志物的动态监测有助于评估患者的复发风险。肺癌患者在治疗后面临多种长期并发症，包括呼吸困难、疲劳、疼痛等，这些问题会影响患者的生活质量。随访过程中需要定期评估患者的功能状态和生活质量，及时调整康复治疗方案。肺癌患者在心理上面临焦虑、抑郁等情绪问题，定期的心理支持和干预有助于提高患者的整体康复效果。

肺癌的预后取决于多个因素，包括肿瘤的类型、分期、治疗方式以及患者的健康状况。早期发现和及时治疗能够显著改善患者的生存率，而复发和转移则是影响预后的主要原因。通过定期随访，能够早期发现复发，并及时采取适当的治疗措施。影像学检查、肿瘤标志物监测以及生活质量评估在肺癌随访中均具有重要意义。在临床实践中，良好的随访管理能够为肺癌患者提供长期的健康监测和支持，帮助提高整体生存率并改善生活质量。

第二节　乳腺癌

一、流行病学

乳腺癌是全球范围内女性最常见的恶性肿瘤之一，也是导致女性癌症相关死亡的主要原因之一。近年来，随着筛查技术的进步和治疗手段的不断优化，乳腺癌的生存率有了显著提高。乳腺癌的发病率仍然在全球范围内持续上升，特别是在经济较为发达的国家和地区。乳腺癌的流行病学特征主要包括其发病率、病死率、性别与年龄分布，以及各种危险因素。

（一）乳腺癌的发病率与病死率

根据世界卫生组织的统计数据，乳腺癌是全球女性发病率最高的癌症。在2022 年全球新发癌症病例中，女性乳腺癌的新诊断癌症例数约 230.89 万例，其发病率以 11.6% 居第二位，死亡率以 6.9% 居第四位。乳腺癌的发病率在高收入国家显著高于低收入和中等收入国家，这与经济发展、生活方式以及筛查技术的普及有关。

发达国家乳腺癌发病率较高，缘于这些地区女性的乳腺癌筛查覆盖面较广，能够较早发现疾病。而在部分发展中国家，尽管乳腺癌的筛查工作有所推进，发病率却随着生活方式的西化而显著增加。中国、印度等新兴经济体的乳腺癌发病率近年来也呈现上升趋势，特别是在城市女性中，这可能与饮食、环境以及生育年龄推迟等因素相关。

尽管乳腺癌的发病率较高，但随着早期诊断和治疗技术的进步，乳腺癌的病死率有所下降。在高收入国家，乳腺癌的5年生存率已达到80%以上，而在低收入和中等收入国家，生存率仍相对较低。主要与医疗资源不足、筛查不普及以及治疗延误有关。

（二）乳腺癌的性别与年龄分布

乳腺癌主要发生在女性中，男性乳腺癌的发病率极低，约占所有乳腺癌病例的1%。男性乳腺癌通常在确诊时已处于晚期，预后相对较差。这主要是由于男性乳腺癌缺乏明确的筛查手段和早期症状不明显所致。

乳腺癌的发病率随着年龄的增加而显著上升，尤其是在40岁以上的女性中。绝经后的女性乳腺癌发病率最高，50~70岁的女性是乳腺癌的高发年龄段。在一些高收入国家，绝经前女性的乳腺癌发病率也有所上升，与生育年龄推迟、生活方式的改变等因素有关。年轻女性（40岁以下）乳腺癌的发病率较低，但这些患者的乳腺癌往往进展迅速，且预后相对较差。

（三）乳腺癌的主要危险因素

乳腺癌的家族史是最为明确的危险因素之一，携带 *BRCA1* 和 *BRCA2* 基因突变的女性乳腺癌发病风险显著增加，这类基因突变不仅增加乳腺癌的风险，还导致卵巢癌等其他癌症的发生。5%~10%的乳腺癌病例与遗传突变相关，因此对于有家族史的高危人群，早期筛查和预防性干预具有重要意义。

乳腺癌的发生与雌激素暴露密切相关，早期月经初潮、晚期绝经、无生育史或生育年龄较晚的女性乳腺癌发生风险较高。长期使用激素替代疗法也会增加乳腺癌的发病风险，哺乳则被认为是降低乳腺癌发生风险的保护因素。现代生活方式，如高脂饮食、久坐不动、超重或肥胖等，均与乳腺癌的发生风险增加有关。过度饮酒也是已知的乳腺癌风险因素，饮酒会增加体内雌激素水平，进而提高患癌概率，适度的体育锻炼则有助于降低乳腺癌的发生风险。长期暴露于电离辐射、化学致癌物质（如多环芳烃）和某些职业暴露（如从事化工行业的女性）也是乳腺癌的高危因素。这些外部环境因素通过影响乳腺细胞的 DNA，增加乳腺癌发生的风险。

乳腺癌是全球范围内女性发病率最高的癌症，发病率和病死率在不同地区和人群中差异显著。高收入国家由于筛查和早期诊断的普及，乳腺癌的病死率相对较低，而在低收入和中等收入国家，发病率随着生活方式的改变而上升，病死率较高。乳腺癌的发病与遗传、激素水平、生活方式和环境暴露等多种因素密切相关。通过早期筛查、高危人群的基因检测以及健康生活方式的推广，可以在一定程度上降低乳腺癌的发病风险，提高患者的长期生存率。

二、早期诊断

乳腺癌是全球女性最常见的恶性肿瘤之一，早期诊断是提高乳腺癌治愈率的关键。由于乳腺癌在早期往往缺乏明显症状，许多患者在疾病进展到中晚期时才被确诊。因此，针对乳腺癌高危人群的定期筛查、提高早期发现率，以及科学的诊断手段的应用，能够显著降低乳腺癌的病死率。

（一）乳腺癌的筛查技术

1. 乳腺 X 线摄影（钼靶检查）

乳腺 X 线摄影（钼靶检查）是目前最广泛应用的乳腺癌筛查手段。其通过低剂量的 X 线穿透乳腺组织，捕捉细微的肿块或钙化病变，能够在乳腺癌早期发现微小的肿瘤，特别是非触诊的肿块。钼靶检查的敏感性较高，尤其适用于年龄大于 50 岁、乳腺组织密度较低的女性。

适应人群：一般建议 50 岁及以上的女性每 1~2 年进行 1 次钼靶检查，特别是有家族史或其他高危因素的个体。对于年轻女性，由于其乳腺组织较为致密，钼靶检查的准确性受限，但仍然是筛查中的重要手段。

2. 乳腺超声检查

乳腺超声检查作为乳腺 X 线摄影的补充，尤其适用于乳腺组织致密的年轻女性。在超声波的帮助下，能够清晰显示乳腺内的囊性和实性病变，具有无辐射、无创伤的优势。对于发现的可疑病灶，超声可以进一步确认其性质，为下一步的诊断提供依据。

优势与局限：乳腺超声检查对于年轻女性的乳腺癌筛查具有较高的敏感性，特别是对肿块的性质（如是否为囊性或实性病变）有明确的诊断价值。然而，超声的分辨率对早期微小钙化病变的检测较弱，因此常与钼靶检查联合使用。

3. 磁共振成像（MRI）

MRI 在乳腺癌筛查中的应用日益广泛，尤其适用于高危女性，如携带 *BRCA1* 或 *BRCA2* 基因突变的患者。MRI 通过检测血液流动和组织密度变化，能够更为清晰地显示乳腺内的异常区域，且对致密乳腺组织的分辨率高于钼靶检查。

适应人群：对于家族遗传史明确、基因突变或有其他高危因素的女性，MRI 是乳腺癌早期筛查的有效手段。MRI 的敏感性高，但假阳性率较高，因此通常结合钼靶检查共同使用。

（二）影像学检查的应用（图 4-1）

乳腺 X 线摄影能够显示细微的钙化病变或微小肿块，这是乳腺癌的早期标志之一。研究表明，通过定期乳腺 X 线摄影筛查，可以将乳腺癌的病死率降低 30% 以上。该检查方法不仅能够发现可触及的肿块，还可以检测到难以通过其他手段发现的病灶，特别是在没有症状的早期乳腺癌患者中。

超声检查与乳腺 X 线摄影相结合，特别适用于乳腺致密的患者，能够更好地区分肿块的性质，判断肿瘤是否具有恶性特征。超声还可以用于引导乳腺活检，确保取样的准确性。超声检查作为常规筛查的补充手段，极大地提高了乳腺癌的早期检出率。

对于乳腺癌高危人群，MRI 的高敏感性使其成为一种重要的筛查工具，尤其适用于钼靶难以准确识别的致密乳腺。MRI 在乳腺癌的早期筛查中显示出优异的灵敏度，特别是对于 *BRCA* 基因突变携带者、年轻患者以及既往有乳腺癌病史的个体，MRI 可以发现微小的恶性病变。

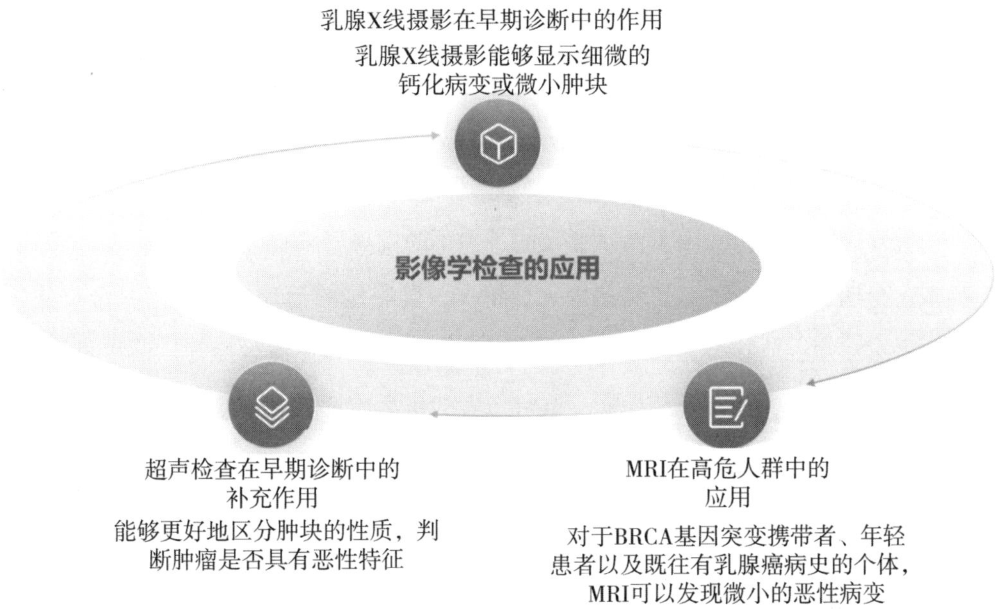

乳腺X线摄影在早期诊断中的作用
乳腺X线摄影能够显示细微的
钙化病变或微小肿块

影像学检查的应用

超声检查在早期诊断中的
补充作用
能够更好地区分肿块的性质，判
断肿瘤是否具有恶性特征

MRI在高危人群中的
应用
对于BRCA基因突变携带者、年轻
患者以及既往有乳腺癌病史的个体，
MRI可以发现微小的恶性病变

图4-1 影像学检查的应用

（三）分子标志物在乳腺癌早期诊断中的作用

循环肿瘤 DNA（ctDNA）是一种来自肿瘤细胞的 DNA 片段，可以通过血液检测发现早期乳腺癌的分子变化。ctDNA 的检测不仅有助于乳腺癌的早期诊断，还可以用于监测治疗效果和肿瘤复发风险。虽然该技术尚未成为常规筛查手段，但它为未来乳腺癌的无创筛查提供了新的可能性。

癌胚抗原（CEA）和糖类抗原（CA15-3）是常用于乳腺癌监测的肿瘤标志物，尽管这些标志物在早期乳腺癌筛查中的敏感性较低，但它们在治疗过程中和随访中的价值较为突出，能够用于评估治疗效果和检测肿瘤复发。

对于家族中有乳腺癌遗传史的女性，*BRCA1* 和 *BRCA2* 基因突变检测是一种重要的筛查手段。携带这些突变的女性患乳腺癌的风险显著增加，基因检测能够帮助识别这些高危个体，并采取早期干预措施，如密切监测、预防性切除乳腺或药物预防。

乳腺癌的早期诊断对于提高患者的生存率至关重要，乳腺 X 线摄影是乳腺癌筛查的主要手段，结合乳腺超声检查和 MRI 的应用，特别适用于不同年龄层和高危人群。随着分子标志物检测技术的发展，如 ctDNA 和 *BRCA* 基因突变检测，乳腺癌的早期诊断手段逐渐趋于精准和个体化。通过多种检查方式的结合，能够更早、更准确地发现乳腺癌，提高治疗效果并减少疾病的复发风险。

三、治疗

乳腺癌的治疗方法随着医学科技的进步不断发展和多样化，根据患者的病理类型、分期、激素受体状态和基因突变情况，乳腺癌的治疗通常采用综合疗法，包括手术治疗、放疗、化疗、内分泌治疗、靶向治疗和免疫治疗等。治疗目标是根治早期乳腺癌，控制晚期疾病，改善患者的生活质量。

（一）手术治疗

手术是早期和局部晚期乳腺癌患者的主要治疗手段，尤其适用于Ⅰ期和Ⅱ期乳腺癌患者。其目的是彻底切除原发肿瘤，并通过切除腋窝淋巴结来判断癌细胞的扩散情况。对于局部进展期乳腺癌患者，在接受新辅助治疗后，手术依然是主要的治疗选择。

手术方式的选择取决于肿瘤的大小、位置、患者的乳房形态和患者意愿，主要的手术方式包括以下几种。

1. 乳房切除术（全乳切除术）

用于需要切除整个乳房的患者，尤其是在肿瘤较大、涉及多个区域或存在遗传易感性的情况下。

2. 乳房部分切除术（保乳手术）

适用于肿瘤较小且局限于乳房某一区域的患者，术后需联合放疗以降低复发风险。保乳手术有助于提高患者的术后生活质量。

3. 前哨淋巴结活检与腋窝淋巴结清扫

用于判断癌细胞是否扩散至淋巴结。前哨淋巴结活检可减少不必要的淋巴结清扫，降低并发症风险。

手术后的康复包括伤口愈合、乳房重建以及淋巴水肿的预防和治疗，对于接受乳房部分切除术的患者，术后常规放疗是必要的，可以减少局部复发的风险；对于淋巴结阳性的患者，术后还需结合化疗或内分泌治疗进行综合治疗。

（二）放疗

放疗在乳腺癌治疗中的应用主要集中在局部控制肿瘤，尤其是在保乳手术后和局部进展期乳腺癌的治疗中；对于晚期乳腺癌患者，放疗还可以作为姑息性治疗手段，缓解肿瘤引起的疼痛或其他局部症状。

乳腺癌的放疗通常包括以下几类。

1. 全乳放疗

在保乳手术后，针对整个乳房进行放疗，以消灭残留的癌细胞。

2. 局部增强放疗

用于肿瘤原发区域的额外放疗，以增强局部控制效果。

3. 淋巴区域放疗

当淋巴结阳性时，放疗包括腋窝、锁骨上窝等区域，以减少复发的可能性。

放疗常见的不良反应包括局部皮肤反应、疲劳和放射性肺炎等，现代放疗技术的改进（如调强放疗）能够减少对周围正常组织的损伤，并降低不良反应的发生率。针对出现的并发症，定期随访和及时处理尤为重要。

（三）化疗

化疗适用于三阴性乳腺癌、HER2 阳性乳腺癌以及淋巴结阳性患者，对于激素受体阳性但肿瘤具有高危特征（如肿瘤较大、Ki-67 高等）的患者，化疗也常作为辅助治疗。新辅助化疗则常用于局部晚期乳腺癌，以缩小肿瘤，提高手术的成功率。

化疗药物多为联合使用，以提高疗效并减少耐药性。常用的化疗方案如下。

1. AC-T 方案

阿霉素和环磷酰胺联合使用，后续加用紫杉醇，是乳腺癌常见的辅助化疗方案。

2. TC 方案

紫杉醇和卡铂联合使用，适用于对蒽环类药物不耐受的患者。

化疗的不良反应常包括恶心、呕吐、脱发、骨髓抑制等。近年来，随着止吐药物和生长因子等支持治疗的进步，化疗的耐受性有所提高。针对长期化疗引起的神经毒性等问题，患者需要定期监测和个体化管理。

（四）内分泌治疗

内分泌治疗适用于激素受体阳性的乳腺癌患者，尤其是绝经后女性。在手术或化疗后，内分泌治疗可以显著降低复发风险，延长无病生存期。

他莫昔芬适用于绝经前后患者，通过阻断雌激素对乳腺组织的作用，减少激素依赖型乳腺癌的复发；芳香化酶抑制剂（AI 类药物）适用于绝经后的患者，通过抑制体内雌激素的生成，减少复发风险。

内分泌治疗常见的不良反应包括潮热、关节痛和骨质疏松等，绝经后女性使用芳香化酶抑制剂时需注意定期检查骨密度，并根据情况采取骨质保护措施。

（五）靶向治疗与免疫治疗

靶向治疗主要用于 HER2 阳性乳腺癌患者，通过抑制 HER2 受体的信号传导，控制肿瘤的生长和扩散。最常用的靶向药物是曲妥珠单抗，通常与化疗联合使用，针对 PIK3CA 突变和 BRCA 突变的靶向药物也在临床中应用。

曲妥珠单抗是 HER2 阳性乳腺癌患者的标准治疗药物；帕妥珠单抗联合曲妥珠单抗用于晚期或新辅助治疗，可进一步提高治疗效果。近年来，免疫检查点抑制剂（如 PD-1/PD-L1 抑制剂）在乳腺癌的治疗中显示出一定潜力，特别是对三阴性乳腺癌。免疫治疗通过激活患者的免疫系统来攻击肿瘤细胞，改善了部分患者的预后。

乳腺癌的治疗方法包括手术、放疗、化疗、内分泌治疗、靶向治疗和免疫治疗等多种手段。根据患者的肿瘤类型、分期、激素受体状态和基因突变情况，合理制订个体化治疗方案是提高乳腺癌治疗效果的关键。随着治疗技术的进步，乳腺癌患者的生存率不断提高，综合治疗策略有助于进一步改善患者的预后和生活质量。

四、预后与随访

乳腺癌是全球女性中最常见的恶性肿瘤之一，虽然随着筛查技术的进步和治疗手段的多样化，乳腺癌的生存率不断提高，但其预后依然受到多种因素的影响。乳腺癌患者的预后不仅依赖于疾病的分期、肿瘤的生物学特性，还与治疗的选择、患者的整体健康状况以及后续的随访管理密切相关。及时的随访和监测能够帮助及早发现复发和治疗不良反应，从而采取相应措施，改善患者的长期生存率和生活质量。

（一）影响乳腺癌预后的主要因素

乳腺癌的预后与其分期密切相关，早期乳腺癌（Ⅰ期、Ⅱ期）的患者通常有较好的生存率，5年生存率可达到90%以上；而晚期乳腺癌（Ⅲ期、Ⅳ期）的患者，由于癌细胞已经扩散至淋巴结或远处器官，预后相对较差，5年生存率明显降低，特别是在Ⅳ期患者中，远处转移常常意味着更短的生存时间。早期发现并采取积极治疗措施是改善乳腺癌预后的关键。

乳腺癌根据激素受体状态和HER2表达情况分为不同的亚型，激素受体阳性（ER阳性/PR阳性）的患者通常对内分泌治疗反应良好，预后较为理想。HER2阳性乳腺癌由于其侵袭性较强，早期预后较差，但随着靶向治疗（如曲妥珠单抗等）的引入，这类患者的预后得到显著改善；三阴性乳腺癌（ER阴性/PR阴性/HER2阴性）患者由于缺乏特异性靶点，预后最差，复发率和病死率较高。

治疗方式对预后有直接影响，早期乳腺癌患者通常通过手术切除肿瘤，并结合放疗、化疗或内分泌治疗等手段，能够大大降低复发风险。靶向治疗和免疫治疗的进步也改善了晚期和复发乳腺癌患者的生存期。未接受适当治疗或治疗方案不当的患者，其复发和转移的风险增加，预后较差。

患者的年龄、体力状况（PS评分）和合并症都会影响乳腺癌的预后，年轻、健康状况良好的患者通常能耐受更为激进的治疗方案，如手术、化疗等，而老年患者或存在多种合并症的患者则由于无法耐受强烈的治疗而选择更为保守的方案，会影响长期预后。

（二）乳腺癌患者的随访管理

乳腺癌的随访通常从术后或治疗结束后开始，随访的频率在治疗后的最初

2~3年内较为密集，一般每3~6个月1次。对于无复发的患者，随访频率可逐渐减少至每年1次，持续5年以上。长期随访有助于监测复发和晚期并发症的发生，尤其是对于激素受体阳性患者，因其复发可在治疗结束多年后出现。定期的影像学检查在随访中占据重要地位，乳腺X线摄影（钼靶检查）是最常用的筛查手段，特别适用于保乳手术后患者的随访。对于高风险患者或手术后复发风险较高的患者，乳腺磁共振成像（MRI）可以提供更为精准的检测。对于有远处转移风险的患者，胸部CT、腹部超声等检查也纳入随访计划中。

虽然乳腺癌特异性标志物的敏感性和特异性较低，但一些常用的肿瘤标志物（如CA15-3、CEA等）可以用于评估复发风险。肿瘤标志物的升高并非绝对的复发指标，但在结合临床表现和影像学检查后，可以为医生提供更全面的判断依据。

乳腺癌复发的类型主要包括局部复发和远处转移，局部复发通常出现在原发部位或同侧乳腺淋巴结，远处转移则常见于骨、肝、肺和脑等器官。随访的重点在于早期发现复发，并通过进一步的影像学检查或活检确认病情。在复发的早期进行干预，能够延长患者的生存期并提高生活质量。

乳腺癌治疗后的长期不良反应包括淋巴水肿、骨质疏松、心脏毒性等，淋巴水肿是腋窝淋巴结清扫或放疗后的常见并发症，影响患者的手臂功能。对于使用芳香化酶抑制剂的患者，骨质疏松的风险增加，需要定期进行骨密度检查并使用适当的药物进行预防和治疗。接受蒽环类化疗或曲妥珠单抗治疗的患者需要监测心脏功能，以避免心脏毒性。乳腺癌患者在术后和治疗后的心理健康同样需要关注，焦虑、抑郁等情绪问题在乳腺癌患者中较为常见，尤其是在面对复发风险时。定期的心理咨询、支持性治疗以及健康教育有助于提高患者的生活质量。通过积极的生活方式干预（如健康饮食、适度锻炼等），患者能够更好地应对疾病，减少复发风险。

乳腺癌的预后受到多种因素的影响，包括肿瘤的分期、亚型、生物学特性以及治疗方式。通过定期的随访和合理的管理，能够帮助患者在早期发现复发和并发症，从而采取相应的干预措施。有效的随访不仅包括影像学检查和肿瘤标志物检测，还需关注患者的长期健康问题和生活质量管理。在综合治疗和密切随访的共同作用下，乳腺癌患者的长期生存率和生活质量有望持续提高。

第三节　消化系统肿瘤

一、胃癌

胃癌是全球范围内常见的消化系统恶性肿瘤之一，尤其在东亚、东欧和南美洲的发病率较高。虽然随着生活方式的改善和早期筛查技术的进步，胃癌的总体发病率有所下降，但其病死率依然居高不下。胃癌的发病与多种因素有关，包括幽门螺杆菌感染、饮食习惯、遗传背景和环境因素。及时诊断与规范治疗是提高胃癌患者生存率的关键。

（一）早期筛查与诊断

由于胃癌的早期症状不明显，许多患者在确诊时已处于中晚期。早期胃癌的发现主要依赖于筛查项目，特别是在胃癌高发地区。内镜检查是胃癌筛查中最重要的手段，能够直接观察胃黏膜病变，并通过活检进一步确认病理性质。幽门螺杆菌感染与胃癌的发病密切相关，因此高危人群应定期进行幽门螺杆菌的检测和治疗，以减少胃癌的发生风险。

内镜检查是诊断胃癌的金标准，能够直接观察胃内病变并进行组织取样。内镜下，早期胃癌常表现为浅表性溃疡、糜烂或局部黏膜增厚，而晚期胃癌则可见明显的肿瘤或溃疡性病灶。通过活检获取的组织样本可进行病理学检查，确定肿瘤的类型和分化程度，为后续治疗提供依据。除了内镜检查，影像学检查在胃癌诊断中的辅助作用也不可忽视。胃镜无法看到胃外病变，而 CT 扫描和磁共振成像（MRI）则可评估肿瘤的浸润范围、淋巴结转移以及是否存在远处转移。PET-CT在胃癌的全身评估中也有一定应用价值，尤其在判断肿瘤复发或远处转移时较为有效。

（二）治疗

1. 手术治疗

手术是治疗胃癌的主要手段，特别是对于早期和局部进展期胃癌患者。手术方式的选择取决于肿瘤的大小、位置以及浸润深度。常见的手术方式如下。

（1）胃部分切除术：适用于局限于胃局部的早期胃癌。手术中切除肿瘤及其周围的正常组织，并进行淋巴结清扫，以减少复发风险。

（2）全胃切除术：适用于浸润性较强或位置靠近胃体、贲门的大面积肿瘤。术后需进行消化道重建，以维持患者的消化功能。

（3）微创手术：近年来，腹腔镜和机器人辅助胃癌手术逐渐发展，适用于早期胃癌。微创手术创伤较小，术后恢复快，但其适用范围有限，仍需结合患者具体情况选择。

2. 化疗

化疗在胃癌的治疗中常作为辅助治疗手段，特别是在术后和晚期病例中。对于局部晚期胃癌，术前新辅助化疗有助于缩小肿瘤，提高手术切除率，并延长生存期。术后辅助化疗则有助于消灭残留的癌细胞，减少复发的可能性。常用的化疗方案包括氟尿嘧啶类药物联合顺铂或奥沙利铂等。

3. 靶向治疗

对于晚期或转移性胃癌患者，靶向治疗是一种有效的治疗手段。HER2阳性胃癌患者可使用靶向药物如曲妥珠单抗，阻断HER2受体的信号传导，抑制肿瘤生长。针对血管生成的靶向药物如雷莫芦单抗，也在胃癌治疗中显示出一定疗效，这些靶向药物通常与化疗联合使用，以提高治疗效果。

4. 放疗

放疗在胃癌的治疗中应用相对较少，通常作为辅助治疗手段，主要用于局部晚期胃癌或无法进行手术的患者。放疗可以结合化疗以达到更好的局部控制效果，同时缓解肿瘤压迫引起的症状。

（三）预后与随访管理

胃癌的预后取决于多种因素，包括肿瘤的分期、分化程度、患者的整体健康状况以及是否存在远处转移。早期胃癌通过手术治疗，5 年生存率可达到 90% 以上，而晚期胃癌的预后则较差，5 年生存率低于 30%。分化较好的肿瘤预后相对较好，而低分化或未分化的胃癌由于增殖速度快、转移率高，预后较差。

胃癌患者术后的随访至关重要，能够帮助及时发现复发或转移，改善患者的生存期。术后随访一般建议每 3~6 个月进行 1 次，包括体格检查、血液学检查（如肿瘤标志物 CEA、CA72-4 等）、内镜检查以及影像学评估。对于高风险患者，PET-CT 或 MRI 可以帮助评估是否存在隐匿性转移。

胃癌复发常表现为局部复发或远处转移，常见的转移部位包括肝、肺、骨骼等。定期的影像学检查和肿瘤标志物监测有助于早期发现复发，复发后需根据具体情况调整治疗方案，包括再次手术、化疗或靶向治疗等。

胃癌的诊疗涉及早期筛查、手术、化疗、靶向治疗以及放疗等多种手段，早期胃癌的治疗效果显著，通过规范的手术和术后随访管理，患者能够获得较好的长期生存。晚期胃癌由于肿瘤扩散和远处转移，预后较差，但通过个体化的治疗策略，部分患者仍可获得较长的无病生存期，定期随访和监测对于提高胃癌患者的生存率至关重要。

二、结直肠癌

结直肠癌是全球范围内发病率较高的消化道恶性肿瘤，尤其在发达国家中，随着生活方式和饮食习惯的改变，其发病率逐年上升。结直肠癌的发病与多种因素相关，包括遗传易感性、饮食结构、炎症性肠病等。早期发现并进行有效的干预治疗是提高结直肠癌患者生存率的关键。通过筛查手段如结肠镜检查等，可以在早期发现病变，及时进行治疗，显著降低病死率。

（一）筛查与早期诊断

结直肠癌在早期常无明显症状，因此筛查是降低发病率和病死率的有效手段；结肠镜检查是筛查结直肠癌最有效的方法，通过内镜能够直接观察肠道内壁的变化，并进行活检，确定是否存在癌变或腺瘤。定期筛查尤其适用于 50 岁以上或有结直肠癌家族史的高危人群。

1. 常见筛查方法

（1）粪便隐血试验（FOBT）：该试验通过检测粪便中的微量血液，筛查早期结直肠癌。尽管其灵敏度和特异性较低，但由于便捷且费用较低，常作为初筛工具。

（2）粪便 DNA 检测：相比传统的粪便隐血试验，粪便 DNA 检测通过检测癌细胞的基因突变，能够更早地发现癌前病变或早期癌症，灵敏度较高。

（3）结肠镜检查：结肠镜检查是诊断结直肠癌的金标准，能够直接观察肠道并进行活检。对于发现的腺瘤性息肉，还可以通过内镜切除，预防其进一步恶化为癌症。

2. 影像学检查

除了内镜检查，CT 和 MRI 等影像学检查在结直肠癌的早期诊断中也有辅助作用，特别适用于不能耐受结肠镜检查的患者。CT 结肠成像可以提供肠道的三维图像，用于发现大体积的肿瘤或息肉。

（二）治疗

1. 手术治疗

手术是治疗结直肠癌的首选方法，尤其适用于 Ⅰ 期、Ⅱ 期和部分 Ⅲ 期的患者。手术的主要目的是完全切除肿瘤及其周围的淋巴结，以降低复发风险。

（1）结肠切除术：结肠癌通常通过部分结肠切除术来治疗，手术中切除肿瘤及其周围的健康组织，同时进行淋巴结清扫，以预防复发。根据肿瘤的位置，手术可分为右半结肠切除术、左半结肠切除术或全结肠切除术。

（2）直肠癌切除术：直肠癌的手术方式较为复杂，因其解剖位置接近肛门括约肌。在低位直肠癌中，保留肛门功能的低位前切除术常作为首选，而在晚期直肠癌中，需要进行腹会阴联合切除术（APR）。

2. 化疗

化疗常作为手术后的辅助治疗手段，特别是针对淋巴结阳性或局部晚期的患者。术后辅助化疗能够消灭残留的癌细胞，降低复发的风险。对于不能手术的晚期或转移性结直肠癌患者，化疗作为主要治疗手段可以延长生存期。

术前新辅助化疗：对于局部晚期直肠癌，术前新辅助化疗结合放疗可以缩小肿瘤，增加手术切除的可能性。

常见化疗药物：包括氟尿嘧啶类药物（如5-FU）、奥沙利铂、伊立替康等。联合化疗方案如FOLFOX（5-FU联合奥沙利铂）和FOLFIRI（5-FU联合伊立替康）常用于晚期结直肠癌的治疗。

3. 靶向治疗

随着分子靶向治疗的发展，靶向药物在晚期结直肠癌治疗中取得了显著进展。靶向治疗能够阻断癌细胞的特定信号通路，抑制肿瘤生长，延长患者的生存期。

抗EGFR药物：如西妥昔单抗和帕尼单抗，适用于 *KRAS*、*NRAS* 基因无突变的转移性结直肠癌患者。抗EGFR药物通过阻断表皮生长因子受体，抑制肿瘤细胞的增殖和分化。

抗VEGF药物：如贝伐珠单抗，通过抑制肿瘤血管生成，阻止肿瘤的生长和扩散。抗VEGF药物常与化疗联合使用，适用于晚期或转移性结直肠癌的治疗。

4. 放疗

放疗主要用于直肠癌的治疗，尤其是局部晚期或无法手术的患者。术前放疗结合化疗可以有效缩小肿瘤，增加手术切除率，术后放疗则可以减少局部复发的风险。

（三）预后与随访

结直肠癌的预后与肿瘤的分期、分化程度、淋巴结受累情况以及是否存在远处转移密切相关。早期发现并进行根治性手术的患者通常有较好的生存率，Ⅰ期和Ⅱ期结直肠癌的5年生存率可超过70%~90%。对于Ⅲ期和Ⅳ期患者，由于癌细胞已扩散至淋巴结或远处器官，5年生存率较低。

手术后的定期随访对于结直肠癌患者至关重要，能够帮助及时发现复发或转移。随访通常包括体格检查、肿瘤标志物（如 CEA）的监测、定期的结肠镜检查以及影像学检查（如 CT 或 MRI）。高危患者通常在术后每 3~6 个月随访 1 次，低危患者可以每年随访 1 次，随访时间一般持续 5 年以上。

结直肠癌的复发主要表现为局部复发或远处转移，常见的转移部位包括肝脏、肺和腹膜。对于早期发现的复发，手术切除仍然是首选治疗方案。复发后的患者也可接受化疗或靶向治疗，以延长生存期并控制疾病进展。

结直肠癌的诊疗方法包括手术、化疗、靶向治疗和放疗等多种手段，早期筛查对于降低结直肠癌的发病率和病死率至关重要。通过及时的手术和综合治疗，许多患者可以获得长期生存。定期随访和监测能够帮助早期发现复发，并通过个体化治疗改善患者的预后。

三、肝癌

肝癌是全球范围内发病率和病死率较高的恶性肿瘤之一，尤其在东亚和非洲地区发病率尤为显著。肝癌主要分为原发性肝癌和继发性肝癌，其中最常见的原发性肝癌类型是肝细胞癌（HCC）。导致肝癌的危险因素多种多样，包括乙型肝炎病毒（HBV）感染、丙型肝炎病毒（HCV）感染、酗酒、肝硬化和非酒精性脂肪性肝病等。肝癌的诊疗策略需要根据患者的肿瘤分期、肝功能状态以及全身健康状况综合考虑。

（一）筛查与诊断

肝癌的早期症状通常不明显，常常在晚期阶段才被发现；对于高危人群，如慢性乙肝、丙肝感染者和肝硬化患者，定期筛查是降低肝癌病死率的重要手段。常规筛查包括甲胎蛋白（AFP）检测和肝脏超声检查，能够帮助及早发现肝癌病变。通过筛查，肝癌患者有机会在早期阶段进行治疗，提高生存率。

影像学检查是肝癌诊断的重要手段，常用的影像学工具包括肝脏超声、CT 和 MRI。超声检查能够初步发现肝脏内的占位性病变，而增强 CT 和增强 MRI 则有助于准确评估肿瘤的大小、位置、血供特征及其与周围组织的关系。PET-CT

在肝癌远处转移的评估中也有重要作用。

尽管影像学检查在肝癌的诊断中起着重要作用，但对于某些无法确诊的病例，肝组织活检仍然是确诊肝癌的"金标准"。通过针吸活检可以获取肝组织进行病理学检查，确定肿瘤的性质和分化程度，对于制订治疗方案具有重要意义，尤其在影像学难以明确诊断的情况下。

（二）治疗

1. 手术治疗

手术是治疗早期肝癌最有效的手段，特别是对于肿瘤局限于肝脏且没有远处转移的患者，手术方式包括肝部分切除术和肝移植。

（1）肝部分切除术：适用于肿瘤局限于肝脏的一叶或部分，并且肝功能良好的患者。通过切除肿瘤及其周围的部分健康肝组织，能够达到根治性治疗的目的。对于多发肿瘤或肿瘤位于重要血管附近的患者，手术难度较大，风险增加。

（2）肝移植：对于伴有肝硬化或广泛肝损伤的患者，肝移植是治疗晚期肝癌的有效方法之一。通过移植健康肝脏，肝移植不仅能够彻底清除肿瘤，还能够恢复肝功能。但肝移植适用于符合米兰标准的患者（单发肿瘤≤5cm 或多发肿瘤≤3 个且每个肿瘤直径≤3cm），并且供体短缺是限制肝移植广泛应用的主要因素。

2. 介入治疗

对于无法进行手术切除的患者，介入治疗是重要的替代手段，常见的介入治疗方式包括经肝动脉化疗栓塞术（TACE）和射频消融术（RFA）。

（1）TACE：通过导管将化疗药物直接注入肿瘤的供血动脉，随后注入栓塞剂阻断肿瘤的血供，导致肿瘤细胞坏死。TACE 适用于中晚期肝癌或无法手术的患者，能够延长患者生存期，但其疗效有限，常需多次治疗。

（2）RFA：射频消融通过电极产生高频电流，局部加热肿瘤组织，使肿瘤细胞发生热坏死。RFA 适用于直径较小的肿瘤（通常≤3cm），尤其是无法手术的早期肝癌患者。RFA 作为微创治疗，创伤小、恢复快，但对于较大或位置特殊的肿瘤，疗效有限。

3. 靶向治疗

靶向治疗近年来在肝癌的治疗中取得了显著进展，特别是对于晚期或转移性肝癌患者；靶向药物通过抑制特定的分子信号通路，阻止肿瘤的生长和扩散。

索拉非尼：第一个用于肝癌的靶向药物，能够抑制肿瘤血管生成，延缓肿瘤的进展。索拉非尼已成为晚期肝癌的标准治疗之一，尽管其疗效有限，但能够显著延长无进展生存期。

仑伐替尼：近年来，仑伐替尼被证明在晚期肝癌治疗中具有良好的疗效，已成为与索拉非尼并列的一线靶向治疗药物。其通过多重途径抑制肿瘤生长和血管生成，适用于晚期或转移性肝癌患者。

4. 免疫治疗

免疫治疗在肝癌的治疗中也展现出潜力，PD-1/PD-L1 免疫检查点抑制剂能够通过激活患者自身的免疫系统攻击肿瘤细胞，改善晚期肝癌患者的生存率。

纳武利尤单抗和帕博利珠单抗：这些 PD-1 抑制剂已在肝癌的临床试验中显示出良好的疗效，适用于对靶向治疗无反应的晚期肝癌患者。

5. 放疗

放疗在肝癌中的应用相对有限，通常用于无法手术的局部晚期患者或伴有严重症状的患者。现代放疗技术如立体定向放疗（SBRT）能够精确瞄准肿瘤，减少对周围正常肝组织的损伤。

（三）预后与随访

肝癌的预后受到多种因素的影响，包括肿瘤的大小、数量、分期、肝功能状况以及是否存在远处转移。早期肝癌患者接受手术或介入治疗后，5 年生存率在50% 以上。晚期或伴有肝硬化的患者预后较差，5 年生存率低于 20%。肝癌患者术后或接受介入治疗后，需定期随访，以监测复发或新发肿瘤。常规随访包括血清 AFP 监测、肝脏超声和影像学检查（CT 或 MRI），早期复发的患者有机会通过再次手术或介入治疗延长生存期。肝癌复发率较高，尤其在肝硬化患者中，复发往往伴随肝功能的进一步恶化；定期的影像学检查和 AFP 水平监测有助于及早发现复发，及时调整治疗方案。

肝癌的诊疗包括手术、介入治疗、靶向治疗、免疫治疗和放疗等多种手段，对于早期肝癌，手术切除和肝移植仍是最有效的治疗方法，而介入治疗和靶向治疗在中晚期肝癌中具有重要作用。定期随访和复发监测有助于延长患者生存期，提高生活质量。通过多学科综合治疗，肝癌患者的预后有望进一步改善。

四、胰腺癌

胰腺癌是一种恶性程度极高的消化系统肿瘤，因其早期症状不明显，通常在晚期才被确诊，导致其病死率居高不下。胰腺癌具有极强的侵袭性，且早期容易转移，5 年生存率低于 10%。虽然近年来在影像学检查和治疗技术上有所进展，但胰腺癌的预后依然较差；早期诊断和个体化治疗是提高胰腺癌患者生存率的关键。

（一）筛查与早期诊断

由于胰腺癌在早期无特异性症状，筛查难度较大。胰腺癌的高危人群主要包括具有家族史、慢性胰腺炎史和遗传性疾病的个体，对这些高危人群进行定期影像学筛查（如 CT 或 MRI）是提高早期发现率的有效手段。

胰腺癌的确诊主要依赖影像学检查。CT 增强扫描是诊断胰腺癌的首选手段，能够清楚地显示胰腺的解剖结构及肿瘤的大小、位置和局部浸润情况。MRI 及磁共振胰胆管成像（MRCP）在胰腺癌的诊断和分期中也具有重要作用。超声内镜（EUS）可用于评估胰腺肿瘤的分期，并指导活检，获取组织以确诊。

结合肿瘤标志物的检测，如糖类抗原 CA19-9，有助于辅助胰腺癌的诊断。CA19-9 在大多数胰腺癌患者中升高，但其敏感性和特异性有限，通常需要结合影像学检查和临床表现。

（二）治疗

1. 手术治疗

手术是唯一可根治胰腺癌的治疗方法，适用于早期局限性胰腺癌患者。然而，由于胰腺癌多在晚期确诊，只有 20% 左右的患者符合手术指征。

（1）胰十二指肠切除术（Whipple 手术）：这是最常见的手术方式，适用于位于胰头或胰颈的肿瘤。手术中切除胰头、部分胃及十二指肠、胆总管和部分小肠，术后需进行消化道重建。虽然手术复杂且风险较大，但对于早期胰腺癌患者，Whipple 手术是首选的根治性治疗方式。

（2）远端胰腺切除术：适用于胰体或胰尾部的肿瘤，手术中通常需要同时切除脾脏。

（3）全胰腺切除术：适用于广泛性胰腺肿瘤，手术切除整个胰腺及部分邻近器官。虽然全胰腺切除能够根治肿瘤，但患者术后需长期依赖胰岛素和酶替代治疗。

2. 化疗

化疗在胰腺癌治疗中的作用至关重要，尤其是在无法手术或术后复发风险高的患者中。辅助化疗和新辅助化疗均被广泛应用，以提高手术成功率和术后生存率。

吉西他滨单药化疗：吉西他滨是胰腺癌治疗中的经典药物，常用于晚期不可手术的患者，能够延缓肿瘤进展并改善生活质量。

FOLFIRINOX 方案：该方案包括氟尿嘧啶、伊立替康、奥沙利铂和亚叶酸钙联合使用，适用于身体状况良好的晚期胰腺癌患者。尽管该方案毒性较大，但对于能够耐受的患者，FOLFIRINOX 能够显著延长生存期。

新辅助化疗：对于局部进展期胰腺癌患者，新辅助化疗能够缩小肿瘤，增加手术切除的可能性。

3. 放疗

放疗在胰腺癌治疗中的应用主要集中在无法手术的局部晚期患者，放疗可以结合化疗进行同步放、化疗，帮助控制局部肿瘤的生长，减轻症状并延缓疾病进展。立体定向放疗（SBRT）和调强放疗（IMRT）通过精确定位肿瘤，减少对周围正常组织的损伤，是放疗中的先进手段。

4. 靶向治疗

尽管胰腺癌的分子靶向治疗发展较慢，但近年来仍有一些靶向药物在治疗中显示出潜力。PARP 抑制剂，如奥拉帕利对于携带 BRCA 基因突变的胰腺癌患者具有一定的治疗效果。通过抑制肿瘤 DNA 修复机制，PARP 抑制剂能够阻止肿瘤细胞的增殖，延缓疾病进展。

5. 免疫治疗

免疫治疗在胰腺癌中的应用仍处于早期阶段，PD-1/PD-L1 抑制剂在少数胰腺癌患者中显示出一定疗效，但总体反应率较低。

（三）预后与随访

胰腺癌的预后较差，主要与肿瘤的生物学特性和晚期发现有关。肿瘤分期、手术切除率、淋巴结转移和患者的整体健康状况都是影响预后的重要因素。对于能够接受手术的早期胰腺癌患者，5 年生存率可达 20%~30%；而对于无法手术的晚期患者，5 年生存率不足 5%。

胰腺癌患者术后或接受化疗后需定期随访，以监测复发或转移。随访通常包括影像学检查（CT 或 MRI）和肿瘤标志物 CA19-9 的检测。随访的频率一般为每 3~6 个月 1 次，随访时间通常持续 5 年以上。

胰腺癌的复发率高，常见的复发部位包括肝、腹膜和肺。通过影像学检查和 CA19-9 的动态变化，能够早期发现复发，并为患者提供进一步的个体化治疗方案，如再次化疗或局部放疗。

胰腺癌的诊疗包括手术、化疗、放疗、靶向治疗和免疫治疗等多种手段，手术仍然是早期胰腺癌的主要治疗方法，而化疗和放疗在中晚期胰腺癌中发挥重要作用。靶向治疗和免疫治疗虽然在胰腺癌中的应用较为有限，但随着研究的深入，未来有望为患者提供更多治疗选择。定期随访和复发监测能够帮助延长患者生存期并改善生活质量。

第四节 泌尿系统肿瘤

泌尿系统肿瘤包括前列腺癌、肾癌、膀胱癌等类型，这些疾病在早期无明显症状，但晚期会严重影响患者的健康和生活质量。随着诊断技术的进步，越来越多的泌尿系统肿瘤能够在早期被发现，并通过手术、化疗、免疫治疗等手段得到有效治疗。肿瘤的复发和转移是治疗成功的最大挑战之一，术后或治疗后的随访对于监测复发和提高患者生存率至关重要。不同类型泌尿系统肿瘤的预后因分期、治疗方式等因素而异。

一、前列腺癌

前列腺癌是男性中最常见的恶性肿瘤之一，尤其在老年男性中发病率较高。随着人口老龄化的加剧以及筛查技术的进步，前列腺癌的诊断率逐年上升。尽管前列腺癌的病程相对较慢，但其晚期阶段可导致严重并发症，甚至危及生命；早期诊断和个体化治疗策略对于改善患者的预后至关重要。

（一）筛查与早期诊断

前列腺癌的早期症状通常较为隐匿，许多患者在确诊时没有明显的不适感。为了提高早期诊断率，尤其是在发病风险较高的中老年男性中，定期筛查至关重要。常用的筛查手段包括前列腺特异抗原（PSA）检测和直肠指检（DRE）。

PSA 是一种由前列腺上皮细胞分泌的蛋白质，其血清水平升高通常提示前列腺疾病。尽管 PSA 升高并不一定意味着前列腺癌（如良性前列腺增生和前列腺炎也会导致 PSA 升高），但 PSA 检测依然是目前广泛应用的前列腺癌筛查手段。PSA 水平超过 4.0 ng/mL 时，需结合其他诊断手段进一步明确诊断。

直肠指检是通过医生用手指触摸前列腺来感知其形态和硬度的检查方法，虽然 DRE 相对简单，但其敏感性有限，尤其对于较小的病灶不易发现。通常 DRE 和 PSA 检测联合使用，以提高前列腺癌的早期发现率。

影像学检查在前列腺癌的诊断中具有重要作用，经直肠超声（TRUS）可用于评估前列腺的结构和体积，同时能够指导前列腺活检。多参数 MRI 则具有较高的分辨率，能够更准确地评估肿瘤的范围和侵袭性，尤其适用于病灶位置不明确的患者。

（二）治疗

1. 手术治疗

手术是治疗局限性前列腺癌的主要方法之一，特别是对于预期寿命较长的患者。根治性前列腺切除术（RP）是最常见的手术方式，旨在彻底切除前列腺及其周围组织，以达到治愈的目的。

开放性手术：传统的开放性根治性前列腺切除术通过腹部切口进行，虽然切除彻底，但创伤较大，术后恢复较慢。

腹腔镜手术：相比开放性手术，腹腔镜手术创伤较小，术后恢复更快。近年来，机器人辅助腹腔镜手术（如达芬奇机器人）在前列腺癌手术中应用广泛，其精确性更高，有助于减少并发症。

2. 放疗

放疗在前列腺癌的治疗中占据重要地位，尤其适用于不适合手术的患者。放疗可以分为外部放疗（EBRT）和近距离放疗（Brachytherapy）。

外部放疗（EBRT）：通过外部设备发射高能射线，靶向照射前列腺肿瘤。近年来，调强放疗（IMRT）和图像引导放疗（IGRT）等技术的应用，使放疗的精确度和安全性显著提高，减少了对周围正常组织的损伤。

近距离放疗：通过植入放射源直接对前列腺进行照射，这种方法适用于低危或中危的局限性前列腺癌患者。

3. 激素治疗

激素治疗主要用于抑制雄激素的分泌或阻断其作用，因为雄激素可促进前列腺癌细胞的生长。激素治疗常用于晚期或复发性前列腺癌患者，也可以与放疗或手术联合使用。

去势治疗：通过药物（如促性腺激素释放激素激动剂或拮抗剂）或手术（睾丸切除术）来降低体内雄激素水平。虽然该疗法在控制肿瘤生长方面有效，但长期使用可导致骨质疏松、性功能下降等不良反应。

抗雄激素药物：如比卡鲁胺，通过直接阻断雄激素受体，阻止雄激素作用于前列腺癌细胞。

4. 化疗

对于激素抵抗性前列腺癌（CRPC）患者，化疗成为主要治疗手段之一。常用化疗药物包括多西他赛和卡巴他赛，能够在控制肿瘤进展的同时延长患者的生存期。化疗通常用于晚期或无法通过手术、放疗控制病情进展的患者。

5. 靶向治疗与免疫治疗

靶向治疗在前列腺癌中的应用尚处于研究阶段，但已有一些药物显示出潜力。例如，PARP 抑制剂适用于具有 BRCA 基因突变的前列腺癌患者，能够抑制癌细胞的 DNA 修复机制，延缓疾病进展。免疫治疗方面，PD-1 抑制剂和PD-L1抑制剂在部分前列腺癌患者中显示出一定疗效，尤其是对标准治疗无效的病例。

（三）预后与随访

前列腺癌的预后取决于多个因素，包括肿瘤的分期、分化程度、PSA 水平以及患者的整体健康状况等。一般来说，局限性前列腺癌的预后较好，尤其是通过手术或放疗治愈的患者，5 年生存率可达 90% 以上。对于晚期或转移性前列腺癌，预后相对较差，5 年生存率大幅下降。

前列腺癌患者在完成初始治疗后，需进行长期的随访以监测复发。随访通常包括定期 PSA 检测以及影像学检查，如超声、MRI 或骨扫描等。随访的频率取决于患者的治疗方案和复发风险，通常每 3~6 个月 1 次，随访时间可持续数年。

PSA 水平的升高通常是前列腺癌复发的早期信号，对于局部复发的患者，放疗或再次手术是有效的治疗选择，而对于远处转移的患者，则需根据具体情况选择激素治疗、化疗或靶向治疗等方案。

前列腺癌的诊疗包括筛查、手术、放疗、激素治疗、化疗以及靶向治疗和免疫治疗等多种手段，通过定期筛查，尤其是在高危人群中，能够早期发现前列腺癌，提高治愈率。对于不同分期的前列腺癌患者，个体化治疗策略是改善预后的关键。定期随访和复发监测有助于及时调整治疗方案，延长患者的生存期并提高生活质量。

二、肾癌

肾癌是泌尿系统常见的恶性肿瘤之一，发病率在全球范围内呈上升趋势，尤其在发达国家更为显著。肾细胞癌（RCC）是最常见的类型，占所有肾癌的90%以上。肾癌早期通常无明显症状，常在体检或影像学检查中偶然发现。因此，早期筛查和诊断至关重要，尤其是高危人群。随着手术、靶向治疗和免疫治疗的发展，肾癌的治疗效果得到了显著提高。

（一）筛查与早期诊断

肾癌的早期诊断多依赖影像学检查，特别是对于高危人群（如肥胖、吸烟、高血压患者）尤为重要。这些患者因易患肾癌，通常需进行定期检查。常见的影像学手段如腹部超声、CT 扫描和磁共振成像（MRI）在肾癌的早期发现中有重要作用。早期发现的肾癌通常局限于肾，治疗效果较好。

肾癌的确诊主要依赖影像学手段，腹部超声是初步筛查肾脏病变的常用方法，能够显示肾脏内的肿块或占位性病变。CT 增强扫描能够详细评估肿瘤的大小、位置、血管浸润及是否有淋巴结转移。MRI 在肾脏肿瘤的诊断中也有重要作用，特别是在肿瘤与周围组织界限不清或患者无法进行 CT 扫描的情况下。

虽然肾癌缺乏特异性的血清肿瘤标志物，但常规实验室检查对诊断肾癌有辅助作用。血液和尿液的分析可反映肾功能、红细胞计数和其他指标。血尿是肾癌患者常见的早期症状之一，而血清钙升高提示晚期肾癌。虽然这些检查不能直接确诊肾癌，但它们为临床诊断提供了重要信息。

（二）治疗

1. 手术治疗

手术是治疗局限性肾癌的首选方法，尤其对于Ⅰ期和Ⅱ期的肾癌患者，手术切除常能达到根治的目的。手术方式的选择取决于肿瘤的大小、位置和患者的整体健康状况。

（1）根治性肾切除术：对于较大或位于中央的肾癌，根治性肾切除术是常用手术方式，切除整个肾、肾周围脂肪组织及部分邻近组织。该手术适用于肿瘤较大且已经侵犯周围组织的患者，手术效果较好，但术后患者需依赖另一侧肾功能。

（2）部分肾切除术：适用于较小、局限性肿瘤，尤其是在肾功能保留对患者长期健康至关重要时。部分肾切除术通过切除肿瘤并保留部分健康肾组织，从而最大限度地保留肾功能，这种手术特别适用于双侧肾癌或只有一个功能性肾的患者。

（3）微创手术：近年来，腹腔镜手术和机器人辅助手术在肾癌治疗中得到广泛应用。微创手术创伤小、恢复快，并且在一定程度上减少了术后并发症的发生率。

2. 靶向治疗

靶向治疗是肾癌系统治疗的核心，尤其适用于晚期或转移性肾癌患者。靶向药物通过抑制肿瘤细胞的特定信号通路，阻断肿瘤的生长和扩散。

（1）酪氨酸激酶抑制剂（TKI）：如索拉非尼、舒尼替尼等药物通过抑制肿瘤细胞的增殖信号，从而阻止其生长和血管生成。TKI 是治疗晚期肾癌的标准一线药物，能够显著延缓疾病进展，延长患者生存期。

（2）mTOR 抑制剂：如依维莫司和西罗莫司，这类药物通过阻断 mTOR 信号通路抑制肿瘤细胞的增殖和血管生成，适用于对 TKI 耐药的患者。

（3）VEGF 抑制剂：贝伐珠单抗是一种针对血管内皮生长因子（VEGF）的单克隆抗体，能够抑制肿瘤血管生成，常与干扰素联合用于治疗晚期肾癌。

3. 免疫治疗

免疫治疗在肾癌治疗中也发挥着越来越重要的作用，特别是对于晚期或转移性肾癌患者。免疫检查点抑制剂通过解除肿瘤对免疫系统的抑制，激发患者自身的免疫系统来攻击癌细胞。

（1）PD-1/PD-L1 抑制剂：如纳武利尤单抗和帕博利珠单抗，这些药物通过抑制免疫检查点，增强免疫系统的抗肿瘤反应。PD-1/PD-L1 抑制剂在晚期肾癌的治疗中已显示出良好的疗效，并逐渐成为重要的二线治疗选择。

（2）CTLA-4 抑制剂：伊匹单抗是另一种免疫检查点抑制剂，常与 PD-1 抑制剂联合使用,以增强免疫反应。

4. 放疗

虽然肾癌对放射治疗的敏感性较低,但放疗在某些特定情况下仍有应用价值。对于无法手术的局部晚期患者,放疗可用于缓解肿瘤压迫引起的疼痛或症状。对于骨转移患者,放疗能够有效控制骨痛和预防病理性骨折。

(三) 预后与随访

肾癌的预后取决于肿瘤的分期、大小、病理类型和患者的整体健康状况,早期肾癌患者通过手术治疗,5 年生存率可超过 90%。对于晚期或转移性肾癌患者,预后相对较差,5 年生存率低于 30%。肿瘤的分化程度和淋巴结转移也是影响预后的重要因素。

肾癌患者术后或接受其他治疗后,需进行长期随访,以监测复发或转移。随访通常包括体格检查、影像学检查(如 CT、MRI)和实验室检测。随访的频率通常为每 6 个月 1 次,尤其是在术后前两年,复发风险较高的患者需更频繁地接受检查。

肾癌的复发通常表现为局部复发或远处转移,常见的转移部位包括肺、骨和肝。对于局限性复发的患者,手术或局部治疗仍然是首选,而对于远处转移患者,则需根据具体情况选择靶向治疗、免疫治疗或放疗。

肾癌的诊疗包括手术、靶向治疗、免疫治疗和放疗等多种手段,通过早期筛查,尤其是在高危人群中,可显著提高肾癌的早期发现率,从而改善患者的预后。对于局限性肾癌患者,手术仍是首选治疗方式,而对于晚期或转移性肾癌患者,靶向治疗和免疫治疗提供了新的治疗选择。定期随访和复发监测有助于及时调整治疗方案,延长患者的生存期并提高生活质量。

三、膀胱癌

膀胱癌是泌尿系统中常见的恶性肿瘤之一,全球每年都有大量新发病例,且发病率在男性中显著高于女性。膀胱癌的病因与多种因素相关,包括吸烟、职业暴露和慢性膀胱炎等。膀胱癌最常见的组织学类型是尿路上皮癌,占 90% 以上。

尽早诊断和积极治疗对改善患者的生存率和生活质量至关重要。

(一) 筛查与诊断

吸烟是膀胱癌的主要风险因素，约一半的膀胱癌患者有吸烟史。长期接触化学物质（如芳香胺）及患有慢性膀胱炎的个体也是膀胱癌的高危人群。对于这些高危人群，定期进行膀胱镜检查有助于早期发现癌变。无痛血尿是膀胱癌的常见早期症状，需引起高度重视，及时进行进一步检查。

膀胱镜检查是诊断膀胱癌的金标准，能够直接地观察膀胱内的肿瘤，并进行活检以确诊肿瘤的类型和分级。通过膀胱镜，医生能够清晰地看到膀胱内是否存在病变，同时进行病理学活检以确定肿瘤的性质。

超声检查是评估膀胱内肿块的初步方法，能够识别膀胱壁增厚或占位性病变。CT 和 MRI 等影像学检查在膀胱癌的分期和肿瘤侵袭范围的评估中具有重要作用。CT 尿路造影能够帮助判断肿瘤是否侵犯到膀胱外的组织或器官，而 MRI 则在局部肿瘤的精细评估中更为准确。

尿液细胞学检查通过检测尿液中的癌细胞，能够为膀胱癌的诊断提供重要线索，特别适用于高度恶性肿瘤。低级别肿瘤在尿液细胞学检查中的敏感性较低，通常需要结合其他检查手段进行诊断。

(二) 治疗

1. 手术治疗

手术是治疗膀胱癌的主要手段之一，根据肿瘤的大小、位置及浸润程度，手术方式有所不同。对于非肌层浸润性膀胱癌（NMIBC），经尿道膀胱肿瘤切除术（TURBT）是首选治疗方法；而对于肌层浸润性膀胱癌（MIBC），根治性膀胱切除术则是标准治疗手段。

（1）经尿道膀胱肿瘤切除术（TURBT）：是通过膀胱镜在尿道内进行的微创手术，适用于肿瘤局限于膀胱黏膜和黏膜下层的早期患者。该手术不仅具有诊断作用，还能在一定程度上达到治疗的目的。术后常结合膀胱内化疗以减少复发。

（2）根治性膀胱切除术：对于浸润性膀胱癌或高复发风险的患者，根治性膀胱切除术是标准治疗手段，手术中通常还包括前列腺（男性）、子宫、卵巢（女性）及淋巴结的切除。术后需进行尿路重建，常见的重建方式包括回肠代膀胱或尿路造口。

2. 化疗

化疗在膀胱癌的治疗中具有重要作用，尤其是对于肌层浸润性膀胱癌和转移性膀胱癌。化疗可分为膀胱内化疗和全身化疗。

（1）膀胱内化疗：TURBT 术后通常需进行膀胱内化疗，以减少局部复发风险。常用药物包括丝裂霉素和阿霉素等。膀胱内化疗适用于非肌层浸润性膀胱癌的患者，能够有效降低复发率。

（2）全身化疗：对于肌层浸润性膀胱癌或已有转移的患者，全身化疗是重要的辅助治疗手段。常用的化疗方案包括顺铂联合吉西他滨（GC 方案），该方案能够延缓肿瘤进展并提高患者的生存期。

3. 免疫治疗

近年来，免疫治疗在膀胱癌的治疗中取得了显著进展，尤其是在晚期或转移性膀胱癌的治疗中。免疫检查点抑制剂通过激活患者的免疫系统攻击肿瘤细胞，显示出良好的治疗效果。

（1）PD-1/PD-L1 抑制剂：如阿替利珠单抗和纳武利尤单抗，这些药物在晚期膀胱癌的治疗中表现出良好的疗效，特别适用于对传统化疗无效的患者。

（2）卡介苗（BCG）：是一种常用于膀胱内灌注的免疫疗法，适用于高复发风险的非肌层浸润性膀胱癌。BCG 通过刺激局部免疫反应，能够有效降低肿瘤的复发率。

4. 放疗

放疗通常用于无法进行手术的患者，或者作为术后辅助治疗手段，以降低肿瘤复发率。外部放疗（EBRT）是主要的放疗方式，能够精确照射膀胱及其周围组织，减少局部肿瘤的残留。放疗的不良反应包括膀胱炎、尿频等，需权衡利弊后慎重选择。

（三）预后与随访

膀胱癌的预后主要取决于肿瘤的分期、分级以及治疗的效果，非肌层浸润性膀胱癌的预后相对较好，通过 TURBT 手术和膀胱内化疗，大多数患者能够长期控制病情。肌层浸润性膀胱癌的预后相对较差，需积极进行根治性手术和术后辅助治疗。对于转移性膀胱癌患者，靶向治疗和免疫治疗能够延缓疾病进展，但整体预后较为有限。

膀胱癌患者术后需定期随访，以监测复发和治疗并发症。随访通常包括膀胱镜检查、影像学检查及尿液细胞学检测。对于非肌层浸润性膀胱癌患者，随访频率较高，通常每3~6个月1次；而对于肌层浸润性膀胱癌患者，随访间隔可适当延长至每年1次。

膀胱癌的复发率较高，尤其是非肌层浸润性膀胱癌患者。通过定期膀胱镜检查及尿液细胞学监测，能够及早发现复发，并通过再次 TURBT 或膀胱内化疗进行及时干预。对于肌层浸润性或转移性复发患者，需要再次进行手术、全身化疗或免疫治疗。

膀胱癌的诊疗包括手术、化疗、免疫治疗和放疗等多种手段，根据肿瘤的分期和分级，制订个体化的治疗方案是改善患者预后的关键。手术是治疗局限性膀胱癌的主要方式，而化疗和免疫治疗则在晚期或转移性膀胱癌的治疗中发挥重要作用。

第五章　肿瘤的康复与预防

第一节　肿瘤康复的基本原则

一、术后康复

肿瘤患者在经历手术后，康复过程是治疗中极其重要的环节。术后的康复不仅有助于促进患者身体机能的恢复，也在一定程度上降低了术后复发和并发症的风险。为了实现最佳的康复效果，康复措施应根据患者的具体情况量身定制，并遵循科学的康复原则。术后康复的目标主要包括恢复身体功能、提高生活质量、预防并发症以及减轻手术对患者心理和生理的负面影响。为此，康复过程中需关注多个方面，包括运动、营养、心理支持及药物治疗等。

（一）恢复体力与身体功能

术后患者的身体机能通常因手术的创伤、住院期间的卧床休息及化疗、放疗等治疗方式而受损。为了帮助患者恢复正常的生活和活动能力，适当的运动康复训练是不可或缺的。

根据患者的身体状况，康复训练的强度和类型需要合理选择。对于体能较为虚弱的患者，早期康复可以从简单的床上活动开始，逐渐过渡到轻微的步行锻炼。随着患者体力的恢复，康复师会逐步增加训练的强度，帮助患者逐步恢复肌肉力量和关节活动度。

运动康复不仅可以增强患者的身体机能，还能有效防止术后并发症的发生，如静脉血栓、肌肉萎缩及肺部感染等。对于某些特定部位的肿瘤手术，如乳腺癌术后，特别要重视上肢的功能康复，防止出现肩关节僵硬和淋巴水肿。

（二）营养支持与饮食管理

术后患者的营养状况直接影响其康复进程，手术带来的创伤、免疫系统的应激反应及术后治疗均会增加患者的营养需求。因此，术后康复期间应高度重视营养支持，确保患者摄入充足的蛋白质、维生素及矿物质，以促进伤口愈合和机体的恢复。

营养师通常会根据患者的病情、术后恢复情况及营养状况，制订个性化的饮食计划。对于一些因肿瘤部位或手术方式影响进食能力的患者，如消化道肿瘤患者，需要通过鼻饲或肠内营养的方式进行额外的营养补充。还需注意饮食结构的合理搭配，以保证患者能够摄入均衡的营养。适量的优质蛋白质（如鱼、禽肉、豆类等）、富含维生素的水果和蔬菜及足够的水分是术后康复饮食管理的重要组成部分。避免过于油腻、辛辣或难以消化的食物，以免加重胃肠道的负担。

（三）心理支持与情绪管理

术后康复不仅仅是生理上的恢复，心理健康同样不可忽视。由于手术带来的身体改变及对肿瘤复发的恐惧，许多患者在术后常出现焦虑、抑郁等负面情绪。如果不及时干预，这些情绪问题会影响患者的康复进程，甚至影响后续的治疗依从性。

医疗团队在康复过程中应为患者提供适当的心理支持，帮助他们应对术后出现的心理问题。心理医生或心理咨询师可以通过专业的心理治疗或辅导，帮助患者调节情绪，建立积极的心态。家属和朋友的关怀与支持在此过程中也起着重要的作用，鼓励患者保持与他人的社交互动，有助于缓解孤独感和焦虑情绪。针对部分心理问题较为严重的患者，适当的药物治疗也可作为辅助手段，缓解焦虑或抑郁症状；但药物的使用应在专业医生的指导下进行，避免过度依赖。

（四）药物康复与治疗依从性

在术后康复过程中，药物治疗仍然占据重要位置。为了防止术后感染、缓解疼痛及抑制肿瘤的复发，患者需按医嘱使用抗生素、镇痛药及其他辅助药物。合理使用药物能够有效促进患者的康复，减轻术后不适症状。

患者对药物治疗的依从性是影响康复效果的重要因素之一。部分患者由于术后恢复良好，会自行减少或停用药物，导致不必要的术后并发症或肿瘤的复发。因此医疗团队应重视患者的用药教育，确保他们理解药物使用的必要性及重要性。通过定期的随访和检查，医生可以及时了解患者的康复情况，调整用药方案。药物治疗的目标不仅在于促进康复，还在于维持长期的健康状态，防止病情复发。

术后康复是肿瘤治疗中至关重要的一环，它关系到患者的身体功能恢复、心理健康及生活质量的提高。通过科学的康复方案，包括适当的运动、营养支持、心理调节及合理的药物使用，患者可以逐步重拾生活的正常节奏，并有效预防术后并发症的发生。在康复过程中，医护人员的专业指导与患者自身的积极配合同样重要，共同确保康复目标的实现。

二、放疗后的康复

放疗是治疗肿瘤的主要手段之一，尤其是对于无法通过手术彻底切除的肿瘤，放疗能有效抑制肿瘤细胞的生长并减少复发风险。放疗作为一种局部治疗手段，虽然能精准打击肿瘤细胞，但也对周围正常组织造成一定的损伤，患者在接受放疗后往往会出现多种不良反应和不适。系统的放疗后康复对于提高患者生活质量、减轻不良反应以及促进身体机能恢复具有重要作用。放疗后的康复内容广泛，主要包括缓解放疗引起的急性或慢性不良反应、改善患者的体能状况以及通过心理和情感支持帮助患者恢复健康的心态。

（一）放疗不良反应的管理与缓解

放疗过程中最常见的不良反应包括皮肤反应、疲劳、食欲下降、恶心、呕吐以及局部疼痛，这些不良反应通常根据放疗的部位、剂量及疗程的长短而有所不同。合理的不良反应管理能够显著改善患者的生活质量，并有助于放疗后期的身体恢复。

皮肤反应是放疗后常见的不良反应，尤其是在头颈部和乳腺癌患者中表现突出。患者会出现皮肤发红、脱皮甚至溃疡等症状；护理措施包括保持皮肤清洁、使用保湿剂及避免过度摩擦受放疗区域的皮肤；必要时，医生会开具外用药物来减轻症状。疲劳也是放疗患者普遍感受到的不适之一，疲劳的程度往往随着治疗的进程加剧，影响患者的日常生活和活动能力。为了缓解放疗后的疲劳，康复计划中应包含适量的休息和轻度活动。适当的运动如步行、伸展运动有助于改善体能状况，同时也能减轻疲劳感。针对放疗引起的消化道症状，如恶心、呕吐，患者应按照医生建议使用抗恶心药物，同时调整饮食结构，进食易消化、清淡的食物，以减少不适感，定期的随访和监测对不良反应的及时干预尤为重要。

（二）营养支持与免疫调节

放疗后，患者身体的营养需求显著增加，尤其是当消化道器官受到放疗影响时，患者出现食欲不振、体重下降等问题。放疗后的康复不仅要针对局部组织的恢复，还需关注全身性的营养补充，以提高患者的免疫功能和抗病能力。

饮食富含蛋白质、维生素和矿物质，帮助身体修复受损的组织，并增强免疫系统的抵抗力。对于有消化困难或食欲减退的患者，营养师可以根据患者的具体情况，设计个性化的饮食方案，确保其营养摄入充足。对于摄食困难的患者，需要额外的营养补充手段，如营养液或通过静脉营养支持。除了饮食，放疗后的康复还需重视免疫调节。放疗对免疫系统的影响体现在多方面，如白细胞减少、感染风险增加等。患者在放疗后康复期间，定期监测血象，并在必要时使用升白细胞药物或免疫增强剂，以提高身体的抵抗能力，防止感染的发生。

（三）心理支持与情绪调节

放疗对患者的心理健康也会产生一定的影响，长时间的治疗过程、治疗不良反应的持续存在，以及对未来病情的担忧，均会引发患者的焦虑和抑郁情绪。这些负面情绪如果得不到及时的疏导和管理，会影响患者的康复进度及对治疗的依从性。

在放疗后康复中，心理支持是必不可少的。通过心理辅导、团体支持和家属的关怀，患者可以更好地应对治疗过程中产生的压力与不安。心理治疗师可以帮助患者调整对疾病的态度，增强他们积极应对的能力，避免负面情绪对康复进程的阻碍。放疗后的康复也应关注患者的社会支持网络，家属、朋友及护理人员的理解与支持，能为患者提供情感上的慰藉，帮助他们建立战胜疾病的信心。通过与他人分享感受，患者可以减少孤独感，获得更多的情感支持和力量。

（四）运动与体能恢复

放疗虽然是一种局部治疗手段，但其对患者的全身机能，尤其是体能的影响不容忽视。很多患者在接受放疗后会出现体力下降、行动迟缓的现象，尤其是长期放疗的患者，体能损失较为明显。放疗后的康复计划中应包含体能恢复训练，以帮助患者逐步恢复正常的生活活动能力。

运动康复的形式应根据患者的实际情况来制订，尤其要考虑患者的体力状况和放疗部位的限制。康复初期，可安排一些轻度的有氧运动，如慢走、拉伸等，以增强心肺功能并促进血液循环。随着患者体能的逐渐恢复，康复师会增加运动的强度和频率，帮助患者恢复肌肉力量和关节活动度。运动康复不仅能够改善患者的身体状况，还能显著提升他们的心理状态。运动过程中释放的内啡肽有助于缓解抑郁和焦虑情绪，同时增加患者的自信心和积极性，适当的运动康复是放疗后恢复过程中不可或缺的一部分。

放疗后的康复是一个全面、系统的过程，涉及身体功能的恢复、不良反应的管理、心理健康的维护以及体能的提升。通过有效的不良反应管理、合理的营养支持、充分的心理关怀和科学的运动康复，患者能够显著提高生活质量并加速身体的恢复过程。放疗后的康复不仅仅是单纯的生理恢复，还包括心理、情感和社会支持的多维度保障。在这一过程中，患者、医护团队和家属的共同参与是确保康复成功的关键因素。

三、化疗后的康复

化疗作为肿瘤治疗的重要手段，通过药物抑制和杀死快速增殖的癌细胞，在减轻和控制肿瘤的同时，也对正常细胞带来不同程度的损伤。由于化疗对患者全身产生的不良反应较为明显，化疗后的康复对于减轻治疗不良反应、促进身体功能恢复至关重要。化疗后的康复计划应综合考虑患者的体质、药物反应及生活质量等多方面因素，系统、个性化地制订。化疗后的康复主要涵盖不良反应的管理、体能的恢复、心理支持与生活方式的调整。

（一）不良反应的管理与缓解

化疗药物对人体正常细胞的影响导致了诸多不良反应，这些不良反应不仅会影响患者的生活质量，还对患者的生理功能造成持续影响。常见的不良反应包括恶心、呕吐、脱发、乏力、血象异常以及免疫功能下降等。

恶心与呕吐是化疗患者普遍面临的困扰，虽然现代化疗方案中使用了大量的抗恶心药物，但部分患者仍然在化疗后出现恶心反应。康复过程中，患者需根据医生建议合理使用抗恶心药物，并调整饮食，选择清淡、易消化的食物，避免刺激性食物的摄入。少食多餐的饮食方式有助于缓解胃部不适，减轻呕吐症状。

血象异常，尤其是白细胞和红细胞的减少，是化疗过程中常见的不良反应，容易导致患者免疫力下降及贫血症状。康复过程中，定期监测血象至关重要。根据检查结果，医生可决定是否需要使用升白细胞药物或红细胞生长因子，以帮助患者提高免疫功能并改善疲劳和乏力感。患者在康复期间应注意防止感染，避免去人群密集的场所，同时保持良好的个人卫生习惯。

（二）营养支持与身体恢复

化疗后，患者的身体需要大量的营养来修复受损的细胞，并增强对抗癌症的能力。由于化疗药物对胃肠道的影响，许多患者会出现食欲不振、味觉变化等问题，导致营养摄入不足。营养支持在此阶段显得尤为关键，合理的饮食计划有助于患者更好地恢复体力并减轻化疗带来的不适感。

在康复过程中，饮食结构应保持多样化，以保证蛋白质、维生素、矿物质及微量元素的均衡摄入。优质蛋白质，如鱼类、瘦肉、鸡蛋及豆制品能够促进组织修复和增强免疫力，维生素和矿物质则有助于抗氧化和维持机体代谢平衡。对于食欲差或因化疗造成消化吸收障碍的患者，可以考虑通过营养补充剂或肠内营养液进行额外支持。

水分的摄入也是康复期间的重要一环，充足的水分有助于帮助身体排出化疗药物的代谢产物，减轻药物对肝、肾功能的损害。建议患者在化疗后每日保证足够的饮水量，以促进代谢循环。

（三）心理调适与情感支持

化疗不仅对身体带来负担，还对患者的心理健康构成挑战。化疗过程中，患者经常面对身体的虚弱、外貌的变化（如脱发）以及对疗效和病情复发的担忧。这些因素导致患者出现焦虑、抑郁甚至绝望等负面情绪，心理调适是化疗后康复过程中不可忽视的一环。

医护人员和患者家属在康复过程中应为患者提供足够的心理支持，帮助患者正确面对病情，接受身体的变化。心理医生或专业心理咨询师可以通过辅导帮助患者缓解焦虑情绪，重新建立对生活的信心。团体治疗或癌症患者支持小组也能为患者提供情感上的慰藉，帮助他们与其他患者分享经历，从而减少孤独感。

患者自身也应积极调整心态，通过适当的娱乐活动或兴趣爱好转移注意力，减少对病情的过度焦虑。适量的冥想、瑜伽等放松练习能够有效缓解心理压力，并增强康复期间的心理适应能力。

（四）适度运动与功能康复

虽然化疗会导致患者出现明显的疲劳感，但适度的运动对于促进化疗后的身体恢复至关重要。研究表明，适量的体力活动不仅可以增强患者的体能，还能提高化疗的耐受性，减少复发的风险。康复过程中，运动的类型和强度应根据患者的身体状况和康复阶段进行调整。

康复初期，建议患者从低强度的运动开始，如步行、伸展运动等。这些运动有助于改善心肺功能、加快血液循环，并缓解化疗引起的疲劳感。随着患者体力的逐渐恢复，运动的强度可以适当增加，进行轻度的力量训练，以恢复肌肉的强度和关节的活动性。运动康复不仅能改善患者的体能状况，还对心理健康产生积极影响。运动过程中释放的内啡肽能够有效缓解焦虑、抑郁等负面情绪，使患者在康复过程中保持更积极的心态。运动还能改善睡眠质量，有助于身体的全方位恢复。

化疗后的康复是一个复杂而系统的过程，涉及不良反应的管理、营养支持、心理调适以及运动康复等多方面内容。通过科学合理的康复计划，患者可以减轻化疗带来的不良反应，逐步恢复体力和生活质量。医护人员的指导、家属的支持以及患者自身的积极参与共同构成了康复成功的基础。在康复过程中，既要关注患者的身体恢复，也要重视心理健康与情感支持的作用，确保患者能够以良好的状态继续面对后续的治疗和生活。

四、心理支持与康复

肿瘤的治疗不仅仅是对身体的治疗，它同时对患者的心理产生深刻影响。肿瘤的确诊、治疗过程中的疼痛和不适、预后的不确定性以及对复发的担忧，都导致患者在治疗过程中和术后产生一系列心理和情感问题。适当的心理支持和康复措施能够帮助患者缓解焦虑、抑郁等负面情绪，并提高其对治疗的依从性与生活质量。心理支持与康复是肿瘤治疗中的重要组成部分，贯穿整个治疗和恢复过程。肿瘤患者的心理康复工作需要从患者的实际需求出发，通过科学的心理干预手段，帮助患者适应疾病带来的生理和心理双重挑战。

（一）情绪管理与焦虑缓解

肿瘤患者常因为疾病的确诊、治疗过程中的疼痛不适以及对未来的不确定性而产生强烈的情绪波动。焦虑、恐惧和抑郁是肿瘤患者心理问题中常见的表现。这些情绪反应不仅会影响患者的治疗依从性，还对患者的免疫系统造成负面影响，进而影响康复进程。

通过专业的心理疏导，患者可以学会如何正视和调节自己的情绪。心理咨询师通过谈话治疗、认知行为疗法等方式，帮助患者识别和改变消极的思维模式，建立积极的心理应对机制。具体的心理干预手段包括情绪支持、积极应对策略的训练以及通过冥想、深呼吸等方法放松心情。

针对焦虑严重的患者，药物治疗也是情绪管理的一个重要手段。抗焦虑药物和抗抑郁药物在适当的情况下可以帮助患者更好地应对心理压力，缓解因疾病引发的心理问题。无论是通过心理辅导还是药物治疗，医护人员需要密切关注患者的情绪变化，并及时采取干预措施，确保情绪管理能够长期有效地进行。

（二）社交支持与家庭参与

社会支持系统在肿瘤康复中扮演着不可或缺的角色。研究表明，良好的社会支持不仅有助于减轻患者的心理负担，还能增强他们的治疗依从性和康复信心。患者与家人、朋友的互动，医护人员的关怀以及社会支持组织的帮助，都是心理康复的重要来源。

家属的情感支持在肿瘤患者的康复过程中至关重要，家属可以通过日常的关怀、鼓励以及在患者情绪低落时给予心理上的慰藉，帮助患者应对治疗中的压力与不适。家属的陪伴也能增强患者的安全感，减轻他们的孤独感和无助感。

社会支持组织和病友团体为患者提供了一个相互交流和倾诉的平台，通过与其他患者分享治疗经验和情感体验，肿瘤患者能够减少孤立感，并从中获得情感支持和鼓励。这些组织也能够提供大量的康复信息和心理调适技巧，帮助患者更好地应对病情。医护人员在康复过程中可以为患者推荐合适的支持小组，以帮助他们建立稳定的社会支持网络。

（三）生活方式调整与自我管理

除了专业的心理干预，肿瘤患者在康复过程中还需要学习如何调整自己的生活方式，建立健康的生活习惯，减少心理和生理压力。生活方式的调整不仅包括饮食、运动等身体方面的康复措施，还涉及如何自我管理情绪和压力，以增强患者的身心健康。

建立规律的作息、合理的饮食结构以及适当的运动，不仅能帮助患者恢复体能，还能显著改善他们的心理状态。特别是适当的运动，如散步、瑜伽等，不仅能增强身体抵抗力，还能有效缓解焦虑、抑郁等负面情绪。许多患者在康复过程中通过这些活动找到了生活的意义，并逐渐重建了对生活的控制感。

自我管理的能力在肿瘤康复中同样重要，患者需要学会如何应对压力源，合理规划生活，并通过积极的心态面对未来的挑战。患者可以通过记录日记、设立康复目标等方式，培养自律性，增强自我管理的信心。自我管理技巧不仅有助于提高生活质量，还能帮助患者在康复过程中更有条理地应对各种挑战。

（四）医患沟通与长期支持

良好的医患沟通对肿瘤患者的康复具有深远的影响，患者在治疗和康复过程中往往会有许多疑虑和担忧，这些不确定感会加重他们的焦虑情绪。医护人员需要与患者保持良好的沟通，及时解答他们的疑问，帮助患者建立信心，并使他们了解康复过程中的各种潜在问题。

在医患沟通过程中，医护人员应以同理心倾听患者的感受，并用易于理解的语言向他们解释病情、治疗方案及康复计划。通过让患者全面了解自己的病情，医护人员可以减少患者在面对治疗和康复过程中的恐惧感。患者的参与感也能增强其对治疗和康复的控制感，减轻无助和无力的情绪。

长期支持对肿瘤患者的康复至关重要。康复不仅仅是在医院完成的过程，患者在回归日常生活后依然需要持续的心理支持。定期随访、长期心理辅导及电话咨询等方式可以确保患者在康复过程中始终有支持系统可依赖。长期的支持有助于减轻患者的心理负担，使他们在面对复发或后遗症时能够保持积极的应对态度。

心理支持与康复是肿瘤康复中不可或缺的组成部分，贯穿于患者的治疗和恢复的全过程。通过有效的情绪管理、社交支持、自我管理以及医患沟通，患者能够缓解心理压力，增强心理韧性，并逐步恢复身心的平衡。在康复过程中，患者的心理支持不仅仅依赖于专业的心理治疗，还需要来自家属、朋友及社会支持系统的全面帮助。医护人员的专业指导、家属的积极参与以及患者自我管理能力的提升，共同构成了肿瘤康复成功的基础。

第二节　肿瘤康复中的饮食与运动

一、肿瘤康复期的饮食原则

肿瘤患者在经历治疗后，身体的功能和免疫力往往受到较大影响，康复期间的饮食管理在恢复体力、增强免疫功能以及预防肿瘤复发方面起着至关重要的作用。科学合理的饮食原则能够帮助患者补充营养、修复受损组织，并提高身体对抗疾病的能力。在肿瘤康复期，合理的饮食安排和营养管理必须基于患者的个体需求，兼顾其生理功能恢复的特点。在康复期间，患者的饮食需做到营养均衡、易消化、富含维生素和矿物质，同时尽量避免引起肠胃不适和加重机体负担的食物。

（一）均衡营养摄入

肿瘤康复期的饮食应以提供全面而均衡的营养为基础，患者经历手术、化疗、放疗等治疗方式后，身体消耗大量能量，蛋白质、维生素、矿物质等营养元素缺乏是常见问题。饮食中必须包含足量的优质蛋白质、丰富的维生素和矿物质，帮助身体修复受损组织，增强免疫力。

蛋白质是修复组织、生成免疫细胞的重要成分。优质蛋白质的摄入对术后康复及放、化疗后的身体恢复尤为重要。患者可选择瘦肉、鱼类、蛋类、豆类及乳制品等富含优质蛋白的食物。特别是对于因治疗影响导致蛋白质流失较多的患者，摄入足够的蛋白质有助于促进肌肉和组织的修复。

维生素 A、维生素 C、维生素 E 等具有抗氧化作用，有助于增强免疫系统的功能，并可帮助对抗化疗和放疗带来的自由基损伤。矿物质如锌、硒等元素也在增强免疫力和抗炎反应中起着关键作用。患者可通过多摄入新鲜蔬菜和水果，补充维生素和矿物质，促进康复。

（二）易消化与低负担的食物选择

肿瘤患者在康复期间，消化功能往往会受到治疗的影响，部分患者会出现食欲下降、恶心、呕吐、腹泻等症状。为了避免加重胃肠道负担，饮食应选择易消化、低刺激性的食物，同时避免油腻、辛辣或过甜的食物。

易消化的食物有助于减轻胃肠负担，避免进一步的胃肠道不适。粥、蒸煮蔬菜、清汤、瘦肉等食物在烹调时应尽量保持清淡，避免过度调味。同时少食多餐，避免一次性摄入过多食物，以减轻消化系统的压力。这种饮食方式不仅可以确保患者能够摄入足够的营养，还能有效避免因消化不良引起的身体不适。

对于因治疗导致食欲不振的患者，食物的质地和味道也需适当调整。选择柔软的食物，并根据患者的口味适当调整调味品的使用，以提高患者的进食欲望。避免摄入难以消化的高纤维、粗糙或过硬的食物，以免加重肠胃负担。

（三） 抗炎和免疫增强食物的补充

肿瘤治疗过程中的炎症反应对患者身体带来较大的损伤，康复期间，应注重饮食调节，减轻炎症反应，并增强机体的免疫功能。选择一些具有抗炎、增强免疫力的食物，有助于加速康复过程。

富含 ω-3 脂肪酸的食物具有良好的抗炎作用，如深海鱼类、亚麻籽油和核桃等。这些食物不仅能够帮助降低炎症水平，还能促进细胞膜的修复与稳定，增强机体对抗炎症的能力。

富含益生菌的食物如酸奶、发酵食品等，可调节肠道菌群平衡，增强肠道免疫功能，防止感染的发生。肿瘤患者在康复期间，肠道功能容易受到损伤，益生菌的摄入有助于维持肠道健康，促进消化和营养吸收。

蔬菜与水果中的多酚类物质，如绿茶中的儿茶素、葡萄皮中的白藜芦醇等，具有抗氧化和抗炎作用。通过适量饮用绿茶或摄入富含多酚类的食物，患者可以进一步减轻放、化疗对身体的氧化应激损伤，促进细胞修复与再生。

（四） 水分补充与排毒

充足的水分摄入对肿瘤患者的康复至关重要，化疗和放疗过程中，身体代谢负担增加，大量代谢产物需要通过肾脏排出体外。肿瘤患者康复期间，适量补水不仅有助于维持正常的新陈代谢，还能促进毒素的排出，减轻肝、肾负担。

建议患者每日保证足够的饮水量，尤其是经历放、化疗后，水分的摄入更为重要。除了纯净水外，患者还可以通过喝清淡的汤水、蔬果汁等形式补充水分。饮品的选择避免含糖量过高或刺激性强的饮品，如含咖啡因的饮料或碳酸饮料。对于肾功能较为脆弱的患者，水分的摄入量需要根据医嘱适当调整。肿瘤康复期，水分的合理补充有助于维持体内电解质平衡，并可有效预防脱水和代谢紊乱的发生。

肿瘤康复期的饮食管理是患者恢复健康过程中不可忽视的关键环节，通过均衡营养的摄入，选择易消化、低负担的食物，增加抗炎和增强免疫的食物以及合理补充水分，患者可以显著提高康复效果，减少肿瘤治疗带来的不良影响。每例肿瘤患者的康复需求不同，个性化的饮食方案应根据患者的具体情况制订，并在医护团队的指导下不断调整优化。饮食与康复的紧密结合，不仅能帮助患者在生理层面上恢复功能，更为其心理康复提供了必要的支持与保障。

二、肿瘤患者的运动指导

运动在肿瘤患者康复过程中的重要性愈发得到医学界的重视，适当的运动不仅可以提高患者的体能水平，改善免疫功能，还能减轻肿瘤治疗引发的不良反应，如疲劳、情绪低落及肌肉无力等。肿瘤患者康复中的运动指导至关重要，需要根据每例者的实际情况，制订个性化的运动计划，确保其在安全、有效的条件下进行锻炼。运动在肿瘤康复期的作用不仅限于身体的恢复，还能为患者提供心理上的支持，帮助他们重建信心和积极性。

（一）运动的基本原则与准备

肿瘤患者在康复期间进行运动时，必须遵循渐进性和个体化的原则。由于不同患者的病情、体能状况及治疗方案存在显著差异，运动方案应根据患者的具体需求和能力制订，并与医护人员进行充分的沟通。

所有运动计划在开始之前应由医生进行评估，确保患者的身体状况适合进行锻炼，特别是针对术后恢复的患者或正在接受化疗、放疗的患者。评估内容包括患者的体能水平、心肺功能、骨骼健康状况等。患者需要了解运动带来的身体反应，如轻微的肌肉酸痛或疲劳，以确保他们能够在运动过程中准确判断身体的负荷情况。

热身和拉伸运动是肿瘤患者进行任何形式锻炼前必不可少的环节，通过适当的热身，可提高肌肉的血流量，增加关节的灵活性，减少运动损伤的风险。拉伸有助于保持肌肉的柔韧性，并防止运动后出现肌肉僵硬。热身时间通常应为 5～10 分钟，并根据具体运动项目适当调整。

（二）耐力训练与心肺功能的恢复

耐力训练是肿瘤患者康复运动中的重要组成部分，有助于改善心肺功能，增强患者的体能和抵抗力。耐力训练的目标是通过低强度、长时间的有氧运动，提高心脏和肺部的工作效率，帮助患者逐渐恢复到日常生活的正常活动状态。

常见的耐力训练项目包括步行、游泳、骑自行车等低冲击性的有氧运动。步行是最简单、最安全的有氧运动方式，适合大多数肿瘤患者，尤其是术后初期体力较差的患者。步行的强度和时间可以根据患者的体力逐渐增加，开始时每日步行 10~15 分钟，随后逐渐增加至 30~45 分钟。游泳则适合关节不便或体重较大的患者，因为水中的浮力可以减少关节的压力，同时还能全面锻炼全身肌肉。

耐力训练的频率通常建议每周进行 3~5 次，每次持续 30 分钟左右。对于体力较弱的患者，可以分成多次完成，每次持续 5~10 分钟，以避免过度疲劳。在运动过程中，应保持呼吸顺畅，并随时注意身体的反应。如果患者感到胸闷、气短或极度疲劳，应立即停止运动，并及时与医护人员联系。

（三）力量训练与肌肉功能的恢复

肿瘤治疗过程中，尤其是在化疗、放疗及长期卧床休息时期，往往会导致患者的肌肉质量下降，出现肌无力、肌肉萎缩等问题。力量训练在肿瘤康复中的重要性不容忽视，通过适度的力量训练，患者可以增强肌肉力量，改善关节的稳定性，并逐步恢复日常生活的活动能力。

力量训练可以使用简单的器械，如哑铃、弹力带等，也可以通过自身体重进行训练，如下蹲、俯卧撑等动作。训练的重点应放在主要的肌肉群，如腿部、背部、核心肌群等，以帮助患者提高身体的平衡能力和日常活动的效率。力量训练的频率通常建议每周进行 2~3 次，每次持续 20~30 分钟，并与耐力训练交替进行。

在进行力量训练时，患者从轻重量、少重复次数开始，逐步增加训练的强度。每个动作可进行 10~15 次重复，完成 2~3 组，之间休息 1~2 分钟。如果患者感到肌肉过度疲劳或关节疼痛，应减少训练的强度或暂停训练。力量训练的目标是逐步增加肌肉的耐力和力量，而不是一味追求重量和强度。

（四）柔韧性训练与功能康复

柔韧性训练对于肿瘤患者的康复也具有重要意义，柔韧性的恢复可以帮助患者提高关节的活动度，减少肌肉和关节的僵硬感，预防运动损伤，特别是对术后关节活动受限的患者来说尤为重要。通过定期的拉伸训练，患者可以保持肌肉的弹性，并增强身体的协调性。

常见的柔韧性训练包括静态拉伸、动态拉伸以及瑜伽等，静态拉伸是一种温和的训练方式，患者选择不同的肌肉群进行拉伸，每次保持 20~30 秒，重复 2~3 次。动态拉伸则更适合体能较好的患者，在运动前可以通过缓慢的运动方式来热身，提高关节的活动度。瑜伽是一种结合了柔韧性、力量和呼吸控制的训练方式，适合肿瘤患者进行康复训练。通过瑜伽，患者不仅能够提高身体的柔韧性，还能通过深呼吸练习缓解心理压力，改善情绪状态。

肿瘤患者康复期的运动指导需要个性化、渐进性和安全性并重，耐力训练、力量训练和柔韧性训练共同构成了全面的康复运动体系，有助于患者改善体能、增强肌肉力量、恢复关节活动度，并提高生活质量。无论是步行、力量训练还是瑜伽，每种运动形式都应根据患者的体能状况合理选择，确保康复过程中的安全性与有效性。在运动康复中，医护人员的专业指导、患者的积极参与以及家属的支持共同构成了康复的关键要素，帮助患者重拾健康与自信。

三、营养支持的应用

营养支持在肿瘤患者康复过程中占据重要位置。由于肿瘤本身及其治疗手段，如手术、放疗和化疗，对患者的消化功能、食欲和营养吸收能力产生影响，许多患者面临营养不良或体重下降的风险。适时、合理的营养支持不仅能够维持患者的体重，促进受损组织的修复，还能增强免疫力，帮助患者更好地耐受治疗，提升整体生活质量。营养支持的应用主要包括根据患者病情制订个性化的饮食计划、改善营养不良、缓解消化道不良反应等。

（一）个性化的营养评估与方案制订

肿瘤患者的营养需求因个体差异而存在很大变化，营养支持方案应根据患者的具体情况量身定制。每例患者的营养状况、病情严重程度、治疗方式以及康复阶段都需要进行全面的评估，以便确定最佳的营养干预策略。

在进行营养评估时，医疗团队会重点关注患者的体重变化、食欲、营养摄入量、消化功能及病情相关的营养需求。对部分患者来说，化疗和放疗导致味觉和嗅觉改变、恶心、呕吐及食欲不振，这些症状使他们很难获得足够的营养。详细的营养评估应结合患者的主观感受和客观检查结果，确保全面了解患者的实际营养状况。

在此基础上，营养师会为患者制订个性化的饮食方案，确保患者能够摄入足够的蛋白质、维生素、矿物质及热量。对于一些无法通过正常饮食摄入足够营养的患者，可以考虑使用补充剂或提供肠内营养支持。个性化的营养方案可以帮助患者在康复过程中有效缓解营养不良问题，并提高治疗耐受性。

（二）蛋白质、热量和微量营养素的补充

蛋白质是肿瘤患者恢复过程中最为关键的营养素之一，手术、化疗和放疗往往会导致患者肌肉蛋白的分解，导致身体消耗大量蛋白质。确保患者摄入充足的优质蛋白质，对于促进伤口愈合、增强免疫力以及维持正常的体能状态至关重要。

优质蛋白质来源包括瘦肉、鱼类、蛋类、奶制品及豆制品，在康复初期，部分患者由于治疗不良反应难以通过正常饮食摄入足够的蛋白质，此时可以选择蛋白质补充剂，如乳清蛋白粉或氨基酸补充剂。对于患有肾脏疾病的患者，蛋白质摄入量则需要根据医生的建议适当调整，以免增加肾脏负担。除蛋白质外，热量的摄入也十分重要。肿瘤患者的代谢水平通常较高，治疗过程中机体能量消耗增加，因此患者每日的热量需求通常高于普通人群。食物的选择应注重富含能量的食物，如全谷类、坚果及健康的植物油等，确保患者能够维持或逐步恢复体重。

维生素和矿物质的补充同样不可忽视，维生素 A、维生素 C、维生素 E 以及

锌、硒等微量元素对于抗氧化和免疫调节具有重要作用。新鲜蔬菜、水果、坚果和谷物中富含这些营养成分，是康复饮食中的重要组成部分。如果患者因胃肠道问题无法摄取足够的微量营养素，医生会建议使用多种维生素或矿物质补充剂。

（三）肠内与肠外营养的选择与实施

对于那些不能通过口服饮食获得足够营养的患者，肠内或肠外营养支持是重要的替代方案。肠内营养是指通过鼻饲管、胃管等将液体食物直接送入消化道，而肠外营养则是通过静脉输注的方式将营养素输送到体内。

肠内营养通常优先考虑，因为它更符合生理需求，能刺激肠道蠕动并有助于维持肠道黏膜屏障的完整性。肠内营养的液体食物通常经过精心配比，含有均衡的蛋白质、脂肪、碳水化合物及微量元素，以确保患者能够摄入全面的营养。

对于某些胃肠功能严重受损的患者，肠内营养无法提供足够的支持，此时需考虑肠外营养。肠外营养通过静脉输注，为患者提供能量、氨基酸、脂肪乳剂以及维生素和矿物质等。肠外营养在维持患者生命的同时，减少对消化系统的依赖，但由于其复杂性，通常仅在肠内营养无法满足需求的情况下使用。

无论选择哪种方式，医护人员在实施营养支持时都需定期监控患者的营养状态，并根据患者的恢复情况调整方案。这种监控通常包括血液化验、体重变化以及临床症状的评估，以确保营养支持的效果。

（四）饮食调整与消化道不良反应的管理

肿瘤治疗的不良反应经常影响患者的消化系统，导致食欲下降、味觉改变、恶心呕吐、腹泻或便秘等问题。管理这些消化道症状，是保证患者能够顺利进行营养支持的关键步骤。

对于味觉或嗅觉改变的患者，可以调整食物的口味和质地，选择容易入口且能够激发食欲的食物。酸味食物、清淡且稍带甜味的饮品通常更容易被接受。恶心和呕吐的患者，通过少食多餐，进食清淡、易消化的食物来减轻不适感，必要时医生会开具止吐药物辅助治疗。

腹泻或便秘是常见的消化道问题，根据具体症状进行饮食调整。对于腹泻患者，建议减少高纤维食物的摄入，选择富含电解质的食物和饮品以防止脱水。便秘患者则需要增加膳食纤维的摄入，并适量饮水，促进肠道蠕动。针对性措施能够帮助患者更好地应对治疗带来的不良反应，并确保营养摄入的持续性。通过调整饮食结构和配合药物治疗，患者能够在消化道功能受到影响时依然保持适当的营养摄入，避免营养不良的加剧。

营养支持在肿瘤康复过程中起着至关重要的作用，通过个性化的营养评估与方案制订、蛋白质和微量营养素的合理补充、肠内与肠外营养支持的实施，以及针对消化道不良反应的有效管理，肿瘤患者能够在康复过程中获得足够的营养支持，帮助其更好地耐受治疗并恢复体力。营养支持不仅是维持生命体征的基本保障，也是提高治疗效果、延长生存期的重要因素。医护人员与患者共同配合，制订并执行合理的营养计划，能够显著改善患者的康复质量与生活体验。

四、康复中的生活方式调整

肿瘤康复是一个复杂且长期的过程，涉及身体、心理和生活方式的全方位调整。经过手术、化疗、放疗等治疗手段后，患者的身体机能和生活状态往往发生显著改变。为了最大限度地提高康复效果，促进身体功能的恢复，同时预防复发，生活方式的调整尤为重要。肿瘤患者在康复期需要通过合理的作息、适度的运动、饮食管理以及心理调节，形成健康的生活习惯，为康复过程提供有力的支持。生活方式的调整不仅是为了增强体力和恢复免疫功能，还是改善情绪、减轻治疗带来的不良反应的重要途径。

（一）规律作息与睡眠管理

肿瘤治疗后的身体恢复需要充足的睡眠和合理的作息时间，由于治疗过程中的疼痛、不适、药物不良反应及心理压力，许多患者在康复期常出现失眠、睡眠质量差的问题。睡眠是身体自我修复的重要阶段，良好的睡眠对于促进免疫系统的恢复、提高耐力及改善情绪有着重要作用。

为了改善睡眠质量，患者应建立规律的作息习惯，确保每晚有固定的睡觉和起床时间。避免过度依赖电子设备，特别是应注意睡前使用手机、计算机等电子产品会影响大脑的休息。睡前可以通过温水泡脚、阅读、听轻音乐等方式放松心情，帮助身体和大脑进入睡眠状态。

对于睡眠质量不佳的患者，适量运动也有助于改善睡眠状况。白天适度的运动可以帮助缓解疲劳，提高睡眠的深度。避免过量饮用咖啡、茶等含有刺激性成分的饮品，特别是在傍晚或晚间；必要时，寻求专业医生的建议，适当使用助眠药物或进行心理疏导，帮助缓解失眠问题。

（二）情绪管理与心理调适

心理健康对肿瘤患者的康复至关重要。肿瘤的诊断和治疗常伴随着焦虑、抑郁、恐惧等情绪，特别是术后和放、化疗期间，患者往往面临较大的心理压力。康复期的心理调适和情绪管理是生活方式调整中不可或缺的部分。

通过情绪管理，患者可以有效缓解心理压力，减轻负面情绪对康复的干扰。心理调适的核心在于帮助患者建立积极的心态，正确面对疾病，接受身体的变化。患者可以通过心理咨询或团体治疗寻求专业帮助，学习如何识别和管理负面情绪。家属和朋友的支持在这一过程中也发挥着重要作用，亲友的陪伴和关怀能极大地减轻患者的孤独感和无助感，增强其心理上的安全感和信心。

冥想、深呼吸练习以及瑜伽等活动也被证明对心理放松和情绪管理有积极作用，通过这些方式，患者可以在康复过程中逐渐学会自我调节，降低心理压力，帮助自己更好地面对未来的挑战。

（三）戒烟、限酒与健康饮食习惯的培养

生活方式调整中的另一个关键领域是戒烟、限酒以及养成健康的饮食习惯。吸烟和过量饮酒与多种肿瘤的发生密切相关，尤其是在康复期，这些不良习惯会对身体的恢复造成进一步损害，并增加复发的风险。

对于吸烟的患者，戒烟不仅能够降低呼吸道感染的风险，还能改善心肺功能，促进机体的自我修复。戒烟过程中会遇到一定的心理和生理挑战，患者可在医生的指导下使用戒烟药物或参加戒烟辅导，逐步摆脱对烟草的依赖。

饮酒同样需要严格控制，乙醇对肝、免疫系统和神经系统均有不良影响，尤

其是在肿瘤治疗后，患者的肝功能和代谢能力有所下降，过量饮酒会增加肝的负担。患者在康复期应尽量减少乙醇摄入，特别是在服用药物期间，应完全避免饮酒，以防止药物与乙醇相互作用带来的不良后果。

健康饮食习惯的培养也是生活方式调整的重点，患者在康复期应保持均衡的饮食结构，多摄入富含维生素、矿物质及膳食纤维的食物，减少高糖、高脂肪、高盐食品的摄入；新鲜的水果、蔬菜、全谷类和优质蛋白质是促进康复的重要营养来源。饮食管理不仅有助于增强体力、维持健康体重，还能通过调节代谢和免疫功能，降低复发和并发症的风险。

（四）适度的日常活动与运动管理

适度的日常活动和运动管理对肿瘤患者的康复至关重要，运动不仅可以帮助患者提高心肺功能、增强体力，还能缓解化疗和放疗带来的疲劳症状，并显著改善心理健康。运动计划必须个性化设计，根据患者的体能状况和康复阶段进行适当调整，确保安全性和有效性。

步行、游泳、瑜伽等低强度的有氧运动是大多数肿瘤患者康复期的良好选择，这类运动对关节和肌肉的压力较小，适合术后或体力较弱的患者进行。随着体能的逐步恢复，患者可以增加运动时间和强度，但要避免过度锻炼，防止疲劳和运动损伤。运动管理的核心在于量力而行，患者在运动过程中应密切关注身体反应，出现明显不适、疲劳或其他症状时应立即停止，并寻求医护人员的帮助。运动频率和时间可以逐步增加，但应始终保持适度，以促进身体的逐步恢复。

肿瘤康复期的生活方式调整是一个全方位的系统过程，涉及睡眠管理、情绪调适、饮食习惯和日常活动等多个方面。通过规律作息、合理的饮食结构、适度运动以及积极的心理调节，患者可以显著改善康复效果，提升生活质量。健康的生活方式不仅能够增强身体的恢复能力，还能为患者提供心理支持，帮助他们建立面对康复过程的信心。调整生活方式是一个长期的、渐进的过程，需要患者与医护团队密切合作，确保在康复过程中最大限度地实现健康目标。

第三节 肿瘤的二级预防

一、早期筛查与诊断

肿瘤的二级预防是指通过早期筛查和及时诊断，在疾病尚未发展到晚期之前发现潜在的癌症病例，并进行及时干预。通过早期发现，肿瘤患者可以获得更高的治愈率，同时大大降低治疗的难度和成本。二级预防的核心在于通过系统性、科学化的筛查手段，尽早识别出高危人群和早期的病变，避免疾病进入难以控制的阶段。现代医学的进步使得许多肿瘤可以在症状尚未明显时被检测到，这为早期治疗争取了宝贵时间。

在具体操作中，早期筛查与诊断依赖于不同的筛查手段、工具和方法。筛查应根据特定人群的风险因素、年龄、遗传背景以及其他健康状况来定制，确保做到早期、精准的检测。

（一）常见肿瘤的早期筛查手段

不同类型的肿瘤需要采用不同的早期筛查方法，常见的筛查手段根据肿瘤种类的差异而有所不同。有效的筛查手段不仅能够发现早期病变，还能够识别癌前病变或高危人群，便于采取早期干预措施。

对于乳腺癌，乳房 X 线摄影（乳腺钼靶检查）是最常用的筛查方法。通过低剂量 X 线成像，可以发现乳腺中的微小病变。研究表明，定期进行乳腺钼靶检查能够有效降低乳腺癌的病死率。对于高风险人群，如有家族史或携带 *BRCA1/2* 基因突变的患者，磁共振成像（MRI）也常被作为辅助筛查手段。

宫颈癌的筛查通常采用宫颈涂片（Pap 涂片）和人乳头瘤病毒（HPV）检测，Pap 涂片通过收集宫颈细胞样本，检测细胞是否发生癌前病变，而 HPV 检测可以识别高危型 HPV 感染的情况，这种病毒是导致宫颈癌的重要原因。定期的宫颈涂片检查对于早期发现和预防宫颈癌至关重要。结直肠癌的筛查手段包括粪便隐血试验（FOBT）、粪便免疫化学试验（FIT）和结肠镜检查，粪便隐血试验通过检测粪便中的微量血液，能够初步筛查是否存在结直肠癌的风险，而结肠镜检查则能够直接观察肠道内部，发现早期癌变或息肉，并在必要时直接切除息肉，起到预防癌变的作用。肺癌筛查则多采用低剂量螺旋 CT（LDCT），尤其是针对长期吸烟的高危人群。这种方法能够在无症状的情况下发现肺部的早期病变，并大幅度提高早期诊断的准确率。

（二）高危人群的早期诊断策略

在肿瘤的二级预防中，针对高危人群的早期诊断策略具有重要意义。高危人群指的是那些患癌风险显著高于普通人群的个体，包括有家族史、特定遗传突变、长期暴露于致癌因素或不良生活习惯的人群。对这类人群进行有针对性的筛查和诊断，是肿瘤二级预防的重点。

对于有明确家族遗传史的高危人群，遗传学检测可以帮助识别是否携带与某些肿瘤相关的高风险基因突变。BRCA1 和 BRCA2 基因突变与乳腺癌和卵巢癌的发生密切相关。通过基因检测，可以提前识别携带者，从而制订个性化的筛查和预防策略。患者通常会被建议更频繁地进行影像学检查，如乳腺钼靶或 MRI，并采取预防性手术或药物干预以降低癌症的发生率。

吸烟者是肺癌的高危人群，长期吸烟显著增加肺癌的发生风险。对于年龄超过 50 岁且有长期吸烟史的人群，低剂量螺旋 CT 是一种有效的筛查手段，能够早期发现肺部病变。戒烟干预也是高危人群管理中的重要组成部分。通过早期筛查和生活方式的改变，许多肺癌的发生可以被有效遏制。

对于暴露于特定环境因素或职业因素的人群，如石棉暴露导致的肺癌、苯暴露导致的血液系统肿瘤等，也需要定期采取专门的筛查手段。这类高危人群的筛查应结合职业暴露史，采取针对性的检测手段，如肺功能测试、胸部 X 线检查或血液学检查，以及时发现早期病变。

（三）肿瘤标志物在早期诊断中的应用

肿瘤标志物是一类由肿瘤细胞或宿主细胞产生的物质，通过血液、尿液或其他体液检测来反映肿瘤的存在或发展情况。虽然肿瘤标志物的特异性和敏感性有限，但它们在某些癌症的早期诊断中具有重要的辅助作用。

甲胎蛋白（AFP）常用于肝癌的筛查，特别是对于肝炎病毒感染或肝硬化的高危人群。定期检测 AFP 水平，结合影像学检查，可以提高肝癌的早期发现率。前列腺特异性抗原（PSA）是前列腺癌筛查的重要标志物，通过定期检测 PSA 水平变化，能够早期发现前列腺癌并采取相应的治疗措施。尽管肿瘤标志物不能单独作为诊断标准，但结合影像学、临床症状和其他诊断手段，它们可以为早期诊断提供重要的参考信息。对于某些特定的肿瘤类型，肿瘤标志物还可以用来评估治疗效果和监测复发。

肿瘤的二级预防依赖于早期筛查与诊断的有效开展，通过科学、合理的筛查策略，可以大幅度提高肿瘤的早期发现率。无论是采用乳腺钼靶、结肠镜检查、低剂量螺旋 CT 等影像学手段，还是针对高危人群的个性化筛查方案，都能够在疾病发展初期及时干预，显著改善患者的生存率。肿瘤标志物的应用也为肿瘤的早期诊断提供了重要的辅助支持。通过全方位的筛查和诊断策略，肿瘤的二级预防能够为患者提供更好的预后，并显著减轻治疗负担。

二、肿瘤标志物的监测

肿瘤标志物是指由肿瘤细胞或宿主细胞在癌症过程中释放或反映肿瘤活动的特定物质，通常存在于血液、尿液、组织等体液中。肿瘤标志物的监测在肿瘤的二级预防中起着重要的作用，特别是在早期筛查、病情监测和复发预警方面。通过定期监测肿瘤标志物的水平，医生能够更好地了解患者的病情发展情况，及时发现肿瘤的早期征兆或复发风险，进而采取适当的干预措施。

肿瘤标志物的使用需要结合临床和影像学等多方面诊断手段，其单独使用并不足以确诊癌症。然而，作为辅助工具，肿瘤标志物的动态监测能提供有价值的信息，帮助评估治疗效果并指导进一步的治疗决策。

（一）常见肿瘤标志物的临床应用

不同类型的肿瘤会分泌或产生不同的肿瘤标志物，因此肿瘤标志物的监测通常是针对特定癌种的。常见的肿瘤标志物包括前列腺特异性抗原（PSA）、甲胎蛋白（AFP）、癌胚抗原（CEA）等。每种标志物在相应的肿瘤类型中具有不同的应用价值。

前列腺特异性抗原（PSA）是前列腺癌监测中最常用的标志物，PSA是一种由前列腺上皮细胞产生的蛋白质，通常存在于血液中。在前列腺癌或其他前列腺疾病（如前列腺炎、前列腺增生）中，血液中PSA的水平往往会升高。通过定期监测PSA水平，可以早期发现前列腺癌的潜在风险，并在治疗后评估复发的可能性。PSA水平的持续升高提示肿瘤活动，需进一步的影像学检查确认。

甲胎蛋白（AFP）主要用于肝癌，尤其是肝细胞癌的监测。AFP通常在胎儿时期大量产生，但在成人体内的水平极低。当肝细胞发生癌变时，AFP水平会显著升高。对于肝硬化或乙型肝炎病毒感染的高危人群，定期监测AFP水平可以帮助早期发现肝癌。AFP也常用于治疗效果评估及复发监测，除了肝癌外，AFP还在某些生殖系统肿瘤中升高。

癌胚抗原（CEA）是一种广泛应用于多种肿瘤监测的标志物，尤其是在结直肠癌、胃癌和肺癌中。CEA水平的升高往往与肿瘤进展或复发有关，因此它常被用于监测肿瘤的治疗反应和复发风险。尽管CEA并非所有癌症的特异性标志物，但其变化趋势仍能为肿瘤管理提供重要参考。

（二）肿瘤标志物的动态监测及意义

肿瘤标志物的监测不仅仅是一次性测量，而是需要动态观察其变化趋势。通过定期检测，可以了解标志物水平随时间的变化，对于评估肿瘤的进展、治疗反应和复发具有重要意义。动态监测能够帮助医生及时调整治疗方案，提高治疗的精准性。

在治疗前，通常会为患者建立一个基线值，通过测量肿瘤标志物的初始水平，为后续的治疗效果评估提供参考。治疗后，肿瘤标志物的水平会下降，如果标志物水平持续降低或保持在正常范围内，通常提示治疗取得了良好效果。如果在治疗后标志物水平再次升高，则提示肿瘤复发或进展，需要进一步的影像学或组织学检查确认。

在结直肠癌患者的术后随访中，CEA 水平的动态监测非常重要。CEA 水平如果在治疗后逐渐升高，提示疾病复发或转移。这种早期预警信号能够帮助医生及时采取相应的检查和治疗干预，避免病情恶化；对于肝癌患者，AFP 水平的持续监测也能够帮助发现潜在的复发或残余病灶。动态监测还可以帮助判断治疗是否需要调整，在化疗或靶向治疗过程中，肿瘤标志物水平未见明显下降或呈现上升趋势，医生可以考虑改变治疗方案，采用更为有效的药物或治疗手段。

（三）肿瘤标志物的局限性与监测中的挑战

尽管肿瘤标志物在癌症监测中具有重要价值，但它们也存在一定的局限性和挑战。肿瘤标志物的敏感性和特异性并非完全可靠，不同个体和不同肿瘤类型的标志物反应差异较大，因此单独依靠肿瘤标志物来确诊或排除肿瘤是不足够的。

某些肿瘤标志物在良性疾病中也会升高，PSA 不仅在前列腺癌中升高，在前列腺炎或前列腺增生中也会有所上升，标志物的升高不一定直接指向癌症，而是需要进一步的诊断手段确认。有些肿瘤标志物在癌症早期并不明显，或者并非所有肿瘤都会释放足够量的标志物。对于某些类型的癌症，肿瘤标志物的检测会出现假阴性结果，漏诊早期肿瘤。

标志物监测过程中还面临着技术上的问题，如检测方法的标准化、结果的可重复性等。不同实验室之间的检测标准存在差异，导致标志物水平的测量结果不一致。在进行肿瘤标志物监测时，尽量选择同一家机构或使用标准化的检测设备，以确保数据的准确性。

肿瘤标志物的监测在肿瘤二级预防中扮演了关键角色，通过动态观察肿瘤标志物的水平变化，医生能够早期发现肿瘤复发的风险，评估治疗效果，并及时调整治疗方案。尽管肿瘤标志物的监测并不能完全替代其他诊断手段，但它作为一种便捷、非侵入性的监测工具，为肿瘤患者的长期管理提供了重要支持。由于肿瘤标志物的局限性，医生在使用这些数据时仍需结合影像学检查、临床症状及其他诊断方法，确保癌症管理的科学性与准确性。

三、定期体检的重要性

肿瘤的二级预防是指通过早期筛查和干预，尽早发现潜在的肿瘤病例，从而避免疾病的进一步发展。定期体检是实现这一目标的重要途径，不仅能帮助高危人群及早发现肿瘤的早期症状，还能在一般人群中发现潜在的癌症或癌前病变。定期体检对肿瘤的早期诊断、治疗效果以及生存率的提高具有极其重要的意义。

定期体检的意义不仅在于发现已经发生的病变，还在于通过全面的健康评估，帮助个体了解自身的健康状况，及时进行生活方式的调整，从而降低肿瘤的发生风险。体检项目的选择应根据年龄、性别、家族史和职业环境等因素进行个性化定制，以达到最佳的预防效果。

（一）体检在肿瘤早期发现中的作用

定期体检是早期发现肿瘤的重要手段，尤其是对于无症状期的癌症，体检往往是唯一能够提供预警的途径。许多肿瘤在早期并无明显症状，等到患者感受到明显不适时，病情往往已经发展到中晚期，错失了最佳的治疗时机。通过体检可以发现一些隐匿性肿瘤，并在其发展成晚期前进行早期干预，显著提高治愈率。

乳腺癌早期筛查中常用的乳腺 X 线摄影（钼靶检查）能够发现小至毫米级的微小病灶，帮助患者在肿瘤发展为明显肿块之前进行治疗。宫颈癌通过定期的宫颈涂片（Pap 涂片）和人乳头瘤病毒（HPV）检测，能够在癌前病变阶段发现问题并采取有效措施，防止癌症的发生。结直肠癌的筛查通过结肠镜或粪便隐血试验（FOBT）等方式可以及早发现肠道中的息肉或微小病变，将其切除后可大大降低癌变的风险。

体检不仅能够发现已经形成的病灶，还可以通过血液检测发现某些肿瘤标志物的异常，如甲胎蛋白（AFP）用于肝癌的筛查、前列腺特异性抗原（PSA）用于前列腺癌的监测等。这些标志物的升高可以作为早期诊断的参考，帮助医生进一步确认病变性质。体检在常见肿瘤早期发现中的作用见表 5-1。

表 5-1 体检在常见肿瘤早期发现中的作用

肿瘤类型	主要筛查方法	筛查目标	高危人群
乳腺癌	乳腺 X 线摄影（钼靶检查）	发现乳腺中的微小病灶	40 岁以上女性或有家族史者
宫颈癌	宫颈涂片（Pap 涂片）+HPV 检测	发现癌前病变或早期宫颈癌	有 HPV 感染史的女性
结直肠癌	结肠镜检查+粪便隐血试验	发现息肉及早期肿瘤	50 岁以上或有家族史者
肺癌	低剂量螺旋 CT	发现早期肺部结节或肿瘤	长期吸烟者
肝癌	甲胎蛋白（AFP）检测+肝脏超声	发现早期肝细胞癌	慢性乙型肝炎或肝硬化患者
前列腺癌	前列腺特异性抗原（PSA）检测	发现前列腺增生或早期癌变	50 岁以上男性或有家族史者

（二）体检项目的个性化选择

不同人群的肿瘤体检项目应根据其年龄、性别、遗传背景和生活习惯进行个性化设计，一般来说，某些特定类型的肿瘤在特定人群中更为常见，体检项目的选择应与个人的肿瘤风险因素相匹配，以提高筛查的效率和准确性。

对于中老年人群，某些高发肿瘤，如肺癌、结直肠癌、前列腺癌等需要特别关注。对于长期吸烟的高危人群，定期进行低剂量螺旋 CT（LDCT）有助于发现早期肺癌病灶；对于男性，前列腺癌的 PSA 检测以及直肠指检（DRE）能够帮助发现前列腺异常增生或肿瘤。女性则应定期进行乳腺钼靶和宫颈涂片检查，尤其是有家族乳腺癌或卵巢癌史的女性，还需要进行基因检测（如 *BRCA1/2* 基因突变）以评估患癌风险。

在选择体检项目时，还应考虑职业暴露因素。长期接触化学品如苯、石棉等的工人应定期进行血液学检查和胸部影像学检查，以排除血液系统肿瘤或肺癌的早期迹象。针对高危职业人群的体检方案，必须结合其职业特性和潜在的致癌风险，确保肿瘤筛查的科学性与合理性。

遗传背景也是体检个性化的关键考虑因素之一，对于有明显家族肿瘤史的人群，早发性肿瘤（如乳腺癌、结直肠癌）的风险显著增加。这类人群应定期进行更为密集的筛查，并结合遗传咨询和基因检测，明确个体化的预防和监控策略。

（三）定期体检的重要性与实施策略

定期体检的重要性不仅在于发现肿瘤，还在于及时发现癌前病变及其他高危因素，便于在疾病发展前进行干预。体检的频率和范围应根据个人的健康状况和家族史来决定。一般情况下，40 岁以上的中年人群应至少每年进行 1 次全面体检，而对于高危人群，如有家族史或患有某些慢性疾病者，体检频率应相应增加。

体检的实施策略（表 5-2）需要综合考虑医疗资源的利用、患者的配合度及体检方案的可行性。对于普通人群，一般的年度体检应包括基本的影像学检查（如胸部 X 线检查或超声）、血液化验（包括肿瘤标志物检测）以及常规的内科、外科检查。然而，对于高危人群，体检项目应根据其特殊需求进一步细化。对于肺癌高风险人群，年度的低剂量螺旋 CT 应作为常规体检项目，而对于消化道肿瘤高发人群，定期的内镜检查至关重要。

表 5-2　定期体检的实施策略

体检项目	适用人群	筛查频率	目的
低剂量螺旋 CT	长期吸烟的高危人群（40 岁以上）	每年 1 次	早期发现肺部结节或肺癌
乳腺 X 线摄影（钼靶）	40 岁以上女性或有家族史者	每 1~2 年 1 次	早期发现乳腺癌或癌前病变
宫颈涂片+HPV 检测	有 HPV 感染史的女性（21 岁以上）	每 3 年 1 次（无异常情况）	发现宫颈癌或癌前病变
结肠镜检查	50 岁以上或有家族史者	每 5~10 年 1 次	发现结直肠息肉及早期癌症
甲胎蛋白（AFP）检测	乙肝病毒携带者或肝硬化患者	每 6~12 个月 1 次	早期发现肝癌或癌前病变
前列腺特异性抗原（PSA）检测	50 岁以上男性或有前列腺癌家族史者	每年 1 次	早期发现前列腺癌或癌前病变

体检的规范性和质量控制也十分重要，体检机构需要严格执行相关的医疗标准，确保体检设备的精准性、检查流程的规范性以及医务人员的专业素质。体检结果应由专业医生进行解读，患者在得到结果后需要与医生讨论相应的后续步骤，如进一步的检查或干预措施。

定期体检是肿瘤二级预防中的关键手段，通过科学的筛查和早期诊断，能够明显提高肿瘤的早期发现率。体检的个性化设计应根据患者的年龄、性别、遗传背景和职业暴露等因素进行，确保检测项目与肿瘤风险相匹配。通过定期的检查和监测，患者不仅能及早发现肿瘤，还能发现癌前病变和高危因素，帮助及时采取预防措施。定期体检的实施需要医疗团队的高度配合和患者的积极参与，才能最大程度地发挥预防效果，提高生存率和生活质量。

四、高危人群的管理

肿瘤的预防和早期干预对降低肿瘤发病率和提高患者生存率至关重要，在癌症防控体系中，针对高危人群的管理是重中之重。高危人群通常指那些由于遗传、环境、生活方式或职业暴露等因素，患肿瘤的风险显著高于普通人群的个体。通过早期识别这些高危人群，实施有效的监测、预防和干预策略，可以显著降低肿瘤的发生率，并在肿瘤早期进行及时的诊断和治疗。

高危人群的管理主要涵盖定期筛查、生活方式干预、个性化医疗策略和心理支持等方面。有效的管理需要多学科协作和系统性规划，以确保对高危人群的全面评估与科学干预。

（一）高危人群的识别与分类

在实施高危人群管理前，首先要对高危人群进行精准识别和分类。不同肿瘤类型的高危人群各有特点，管理方案也应根据不同的风险因素和肿瘤类型进行个性化调整。

常见的高危人群识别方式包括家族史、遗传背景、职业暴露以及生活方式评估，乳腺癌和卵巢癌的高危人群通常包括携带 *BRCA1/2* 基因突变的女性。这类女性罹患乳腺癌和卵巢癌的概率显著高于普通人群，因此需要针对性地进行早期筛查和长期监控。对于有家族结直肠癌史的个体，如携带 APC 或 MLH1 基因突变者，他们患结直肠癌的风险也显著增加，因此定期的肠镜检查和基因检测应列入常规管理。

长期暴露于特定致癌环境中的职业人群也属于高危人群，矿工、石棉暴露者、化学品制造业工人等职业人群患肺癌、血液系统肿瘤的风险较高。这类人群应定期接受胸部影像学检查、血常规检查及相关肿瘤标志物的检测，以确保早期发现肿瘤病变。

生活方式因素也在高危人群的识别中起着重要作用，长期吸烟者是肺癌的高危人群，而长期饮酒或高脂肪饮食的人则容易罹患肝癌、胰腺癌和胃癌。针对这些高危人群，筛查方案应重点关注与其生活方式相关的特定肿瘤类型，并通过改变生活方式降低其患癌风险。

（二）定期筛查与早期干预策略

高危人群的管理核心在于定期筛查和早期干预，通过系统化的筛查，可以在肿瘤早期或癌前病变阶段发现问题，极大提高治愈率。

针对不同高危人群的筛查项目和频率需要根据个体风险因素量身定制，对于遗传性乳腺癌或卵巢癌高危人群，常规乳腺钼靶检查、MRI 筛查及 CA-125 血清水平监测应作为筛查的核心项目。对于结直肠癌高危人群，建议在年轻时即开始定期肠镜检查，并根据发现的息肉数量、大小及类型调整筛查间隔。

对于吸烟者，特别是长期重度吸烟者，低剂量螺旋 CT（LDCT）是肺癌早期筛查的有效手段。定期 CT 检查能够发现早期肺部病变并及时干预，大幅度降低肺癌的病死率。与此同时，吸烟者的管理还应结合戒烟计划，通过长期的健康教育和药物干预，减少肿瘤发生的根本风险。

高危人群筛查的频率应与风险水平挂钩，对于携带高危基因突变的个体，筛查频率为每年 1 次甚至更短的时间，而对于中等风险的个体，筛查频率则可以根据其健康状况和家族史适当延长。定期的筛查不仅帮助发现早期癌症，还能够检测癌前病变，为干预和预防提供机会。

（三）生活方式管理与预防措施

高危人群的肿瘤管理不仅仅依赖于定期筛查，还包括生活方式的积极调整。健康的生活方式能够有效降低许多类型肿瘤的发病风险，因此在高危人群的管理中，生活方式干预是不可或缺的一部分。

戒烟、限酒和健康饮食是预防肿瘤的基本措施，对于肺癌高危人群，戒烟是最有效的预防策略。即使在长期吸烟的个体中，戒烟后肺癌发生率也会显著下降。饮酒则与多种消化系统癌症相关，因此限制乙醇摄入也是预防肝癌、胃癌等癌症的重要措施。

饮食方面，高危人群应避免高脂肪、高糖的饮食，增加膳食纤维、蔬菜和水果的摄入。富含抗氧化剂的食物如绿茶、深色蔬菜和水果有助于减少癌变的可能性。保持适当的体重和规律的运动同样对肿瘤预防起着积极作用，肥胖与多种癌症的发病率相关，而运动能够调节新陈代谢，增强免疫力。心理压力管理也是高危人群管理中的重要内容，慢性压力影响免疫功能，进而增加肿瘤发生的风险。通过心理辅导、冥想等方式帮助高危人群保持心理健康，能够间接降低肿瘤的发生风险。

（四）个性化治疗与长期监控

高危人群的管理不仅仅在于预防肿瘤的发生，还包括在肿瘤发生后的个性化治疗和长期监控；多学科合作，确保在肿瘤治疗的各个阶段进行动态管理。

在发现早期癌症或癌前病变后，高危人群应根据其特殊情况选择个性化的治疗方案。对于遗传性乳腺癌患者，考虑在早期进行预防性乳房切除或卵巢切除，以降低癌症发生的概率。对于肿瘤已发生的个体，术后或放、化疗后的随访至关重要。定期影像学检查、血液检测及肿瘤标志物监测能够及时发现复发或转移的迹象。个性化管理的重点在于动态调整筛查、治疗和生活方式干预的频率与策略。随着病情的进展和治疗效果的变化，管理方案需要不断更新，以确保高危人群得到最佳的预防和治疗。

高危人群的管理是肿瘤预防体系中的核心组成部分，通过精准识别高危人群，实施个性化的筛查、生活方式干预以及长期监控，能够显著降低肿瘤的发生率并提高患者的生存率。定期筛查和早期干预是管理中的重要环节，而生活方式的调整和个性化治疗同样在肿瘤的预防和康复过程中发挥着关键作用。有效的高危人群管理需要多学科的协作与全面的评估，以确保在肿瘤预防和治疗的每个阶段都能做到科学化、个性化和精准化。

第四节　肿瘤的三级预防

一、术后复发的预防

肿瘤术后复发的预防是肿瘤三级预防的核心内容之一，三级预防的目的是通过干预措施减少肿瘤患者的复发和转移，从而提高患者的长期生存率和生活质量。肿瘤复发是许多患者在手术后面临的重大风险，尤其是那些病情较为复杂或晚期的患者。通过合理的术后管理、规范的治疗方案以及日常生活方式的调整，可以显著降低复发风险。术后复发的预防涉及多个层面，包括规范化的术后治疗、个性化的康复计划以及定期随访和监测等。

（一）术后辅助治疗的规范化

术后辅助治疗是预防肿瘤复发的重要手段之一，尽管手术可以去除原发肿瘤，但无法完全消除体内存在的微小残留病灶或循环肿瘤细胞，这些残余的癌细胞在术后可引发复发。术后常需要通过化疗、放疗、靶向治疗或免疫治疗等辅助手段进一步消灭残留的癌细胞，从而降低复发的可能性。

辅助化疗通常适用于术后有较高复发风险的患者，如肿瘤体积较大、淋巴结转移或肿瘤分期较高的患者。化疗可以通过全身给药的方式杀死存在的游离癌细胞，防止其再次形成病灶。辅助放疗则多用于局部复发风险较高的患者，如术后切缘未完全清除的乳腺癌或头颈部肿瘤患者。放疗可以精准照射手术区域，进一步减少局部复发的风险。

靶向治疗和免疫治疗近年来在术后复发预防中也逐渐发挥重要作用，靶向治疗通过使用针对肿瘤特定分子通路的药物，能够有效抑制癌细胞的生长和分裂，特别适用于某些特定基因突变的患者。免疫治疗则通过增强机体的免疫系统识别和杀伤癌细胞，尤其适用于一些对传统疗法不敏感的癌症类型。在接受这些辅助治疗时，患者需严格遵循医嘱，定期复查，以确保治疗效果的最大化。

（二）个性化的康复计划与生活方式调整

术后康复期间，患者的日常生活管理对预防复发至关重要。康复计划应根据患者的个体情况、肿瘤类型、手术方式和术后身体恢复情况进行个性化设计。有效的康复计划不仅包括医疗方面的治疗，还需要涵盖患者的饮食管理、运动方案以及心理健康支持。

合理的饮食结构可以帮助患者恢复体力，增强免疫功能，并减少肿瘤复发的机会。术后患者应注重均衡饮食，增加富含抗氧化剂、维生素和膳食纤维的食物摄入，如新鲜的蔬菜与水果、全谷类食品和优质蛋白质（鱼、瘦肉、豆类等）；减少高脂肪、高糖食物的摄入，避免促进肿瘤生长的食物。

适当的运动也是术后康复的重要组成部分，适量的运动可以提高患者的免疫力，改善心肺功能，并帮助缓解术后疲劳和情绪问题。对于不同类型的肿瘤患者，康复运动的强度和类型需根据体力状况进行调整，乳腺癌患者术后可以从轻度的步行和伸展运动开始，逐步增加强度。

心理健康管理同样不可忽视，术后患者常面临复发的恐惧和心理压力，这些负面情绪如果不及时调整，会影响身体的康复进程。心理辅导、支持性疗法以及家属和朋友的关怀可以帮助患者更好地应对心理上的挑战，保持积极乐观的态度，降低复发风险。

（三）定期随访与监测的重要性

定期的术后随访和监测是早期发现复发的关键措施，也是三级预防的重要组成部分。通过定期的体检和影像学检查，及时发现复发的早期征兆，尽早采取干预措施，提高治疗成功率。

术后随访通常包括血液学检查、肿瘤标志物检测、影像学检查（如 CT、MRI、超声）以及内镜检查等，这些检查有助于评估术后恢复情况，及时发现潜在的复发迹象。对于不同类型的肿瘤，随访的频率和具体检查项目会有所不同。一般情况下，术后 1~2 年内是复发的高风险期，患者通常需要每 3~6 个月进行 1 次随访检查，之后随访频率可以逐渐降低至每年 1 次。

在随访过程中，患者应向医生汇报任何身体的异常变化，如体重急剧下降、不明原因的疲劳或疼痛等，这些症状是复发的早期表现。医生会根据患者的检查结果和病情变化，决定是否需要进一步的诊断和治疗。随访还包括对患者生活方式和心理健康的监控，医生会根据患者的生活习惯和心理状态提出相应的建议，以帮助他们在术后更好地管理复发风险。定期随访不仅是对患者生理状况的评估，也是对其整体康复情况的全面管理。

肿瘤术后复发的预防是肿瘤治疗和康复过程中的重要环节，通过术后辅助治疗、个性化的康复计划、生活方式的积极调整以及定期随访和监测，能够有效降低复发风险，延长患者的无病生存期。肿瘤的三级预防强调通过多层面的综合管理，及时干预潜在的复发因素，最大程度地保障患者的长期健康和生活质量。

二、治疗后综合征的预防

肿瘤的三级预防主要集中在治疗后的康复和并发症的预防，肿瘤患者在接受手术、放疗、化疗及靶向治疗等多种治疗手段后，身体往往会经历不同程度的不良反应和功能损伤，甚至出现治疗后综合征，包括体力下降、器官功能障碍、免疫力低下、心理健康问题等。针对治疗后综合征的预防成为肿瘤三级预防的重要组成部分，通过早期干预和积极管理，能够减少或减轻这些症状，帮助患者恢复更高的生活质量，并降低后续并发症和复发的风险。治疗后综合征的预防主要涵盖多个方面，从体力恢复、心理支持到免疫力提升，均需要多学科团队的综合干预。以下将从不同角度探讨治疗后综合征的预防措施及其实施策略。

（一）体力和功能下降的预防措施

手术、化疗和放疗往往导致患者体力和身体功能的下降，部分患者出现肌肉无力、疲劳和运动耐力减退等问题。这些体能上的下降不仅会影响患者的生活质量，还会增加后续治疗和康复的困难。通过早期的康复干预和体能训练，可以有效预防体力下降的进一步恶化，并促进身体功能的恢复。

运动康复在治疗后综合征的预防中具有重要作用，不仅能帮助增强患者的肌肉力量，改善心肺功能，还能减轻放疗和化疗引起的长期疲劳。康复计划应根据患者的身体状况量身定制，初期可从轻度运动如步行、拉伸运动开始，逐步过渡到中等强度的有氧运动。对于长期卧床或体力严重下降的患者，物理治疗师的介入尤为重要，其可指导患者进行逐步的康复训练，避免过度疲劳或运动损伤。

功能康复还涉及某些术后特定部位的功能恢复。乳腺癌手术后出现上肢功能障碍或淋巴水肿，胃肠道手术后患者面临消化系统功能下降等问题。针对这些特殊情况，功能恢复训练应与体能训练相结合，帮助患者逐渐恢复受影响的部位功能，改善术后生活能力。

（二）免疫力下降和感染的预防措施

肿瘤治疗过程中，特别是化疗、放疗和免疫抑制性药物的使用，往往会对患者的免疫系统造成抑制，使患者更容易发生感染。免疫力下降不仅会增加术后和治疗期间感染的风险，还影响肿瘤复发的预防，免疫功能的恢复和感染的预防是治疗后综合征管理中的重要方面。

为了提升患者的免疫力，营养支持和免疫增强剂的使用尤为关键。合理的饮食有助于维持免疫系统的正常功能，术后或治疗后患者应增加蛋白质、维生素 C、维生素 E 和锌等营养物质的摄入，这些成分可以帮助修复损伤的免疫细胞，促进免疫系统的恢复。医生会根据患者的具体情况使用升白细胞药物或其他免疫调节剂，以加快免疫力的恢复。

感染预防措施包括严格的卫生管理、减少外界病原的暴露以及避免与感染患者接触。患者术后免疫力较低的阶段，尤其需要注意个人卫生，避免去人群密集的场所，并保持住院环境的清洁。医护团队应为患者制订详细的感染预防计划，包括使用抗菌药物的必要性、疫苗接种计划以及定期的感染监控，以减少感染风险。

（三）心理健康和情绪管理问题的预防措施

心理健康问题是肿瘤治疗后常见的综合征之一，许多患者在接受治疗后出现焦虑、抑郁或创伤后应激障碍。这些心理问题不仅会影响患者的生活质量，还对其身体康复产生不利影响。术后和治疗后的心理支持对于预防和减轻这些问题至关重要。

心理干预手段可以包括心理咨询、团体疗法以及认知行为疗法等，通过心理辅导，患者能够学习如何应对治疗过程中的负面情绪，并通过积极的应对策略缓解压力。患者家属的支持和关爱在情绪管理中也发挥着重要作用，医护人员可以通过定期的心理健康评估，及时发现患者的心理问题，并提供个性化的心理干预措施。

保持社交活动和日常生活中的适当互动也有助于心理健康的恢复，研究表明，积极的社会支持网络能够显著减轻患者的孤独感和抑郁情绪，帮助他们更好地适应术后生活。参与癌症患者互助小组也是一种有效的情感支持方式，患者可以通过与同病相怜者的交流获得鼓励和支持。

（四）消化系统和代谢综合征的预防措施

许多肿瘤治疗，尤其是涉及消化道的手术或放疗，会对患者的消化系统功能产生影响，引发治疗后综合征，如食欲不振、营养不良或代谢紊乱等。这类症状如果不加以有效管理，不仅会延缓术后恢复，还会进一步导致免疫功能下降，增加感染和复发的风险。

为预防和管理这些问题，营养支持是关键。术后或治疗后，患者常需要个性化的营养指导，包括合理的饮食结构、营养补充和进食方式调整。胃肠道手术后，患者应逐渐从流质饮食过渡到半固体和固体食物，并根据消化能力选择易于消化的食物。对于消化功能受损严重的患者，必要时可以使用肠内或肠外营养支持，以确保足够的营养摄入。

代谢综合征的预防也应得到关注，某些肿瘤患者在治疗后出现体重增加、血糖异常或血脂升高等代谢问题，特别是接受激素治疗的患者。这些代谢紊乱可进一步增加心血管疾病的风险，因此需要通过控制饮食、增加运动以及药物干预等多种手段进行管理。

肿瘤治疗后综合征的预防是肿瘤三级预防中的重要组成部分，通过系统的体能康复、免疫力提升、心理支持以及消化功能恢复等多方面的干预措施，能够有效预防或减轻治疗后的各种不良症状，帮助患者更快地恢复生活质量。每一例患者的治疗后康复方案都应根据其具体情况进行个性化设计，结合多学科团队的力量，共同推进康复进程，最大程度地降低并发症和复发的风险。

三、肿瘤患者的生活质量管理

在肿瘤治疗过程中，患者的生活质量管理至关重要。现代医学不仅关注肿瘤的治疗效果，还越来越重视患者的生存体验。肿瘤的三级预防主要集中在延长患者生存期、降低复发和并发症的同时，保障并改善患者的生活质量。生活质量管理不仅涵盖身体上的康复，还包括心理、社交和日常生活的全面支持。通过多学科的综合管理，可以帮助肿瘤患者在抗癌过程中保持较高的生活标准，最大限度地减轻治疗对生活的负面影响。生活质量管理的核心在于帮助患者克服治疗带来的身体和心理问题，使他们能够在治疗和康复过程中保持自主性和尊严。以下将详细探讨如何在肿瘤患者中进行有效的生活质量管理。

（一）身体康复与症状控制

肿瘤治疗常伴随一系列不良反应，如疲劳、疼痛、恶心、呕吐、食欲不振和体力下降等，这些症状严重影响患者的身体功能和生活质量。生活质量管理的首要任务是帮助患者有效控制和缓解这些治疗相关症状。

疲劳是肿瘤患者最常见的症状之一，尤其是在接受放、化疗的患者中表现得尤为突出。为了减轻疲劳，患者应在医生的指导下进行适度的运动，如轻度的步行、瑜伽等，这些运动不仅能帮助提高体力，还能缓解焦虑和抑郁。物理治疗也可以作为术后和长期康复中的重要工具，帮助恢复肌肉力量和关节活动度。

疼痛管理也是肿瘤患者生活质量管理中的一个重要环节，很多肿瘤患者因肿瘤本身或治疗带来的损伤而长期忍受疼痛。通过药物（如止痛药、抗炎药）、神经阻滞疗法以及物理疗法，可以有效控制疼痛，改善患者的生活质量。对于顽固性疼痛，必要时可结合心理治疗，帮助患者更好地应对慢性疼痛的心理压力。

恶心和呕吐是放、化疗的常见不良反应，这些症状往往使患者难以正常进食，从而导致营养不良。通过合理的抗恶心药物以及个性化的饮食调整，患者可以减少这些不适感。营养支持在术后和放、化疗后至关重要，营养师可以为患者设计富含蛋白质、维生素和抗氧化剂的饮食方案，帮助他们补充治疗中流失的营养，恢复体力。

（二）心理健康管理与社会支持

肿瘤患者在治疗过程中常会经历强烈的情绪波动，焦虑、抑郁、孤独感和对未来的不确定感是许多患者常见的心理困扰。心理健康管理是生活质量管理中的关键部分，肿瘤治疗的漫长过程会对患者的心理健康产生持续影响，因此需要通过多层次的支持系统来帮助患者适应和应对这些挑战。

心理咨询和心理治疗可以帮助患者有效缓解焦虑和抑郁情绪，通过认知行为疗法（CBT）、放松训练和冥想，患者逐渐学会如何调节情绪，减少对治疗过程中的痛苦和负面情绪的专注。心理治疗师和肿瘤康复团队应定期对患者进行心理健康评估，以便及时提供个性化的心理支持。

除了专业的心理治疗，社交支持系统在患者的心理康复中也扮演着重要角色；家属、朋友的关怀与支持是患者战胜癌症过程中不可或缺的力量。患者的亲友应积极参与到治疗过程中，提供情感上的支持和鼓励，帮助患者感受到归属感和安全感。肿瘤患者互助小组也可以为患者提供一个交流和分享的平台，通过与其他患者的沟通，患者能够减少孤独感，获得更多的鼓励和应对策略。

（三）日常生活能力的维护与恢复

肿瘤患者的生活质量管理不仅仅在于控制症状和心理调适，还应关注其日常生活能力的维护和恢复。肿瘤治疗，尤其是手术和放、化疗，经常使患者的自理能力受到影响。在这种情况下，帮助患者逐渐恢复生活自理能力，提高日常生活的自主性，是生活质量管理的一项重要目标。

针对不同肿瘤类型和治疗方式，患者在术后和治疗后的功能恢复需求各不相同。例如，乳腺癌术后的患者面临上肢活动受限的问题，而消化道肿瘤术后的患者则需要克服进食障碍。康复计划应当根据患者的具体情况制订，包括物理治疗、职业治疗和功能锻炼等多种措施。

帮助患者恢复社会角色也是生活质量管理的重要内容之一。许多患者在治疗过程中被迫中断工作或日常活动，这对他们的心理和生活带来双重压力。在康复过程中，逐步帮助患者恢复他们的社会角色，使其重新参与到工作、家庭和社交生活中。不仅有助于提升患者的生活质量，还能增强他们的康复信心和动力。

（四）长期随访与个性化管理

肿瘤患者在治疗后的长期随访同样是生活质量管理的重要环节。肿瘤的复发和转移是患者生存期间面临的最大威胁，定期随访、检查和监测可以帮助早期发现复发的迹象，并采取及时干预措施。随访过程中还应关注患者的生活质量，及时调整康复计划，帮助患者解决术后或治疗后出现的新问题。

随访不仅包括身体上的监测，还应涵盖患者的心理健康、生活状况和社会支持。医生和康复团队应定期与患者进行沟通，了解其康复进展和潜在的生活质量问题。个性化管理是长期随访的核心，针对每例患者的病情、治疗类型和生活方式差异，康复团队应制订不同的管理方案，确保每例患者得到最适合的护理和支持。

肿瘤患者的生活质量管理在三级预防中占有重要地位，通过有效的身体康复、症状控制、心理健康支持和日常生活能力的恢复，可以帮助患者在抗癌过程中保持较高的生活标准。个性化的治疗和长期随访是保障生活质量的关键，通过多学科团队的协作与支持，肿瘤患者可以在治疗和康复过程中实现身体与心理的双重健康，为他们提供长期的生存保障和更好的生活体验。

四、肿瘤患者的长期随访

肿瘤患者的长期随访是肿瘤三级预防的重要组成部分，旨在通过定期的检查和监控，早期发现肿瘤复发或转移的迹象，及时采取相应的治疗措施，同时评估和管理治疗中出现的并发症及慢性不良反应。长期随访不仅仅是对患者生理健康的监控，还包括心理健康、生活质量以及对患者社会功能恢复的支持。通过综合的长期随访策略，可以显著提高患者的生存率，并改善其生活质量。长期随访的核心在于个性化的监控和预防措施，既要防止复发，也要针对治疗后可能产生的各种健康问题进行有效干预。以下从不同方面探讨长期随访的关键内容和具体策略。

（一）定期影像学和实验室检查的作用

影像学检查和实验室检测是肿瘤患者长期随访的核心手段，能够帮助医生及时发现复发或转移的早期迹象。常用的影像学检查包括 CT、MRI、超声、X 线检查等，不同类型的肿瘤会根据其特性和复发风险选择不同的影像学手段。通过这些检查，医生可以监控肿瘤切除部位或发生转移的器官，确保在复发的早期阶段就能作出准确的判断。

实验室检查则主要包括血液学检查和肿瘤标志物检测，肿瘤标志物如 CEA、AFP、PSA 等在某些肿瘤类型中具有较高的敏感性，能够反映患者体内的肿瘤活动情况。如果肿瘤标志物水平持续升高，往往提示肿瘤复发或转移的可能性，需要结合影像学检查进一步确诊。血常规和生化检查有助于评估患者的整体健康状况，特别是在放疗、化疗后导致的血液系统损伤及肝、肾功能异常等方面。

定期的影像学和实验室检查应根据患者的具体情况制订个性化的随访计划，通常情况下，术后前两年是复发的高峰期，随访频率应较高，建议每 3~6 个月进行 1 次影像学检查和血液检测。随着复发风险的降低，检查频率可以逐渐减少至每年 1 次。

（二）心理健康与生活质量的评估

长期随访不仅关注患者的身体健康，还应对其心理健康和生活质量进行定期评估。肿瘤的治疗过程往往伴随长期的心理压力和情绪困扰，许多患者在康复期仍然会感受到焦虑、抑郁或对复发的恐惧。未能及时干预这些心理问题，会对患者的整体康复和生活质量产生负面影响。

心理健康评估可以通过定期的心理问卷、访谈或心理咨询进行，心理咨询师可以帮助患者识别和管理心理困扰，特别是针对长期感到压力或孤独的患者，应提供专业的心理辅导和支持性治疗。患者的家属和社会支持系统在心理康复中也起着重要作用，定期评估患者的家庭和社交关系，有助于发现潜在的情感或心理问题。

生活质量的评估涵盖患者的日常生活能力、自理能力以及参与社会活动的情况。通过定期的功能评估，医生可以帮助患者识别影响生活质量的因素，如慢性疼痛、疲劳、睡眠障碍等，并提供相应的干预措施。提高生活质量是长期随访的一个重要目标，因此不仅要关注患者的生存，还要确保他们能够过上相对正常、积极的生活。

（三）并发症和慢性不良反应的监控与管理

肿瘤治疗后，患者会经历一系列的并发症和慢性不良反应，如手术后的功能障碍、放疗后的局部组织损伤、化疗后的免疫力下降等。这些问题不会立即表现出来，而是在治疗结束后逐渐显现，因此长期的监控至关重要。

对于手术后患者，康复训练和功能恢复是长期随访的重点。乳腺癌术后患者需要进行长期的肩关节功能训练，以预防上肢功能障碍或淋巴水肿。放疗后患者则需要定期检查放射区的组织健康情况，以防止放射性损伤或继发性肿瘤。化疗后的患者面临长期的免疫系统抑制，容易发生感染，因此需要定期进行免疫功能的评估，并采取预防性措施，如疫苗接种或抗感染药物使用。

针对慢性不良反应，患者可以通过药物治疗、康复训练或生活方式调整来缓解。医生在长期随访中应根据患者的具体症状提供个性化的治疗建议，并通过多学科协作，如物理治疗师、营养师和心理医生的参与，帮助患者更好地管理这些长期健康问题。

（四）复发风险管理与个性化随访方案

复发风险的管理是肿瘤患者长期随访中的关键任务，不同类型的肿瘤、不同的治疗方式以及患者的个体差异都会影响复发的风险，因此随访方案应根据复发风险的高低进行个性化调整。

对于高复发风险的患者，如肿瘤分期较高、术后有残留癌细胞或存在基因突变的患者，随访的频率应较高，并且需要更全面的检查项目，包括影像学检查和肿瘤标志物监测。低复发风险的患者则可以根据病情稳定程度适当减少随访频率，但仍需保持定期检查，以防止遗漏早期复发迹象。复发风险管理还应结合患者的生活方式干预，吸烟、饮酒、不健康的饮食习惯等因素都可增加复发的可能性。医生在随访过程中应定期评估患者的生活习惯，并提供相关的健康指导，帮助患者降低复发风险。

肿瘤患者的长期随访是三级预防的重要环节，通过定期的影像学和实验室检查、心理健康评估以及并发症管理，能够帮助患者及早发现复发和健康问题，及时干预并提供个性化的治疗方案。长期随访的成功依赖于多学科的综合管理，包括身体康复、心理支持、生活质量提升等多方面的协作。通过科学的随访策略和全面的管理，能够显著提高患者的生存率和生活质量，帮助他们更好地应对康复过程中的各种挑战。

第六章　肿瘤研究的前沿进展

第一节　肿瘤的分子生物学研究

一、基因突变与肿瘤

基因突变在肿瘤的发生和发展中起着至关重要的作用，肿瘤本质上是由于细胞的正常生长控制机制发生紊乱，导致细胞异常增殖，而这些紊乱的背后往往是基因突变的驱动。基因突变不仅可以促使细胞的异常生长，还赋予肿瘤细胞更强的生存和转移能力。在分子生物学的研究中，基因突变被认为是肿瘤形成的核心因素之一。了解基因突变如何驱动肿瘤的形成和发展，对于制订靶向治疗方案、个体化治疗以及肿瘤预防措施至关重要。

（一）驱动突变与癌基因的激活

基因突变可以分为驱动突变和乘客突变两类。驱动突变是直接促成肿瘤形成的关键变异，它们往往通过激活癌基因或抑制抑癌基因，导致细胞的失控生长。

癌基因的激活是驱动突变中的核心机制之一，正常情况下，原癌基因在调节细胞增殖、分化和死亡过程中发挥重要作用。当原癌基因发生突变或被不正常表达时，便会转变为癌基因，使细胞失去生长控制能力。*RAS* 基因的突变是许多癌症中常见的驱动突变，*RAS* 蛋白在正常细胞中负责信号传导，但当 *RAS* 基因发生突变时，信号传导途径被持续激活，导致细胞的无限增殖。

另一种常见的癌基因是 *MYC* 基因，*MYC* 基因在调控细胞生长、代谢以及增殖中起着重要作用。突变后的 *MYC* 基因能够通过上调相关基因的表达，促进癌细胞的快速生长。*MYC* 基因的过度表达在许多肿瘤中都被观察到，包括乳腺癌、肺癌和淋巴瘤等。

癌基因的激活通常会导致细胞增殖信号的持续传递，这种持续的信号传导是肿瘤细胞得以快速增殖的基础。研究癌基因突变及其激活机制对于理解肿瘤生长的分子基础具有重要意义，并为开发靶向癌基因的治疗手段提供了理论依据。

（二）抑癌基因的失活与细胞周期的失控

抑癌基因是另一类在基因突变中起关键作用的基因，它们的功能是抑制细胞异常增殖、修复 DNA 损伤并维持基因组稳定性。当抑癌基因发生突变或失活时，细胞失去了控制生长的机制，进一步推动肿瘤的发生。

TP53 基因是抑癌基因之一，通常被称为"基因组的守护者"。正常情况下，*TP53* 基因编码的 p53 蛋白在细胞受到 DNA 损伤时，会激活 DNA 修复机制，或者在损伤不可修复时启动细胞凋亡，防止受损细胞继续增殖。当 *TP53* 基因突变时，p53 蛋白的功能丧失，细胞失去对 DNA 损伤的监控能力，从而导致突变积累，最终引发肿瘤的形成。研究表明，超过 50% 的癌症病例中存在 *TP53* 基因的突变。

另一重要的抑癌基因是 *RB*1 基因，*RB*1 基因编码的 Rb 蛋白在细胞周期调控中起关键作用，正常的 Rb 蛋白通过抑制细胞周期的推进，确保细胞不会过度增殖。然而，*RB*1 基因的突变导致 Rb 蛋白失去功能，使细胞周期调控机制失控，细胞在没有受到生长信号刺激的情况下也会无限增殖。这种基因失活现象在多种肿瘤中都有发现，如视网膜母细胞瘤和小细胞肺癌。抑癌基因的失活是肿瘤发生的另一个关键因素，了解抑癌基因失活的机制，不仅有助于揭示肿瘤发展的分子过程，还为靶向这些失活机制的治疗提供了可能。

（三）DNA 修复基因突变与基因组不稳定性

肿瘤细胞的一个典型特征是基因组的不稳定性，即在基因组中积累了大量的突变，这种不稳定性通常与 DNA 修复基因的突变密切相关。正常情况下，DNA 修复基因通过修复细胞中的 DNA 损伤，维持基因组的完整性。当这些修复基因发生突变时，细胞无法有效修复 DNA 损伤，导致突变的累积，从而加速肿瘤的发生。

BRCA1 和 *BRCA2* 基因是与 DNA 修复有关的经典抑癌基因，这两种基因在双链 DNA 断裂修复过程中起着重要作用。当 *BRCA1* 或 *BRCA2* 基因突变时，细胞失去了修复 DNA 双链断裂的能力，导致基因组的不稳定性，从而大大增加乳腺癌、卵巢癌等癌症的发生风险。携带 *BRCA1/2* 基因突变的个体患癌风险显著高于普通人群，因此对于这些高风险人群，定期筛查和预防性治疗具有重要意义。

MSH2 和 MLH1 等错配修复基因突变与遗传性非息肉性结直肠癌（林奇综合征）的发生密切相关，这类基因突变导致 DNA 错配修复功能的丧失，促进基因突变的积累，从而推动肿瘤的形成。DNA 修复基因的突变揭示基因组不稳定性与肿瘤发生的联系，通过研究这些基因突变的作用机制，科学家可以进一步开发针对 DNA 修复缺陷的靶向疗法，如 PARP 抑制剂在 *BRCA* 突变肿瘤中的应用。

基因突变在肿瘤发生、发展过程中扮演着关键角色。癌基因的激活、抑癌基因的失活以及 DNA 修复基因的突变共同推动了肿瘤的形成与扩展。通过深入研究基因突变的机制，科学家们不仅能够更好地理解肿瘤的分子生物学基础，还可以开发出更加精准的个体化治疗方案，提供更为有效的靶向药物和基因治疗策略。

二、肿瘤微环境的研究

肿瘤微环境（tumor microenvironment，TME）在肿瘤的发生、发展和扩散过程中起着至关重要的作用。肿瘤不仅仅是癌细胞的异常增殖，其周围的环境，包括基质细胞、血管、免疫细胞和各种细胞外基质成分都对肿瘤细胞的行为产生深远影响，这一复杂的生态系统被称为肿瘤微环境。近年来研究表明，肿瘤微环境的改变可以促进肿瘤的生长，帮助肿瘤逃避免疫监控，并增强其对治疗的抵抗力。深入理解肿瘤微环境的组成和功能，对于肿瘤治疗的新策略开发具有重要意义。

（一）基质细胞与细胞外基质的作用

肿瘤微环境中的基质细胞包括成纤维细胞、内皮细胞、平滑肌细胞和脂肪细胞等，它们在肿瘤的生长和扩散过程中起着支持性作用。特别是癌相关成纤维细胞（cancer-associated fibroblast，CAF）在肿瘤微环境中尤为重要。这些 CAF 可以通过分泌细胞因子、趋化因子和生长因子，促进肿瘤细胞的增殖、侵袭能力，并通过重塑细胞外基质（extracellular matrix，ECM）帮助肿瘤细胞逃避免疫系统的攻击。

细胞外基质是肿瘤微环境的主要结构成分之一，由多种蛋白质、糖类和细胞间质组成，如胶原蛋白、纤维连接蛋白和层黏连蛋白等。这些基质成分不仅为肿瘤细胞提供物理支撑，还通过调节肿瘤细胞的行为，影响其迁移和扩散。肿瘤细胞可以通过释放蛋白酶如基质金属蛋白酶（MMP）降解细胞外基质，破坏组织结构，为其侵袭和转移提供通道。

基质细胞与肿瘤细胞的相互作用能够改变肿瘤的局部环境，CAF 通过分泌转化生长因子-β（TGF-β）促进肿瘤细胞的上皮-间充质转化（epithelial-mesenchymal transition，EMT），从而增强肿瘤细胞的侵袭性。研究表明，阻断 CAF 的活性或破坏肿瘤微环境中的细胞外基质结构，能够有效抑制肿瘤生长和转移，为肿瘤治疗提供了新的思路。

（二）血管生成与营养供应

肿瘤细胞的快速增殖需要大量的营养和氧气供应，而这些供应主要依赖于血管生成。血管生成是指通过新生血管的形成为肿瘤提供营养和氧气的过程。在肿瘤微环境中，肿瘤细胞和基质细胞共同分泌血管内皮生长因子（VEGF）、碱性成纤维细胞生长因子（bFGF）等促血管生成因子，促进血管的生成。这一过程不仅为肿瘤细胞的生长提供了充足的营养和氧气，还为肿瘤细胞的转移提供了路径。

肿瘤新生血管与正常血管相比，具有结构上不成熟、分布不均匀等特点，导致肿瘤内部缺氧和营养不足。这种缺氧环境反过来又会刺激肿瘤细胞分泌更多的促血管生成因子，形成恶性循环。缺氧状态还能诱导肿瘤细胞产生耐药性，增加其对化疗和放疗的抵抗能力。阻断血管生成已成为抗肿瘤治疗的重要方向之一。抗血管生成药物如贝伐单抗通过靶向 VEGF 信号通路，能够抑制肿瘤的新生血管形成，减少肿瘤的营养供应，从而抑制其生长。

（三） 免疫细胞在肿瘤微环境中的双重作用

肿瘤微环境中的免疫细胞包括巨噬细胞、T 细胞、B 细胞、自然杀伤细胞（NK 细胞）和树突状细胞等，这些细胞在理论上能够识别并清除肿瘤细胞，但实际情况却更加复杂。许多肿瘤能够通过调节微环境中的免疫反应，逃避免疫系统的监视，从而得以继续生长和扩散。

肿瘤相关巨噬细胞（tumor-associated macrophage，TAM）是肿瘤微环境中数量最多的免疫细胞之一，研究表明，TAM 能够通过分泌促炎细胞因子、促进血管生成以及增强肿瘤细胞的侵袭性来帮助肿瘤发展。TAM 还能够抑制效应性 T 细胞的抗肿瘤功能，从而帮助肿瘤细胞逃避免疫监控。与此同时，调节性 T 细胞也在肿瘤微环境中起到了抑制抗肿瘤免疫反应的作用。

虽然肿瘤微环境中的一些免疫细胞有利于肿瘤发展，但通过免疫治疗重新激活患者的免疫系统，增强其清除肿瘤的能力，已经成为当前肿瘤治疗的重要方向之一。免疫检查点抑制剂如 PD-1/PD-L1 抑制剂和 CTLA-4 抑制剂能够阻断肿瘤细胞与 T 细胞之间的免疫抑制信号，从而恢复 T 细胞的抗肿瘤功能。

（四） 代谢重编程与肿瘤微环境的相互影响

肿瘤细胞的代谢方式与正常细胞有所不同，它们通过一种称为"Warburg 效应"的代谢模式，即在有氧环境下依赖无氧糖酵解来产生能量。这种代谢重编程有助于肿瘤细胞在缺氧和营养匮乏的条件下快速增殖。代谢重编程还会改变肿瘤微环境的酸碱度，增加局部酸性，抑制免疫细胞的功能，并增强肿瘤细胞的侵袭和转移能力。

肿瘤细胞代谢的异常会影响周围基质细胞和免疫细胞的行为，肿瘤细胞分泌的乳酸不仅可以作为其能量来源，还能通过酸化微环境抑制效应性 T 细胞和 NK 细胞的功能，进而帮助肿瘤细胞逃避免疫系统。代谢重编程还与抗药性密切相关，一些肿瘤细胞通过改变代谢途径，抵御抗癌药物的作用。近年来，针对肿瘤代谢的研究成为新的治疗突破点，通过靶向肿瘤细胞的代谢途径，如抑制糖酵解、脂肪酸代谢等，可以在降低肿瘤生长的同时削弱其对抗癌药物的耐药性。

肿瘤微环境是肿瘤发生、发展和转移的关键因素之一，基质细胞、血管生成、免疫调控和代谢重编程等机制共同塑造了一个有利于肿瘤生长的复杂生态系统。深入研究肿瘤微环境中的各个组成部分，能够为肿瘤治疗提供新的思路和靶点。未来的肿瘤治疗不仅仅是针对肿瘤细胞本身，还需要综合考虑其微环境的多重作用，才能实现更加有效和精准的治疗方案。

三、肿瘤干细胞的研究

肿瘤干细胞是近年来肿瘤生物学研究中的重要领域，它们被认为是少量具有自我更新和多向分化潜能的特殊细胞，能够驱动肿瘤的发生、发展以及转移和复发。肿瘤干细胞理论提出，肿瘤中的大部分细胞是分化状态的，而少数肿瘤干细胞则具有强大的增殖能力，能够形成新的肿瘤细胞群。正是由于这些肿瘤干细胞的存在，许多肿瘤即使在手术、化疗和放疗后仍会复发。

对肿瘤干细胞的研究揭示了肿瘤复发和治疗抵抗的分子机制，也为开发新的靶向治疗提供了理论基础。

（一）肿瘤干细胞的特性

肿瘤干细胞与正常干细胞具有一些共同特性，包括自我更新、无限增殖和多向分化能力。与正常干细胞不同，肿瘤干细胞的分化潜力是异常的，它们可以通过不受控制的增殖形成异质性肿瘤细胞群。肿瘤干细胞的自我更新能力使其能够维持肿瘤的长期生长，并为肿瘤的复发提供"种子"。

肿瘤干细胞的另一个重要特性是它们通常位于肿瘤微环境中的"利基"（niche）区域，这些区域为肿瘤干细胞提供了特殊的微环境，帮助其维持干性状态并避免被外界因素破坏。这种微环境不仅保护肿瘤干细胞免受治疗的影响，还通过分泌特定因子支持其自我更新和分化。近年来的研究还发现，肿瘤干细胞表现出一种特殊的代谢状态，能够在低氧环境下依赖糖酵解等途径生成能量。这种代谢灵活性赋予了肿瘤干细胞更强的适应能力，使其能够在恶劣的肿瘤微环境中存活。

（二）肿瘤干细胞与肿瘤发生和复发的关系

肿瘤干细胞在肿瘤的发生和发展中起着重要作用，肿瘤的起始往往源于一些关键基因突变或表观遗传改变，这些变化导致正常干细胞或祖细胞获得癌化能力，形成肿瘤干细胞。由于肿瘤干细胞具有自我更新和强大的增殖能力，它们能够形成新的肿瘤组织，这就是为何少量肿瘤干细胞足以引发肿瘤。

肿瘤干细胞在肿瘤复发中的作用也得到了广泛的证实，传统的放疗和化疗虽然能够杀死大多数快速增殖的肿瘤细胞，但往往无法完全清除具有干细胞特性的肿瘤干细胞。这些幸存的肿瘤干细胞在治疗结束后，重新激活并开始增殖，导致肿瘤复发。在乳腺癌和结直肠癌的研究中发现，化疗后肿瘤干细胞的比例有所上升，这些残存的肿瘤干细胞具有更强的抗药性和自我更新能力，导致治疗失败和复发风险增加。

（三）肿瘤干细胞与治疗耐药性

肿瘤干细胞在治疗耐药性中扮演了重要角色，由于肿瘤干细胞具有较强的自我保护机制，它们往往对化疗和放疗表现出更强的耐药性。肿瘤干细胞的耐药性主要体现在以下几个方面。

多药耐药蛋白的过度表达：肿瘤干细胞常常过度表达多种药物外排蛋白，如P-糖蛋白，这些蛋白能够将化疗药物泵出细胞外，从而减少药物在细胞内的积累，降低其杀伤效果。

细胞周期调控：肿瘤干细胞通常处于静止或较慢的增殖状态，而传统化疗药物主要针对快速增殖的肿瘤细胞。肿瘤干细胞能够逃避化疗的杀伤，待治疗结束后重新进入增殖状态。

抗氧化防御系统：肿瘤干细胞具有较强的抗氧化防御系统，能够抵御放疗引发的氧化应激和DNA损伤。由于放疗的机制依赖于产生自由基来破坏肿瘤细胞DNA，肿瘤干细胞的这种防御机制使其对放疗的敏感性较低。

DNA修复能力增强：肿瘤干细胞在面对DNA损伤时，通常具备更强的DNA

修复能力，使它们能够有效修复化疗或放疗导致的 DNA 损伤，进一步增强其生存能力。

正是由于这些耐药特性，肿瘤干细胞在传统治疗中难以被完全清除。研究人员正在开发新型治疗策略，靶向肿瘤干细胞的特性，以克服其耐药性。抑制多药耐药蛋白的药物或阻断肿瘤干细胞自我更新信号通路的靶向治疗，已经显示出潜在的治疗前景。

（四）肿瘤干细胞的靶向治疗策略

针对肿瘤干细胞的靶向治疗正在成为肿瘤治疗的新方向。由于肿瘤干细胞是导致肿瘤复发和耐药的关键，如何精准靶向并消除肿瘤干细胞，已成为治疗难治性和复发性肿瘤的关键挑战。

靶向自我更新通路：肿瘤干细胞的自我更新和分化能力依赖于多个信号通路，如 Wnt/β-catenin、Notch 和 Hedgehog 通路。通过抑制这些通路的关键节点，可以阻断肿瘤干细胞的自我更新能力。Hedgehog 通路抑制剂如 vismodegib 在某些类型的癌症中已显示出有效性。

破坏干细胞利基环境：肿瘤干细胞依赖微环境中的特定利基区域维持其干性状态，通过干扰这些区域的信号传递，能够削弱肿瘤干细胞的生存能力。抗血管生成疗法或使用抑制微环境中特定生长因子信号的药物，是破坏肿瘤干细胞利基的有效方法。

代谢干预：由于肿瘤干细胞代谢与普通肿瘤细胞不同，研究人员尝试通过代谢抑制剂来靶向肿瘤干细胞。抑制肿瘤干细胞的糖酵解途径或脂肪酸代谢途径，可有效削弱其存活能力。

免疫治疗：免疫疗法如 CAR-T 细胞治疗已经在针对某些类型的肿瘤干细胞中取得了进展，通过设计特异性靶向肿瘤干细胞表面抗原的免疫细胞，可以更精确地攻击和清除肿瘤干细胞，降低复发风险。

肿瘤干细胞的研究揭示了肿瘤发生、发展、复发以及耐药的深层机制，肿瘤干细胞的自我更新、耐药性和独特的代谢方式使其成为难以治疗的肿瘤复发和转移的根源。通过深入了解肿瘤干细胞的生物学特性，研究人员正在开发针对这些细胞的靶向治疗策略，力图消除复发风险并改善癌症患者的长期预后。

四、肿瘤的免疫学研究

肿瘤免疫学研究是当今肿瘤生物学领域的热点之一，免疫系统在监控和清除体内异常细胞方面起着关键作用，然而肿瘤细胞能够通过各种机制逃避免疫系统的攻击，从而得以存活、扩散并最终形成肿瘤。随着对肿瘤免疫学机制的深入了解，免疫疗法已经成为一种创新且有效的治疗手段，特别是通过激活患者的免疫系统来攻击和清除肿瘤细胞，极大地改善了某些类型肿瘤的治疗效果。

（一）肿瘤免疫监视与免疫逃逸

免疫系统在识别和清除肿瘤细胞的过程中发挥了关键作用，这一过程被称为肿瘤免疫监视。在正常情况下，机体的免疫系统能够通过识别肿瘤细胞表面异常表达的抗原，激活 T 细胞、自然杀伤细胞（NK 细胞）等效应性免疫细胞，对肿瘤细胞进行攻击和清除。某些肿瘤细胞通过多种机制逃避了免疫系统的监控，导致肿瘤的发生和发展。

肿瘤免疫逃逸的机制是多方面的，常见的有以下几种。

免疫抑制分子的表达：许多肿瘤细胞能够表达免疫抑制性分子，如 PD-L1（程序性死亡配体-1）。PD-L1 通过与 T 细胞表面的 PD-1 受体结合，抑制 T 细胞的激活，从而使肿瘤细胞逃避 T 细胞介导的免疫攻击。这种机制被称为免疫检查点抑制，是肿瘤免疫逃逸的主要方式之一。

抗原呈递缺陷：肿瘤细胞可以通过降低 MHC-I 分子的表达，减少其自身抗原被 T 细胞识别的机会。MHC-I 分子是负责将肿瘤抗原呈递给细胞毒性 T 细胞（CTL）的重要分子，缺乏 MHC-I 表达的肿瘤细胞难以被免疫系统识别并清除。

分泌免疫抑制性细胞因子：肿瘤微环境中的肿瘤细胞和肿瘤相关细胞可以分泌一系列免疫抑制性细胞因子，如转化生长因子-β（TGF-β）和白细胞介素-10（IL-10），这些因子能够抑制效应性 T 细胞的功能，并促进调节性 T 细胞

（Tregs）的活化，进一步抑制免疫反应。

诱导免疫细胞耗竭：在肿瘤微环境中，T 细胞在长期与肿瘤细胞的斗争中会发生功能衰竭，表现为无法再对肿瘤细胞产生有效的免疫反应。这种 T 细胞的功能耗竭是肿瘤免疫逃逸的一种常见机制。

通过这些免疫逃逸机制，肿瘤细胞能够在免疫系统的监视下持续生长，并逐步发展为晚期肿瘤。了解这些逃逸机制为开发新的免疫疗法提供了理论基础。

（二）肿瘤免疫治疗的策略

肿瘤免疫治疗旨在通过调节或增强机体免疫系统的抗肿瘤反应来治疗癌症，与传统的化疗和放疗不同，免疫治疗的作用靶点是患者的免疫系统，而不是直接作用于肿瘤细胞本身。近年来，免疫检查点抑制剂、CAR-T 细胞疗法和肿瘤疫苗等免疫治疗策略取得了显著进展。

1. 免疫检查点抑制剂

免疫检查点抑制剂是目前最成功的肿瘤免疫治疗方式之一，PD-1/PD-L1 和 CTLA-4 是两个主要的免疫检查点通路，肿瘤细胞通过激活这些通路抑制 T 细胞功能。通过使用 PD-1 抑制剂（如纳武利尤单抗、派姆单抗）或 CTLA-4 抑制剂（如伊匹木单抗），可以阻断这些免疫抑制信号，从而重新激活 T 细胞的抗肿瘤功能。该类药物在多种肿瘤类型中，如黑色素瘤、非小细胞肺癌和肾癌中，显示了显著的疗效。

2. CAR-T 细胞疗法

CAR-T（嵌合抗原受体 T 细胞）疗法是一种高度个性化的免疫疗法，它通过对患者的 T 细胞进行基因工程改造，使其能够识别并攻击肿瘤细胞。CAR-T 细胞疗法在血液肿瘤（如 B 细胞急性淋巴细胞白血病和弥漫性大 B 细胞淋巴瘤）中的应用取得了重大突破。患者的 T 细胞在实验室中被改造，使其携带能够识别肿瘤细胞表面特异性抗原的嵌合抗原受体（CAR）。这些改造后的 T 细胞被重新输回患者体内，能够定向杀伤肿瘤细胞。

3. 肿瘤疫苗

肿瘤疫苗通过增强机体对肿瘤抗原的免疫反应来防止肿瘤发生或促进肿瘤的清除，肿瘤疫苗分为预防性和治疗性两类。预防性疫苗如人乳头瘤病毒（HPV）疫苗可有效预防与 HPV 感染相关的宫颈癌。治疗性疫苗则旨在激发免疫系统识别并攻击已存在的肿瘤，如前列腺癌疫苗 Sipuleucel-T。这些疫苗通过将肿瘤相关抗原注入患者体内，诱导产生特异性抗肿瘤免疫反应。

4. 细胞因子疗法

细胞因子疗法是通过注射外源性免疫调节分子（如干扰素、白细胞介素等）来增强机体的抗肿瘤免疫反应，干扰素-α（IFN-α）和白细胞介素-2（IL-2）是用于治疗黑色素瘤和肾癌的经典细胞因子疗法。尽管这些疗法能够激活免疫系统，但由于其全身性的免疫激活作用，往往伴随着较为严重的不良反应，因此其应用逐渐被更新的免疫疗法取代。

（三）免疫疗法的挑战与前景

尽管免疫疗法在肿瘤治疗中取得了令人瞩目的进展，但仍面临一些挑战。并非所有患者都对免疫疗法有反应，许多患者对 PD-1 或 CTLA-4 抑制剂的反应率较低，这提示需要进一步研究寻找合适的生物标志物，以筛选出适合接受免疫治疗的患者。免疫治疗在某些患者中可引发严重的自身免疫反应，如导致结肠炎、皮肤炎或肺炎等免疫相关不良反应。在临床应用中，需要仔细评估免疫治疗的风险和收益。免疫疗法在某些肿瘤类型中效果有限，尤其是那些具有较强免疫抑制性的肿瘤类型。为了克服这一挑战，研究者正在探索联合治疗策略，如将免疫疗法与靶向治疗、化疗或放疗结合，期望通过多重机制增强治疗效果。

肿瘤的免疫学研究揭示了肿瘤与免疫系统之间的复杂相互作用，免疫逃逸机制是肿瘤生存和发展的重要原因之一。通过深入研究这些机制，免疫治疗如免疫检查点抑制剂、CAR-T 细胞疗法和肿瘤疫苗等方法，为癌症治疗带来了巨大的突破。尽管免疫疗法仍面临诸如耐药性、低反应率及免疫相关不良反应等挑战，但其在临床应用中所展现的潜力和广泛的治疗前景令人鼓舞。随着对肿瘤免疫学机制的深入理解，以及免疫疗法与其他治疗手段的联合应用，未来有望开发出更加有效和精准的癌症治疗策略。通过持续的免疫学研究，肿瘤免疫治疗必将在抗癌领域中发挥越来越重要的作用，为更多癌症患者带来希望。

第二节　肿瘤的个体化治疗

一、基因检测与个体化治疗

个体化治疗是肿瘤治疗的一个重要方向，其核心理念是根据患者的遗传特征、肿瘤的分子特性和临床表现，制订个性化的治疗方案，从而提高治疗效果并减少不必要的不良反应。基因检测在个体化治疗中起到了至关重要的作用，通过检测患者的基因突变和肿瘤的分子特征，可以为患者量身定制最适合的治疗方案，从而最大限度地提高疗效，降低复发和治疗耐药的风险。近年来，随着高通量测序技术和基因组学的发展，基因检测已成为肿瘤诊疗中的常规手段之一，特别是在靶向治疗和免疫治疗的应用中表现出巨大的潜力。

(一) 基因检测的基本原理与方法

基因检测是通过分析个体基因组中的突变、基因表达模式或染色体异常，来获取与疾病相关的遗传信息。通过这些信息，医生可以了解肿瘤的分子特征，并根据具体的突变情况制订相应的治疗方案。

基因检测的方法主要包括以下几种。

单基因突变检测：这种方法通过聚合酶链式反应（PCR）技术或 Sanger 测序检测特定的基因突变。检测乳腺癌患者中是否存在 *BRCA1* 或 *BRCA2* 基因突变，以判断患者是否适合接受 PARP 抑制剂治疗。

多基因面板检测：多基因面板检测是一种基于下一代测序（NGS）技术的方法，能够同时检测多种与肿瘤相关的基因突变。这种方法的优势在于能够在一次检测中获得多种分子信息，帮助医生全面评估肿瘤的基因特征。非小细胞肺癌患者可以通过 NGS 面板检测了解 EGFR、ALK、KRAS 等基因突变情况，从而确定是否适合靶向药物治疗。

全基因组测序（WGS）和全外显子测序（WES）：全基因组测序和全外显子测序可以全面分析患者基因组中的所有突变和结构变异，全基因组测序能够检测基因组中的所有编码和非编码区的突变，而全外显子测序则专注于编码区的突变，这些方法能够提供更加全面的遗传信息，有助于揭示复杂的肿瘤遗传背景。

液体活检：液体活检是一种通过检测血液、尿液等体液中的循环肿瘤 DNA（ctDNA）或循环肿瘤细胞（CTC）来获取肿瘤遗传信息的非侵入性方法，液体活检能够实时监测肿瘤的分子变化，特别适用于检测肿瘤复发或治疗耐药情况。

基因检测的应用使医生能够根据每例患者的具体分子特征，选择最合适的治疗方案，并为患者提供个性化的预后评估和复发风险预测。

（二）基因检测在个体化治疗中的应用

基因检测在肿瘤个体化治疗中的应用主要集中在靶向治疗、免疫治疗和化疗敏感性预测等领域（图6-1）。通过基因检测，医生可以更精确地选择药物，从而提高治疗效果并减少不良反应。

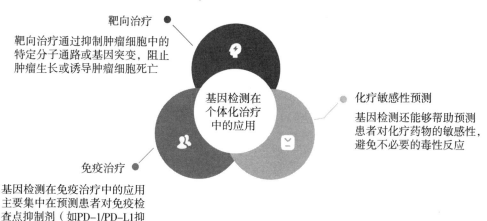

图 6-1　基因检测在个体化治疗中的应用

1. 靶向治疗

靶向治疗是基因检测在个体化治疗中最具代表性的应用，靶向治疗通过抑制肿瘤细胞中的特定分子通路或基因突变，阻止肿瘤生长或诱导肿瘤细胞死亡。基因检测能够帮助识别患者体内的关键驱动突变，从而确定最适合的靶向药物。非小细胞肺癌患者中，如果检测到 EGFR 基因突变，医生会选择 EGFR 抑制剂（如厄洛替尼或吉非替尼）作为一线治疗。对于具有 ALK 融合基因的患者，ALK 抑制剂（如克唑替尼）也显示出良好的疗效。

在乳腺癌中，*HER2* 基因扩增是靶向治疗的主要靶点之一。基因检测可以帮助确定患者是否适合接受靶向 *HER2* 的药物治疗，如曲妥珠单抗。在结直肠癌中，*KRAS* 或 *NRAS* 基因突变的检测能够帮助判断患者是否适合使用抗 EGFR 单抗疗法（如西妥昔单抗）。

2. 免疫治疗

免疫治疗是一种通过激活患者的免疫系统来攻击肿瘤的治疗方法。基因检测在免疫治疗中的应用主要集中在预测患者对免疫检查点抑制剂（如 PD-1/PD-L1 抑制剂、CTLA-4 抑制剂）的反应。研究表明，肿瘤突变负荷（TMB）较高的患者通常对免疫检查点抑制剂的反应更好，因此 TMB 检测可以作为免疫治疗的潜在生物标志物。微卫星不稳定性（MSI）也是免疫治疗的另一重要预测因子，MSI 高的患者对 PD-1 抑制剂治疗具有更高的敏感性，基因检测可以帮助识别这些患者。

3. 化疗敏感性预测

基因检测还能够帮助预测患者对化疗药物的敏感性，避免不必要的毒性反应。乳腺癌患者中，基因检测可以评估患者对阿霉素类药物的敏感性；检测 *TP53* 基因突变也有助于评估某些肿瘤对特定化疗药物的反应。

（三）基因检测的临床意义与挑战

基因检测在个体化治疗中的临床意义不仅体现在选择最佳治疗方案上，还能够帮助医生更好地了解患者的预后，评估复发风险。基因检测结果可以为医生提供更加详细的肿瘤分子图谱，从而精确地预测患者的生存期、复发可能性以及治疗后的耐药性。

尽管基因检测在临床应用中显示出了巨大的潜力，但仍然存在一些挑战。肿瘤的异质性使不同肿瘤部位或不同时间点的基因突变存在差异，使一次性检测无法全面反映肿瘤的全部特征。基因检测结果的解释需要专业的生物信息学支持，医生需要结合患者的临床表现和基因检测报告，才能作出最佳的治疗决策。基因检测的高成本和部分肿瘤突变靶点的缺乏，也限制了其在部分患者中的广泛应用。

基因检测是肿瘤个体化治疗的核心技术之一，通过检测患者肿瘤的分子特征，可以为其量身定制最佳治疗方案。基因检测在靶向治疗、免疫治疗和化疗敏感性预测中显示出了显著的临床价值，可以帮助医生优化治疗选择，提高患者的治疗效果和生活质量。随着基因检测技术的不断进步，以及肿瘤生物学研究的深入，个体化治疗必将在未来为更多的肿瘤患者带来希望。

二、肿瘤疫苗的发展

肿瘤疫苗的发展是肿瘤个体化治疗中一项重要且前景广阔的领域，肿瘤疫苗的主要目标是通过增强患者的免疫系统，识别并攻击肿瘤细胞，从而抑制肿瘤的生长和扩散。与传统的肿瘤治疗方法（如手术、化疗、放疗）不同，肿瘤疫苗可以激活机体的免疫记忆，从而在较长时间内保持对肿瘤的抑制作用。肿瘤疫苗的发展经历了从预防性疫苗到治疗性疫苗的不断演变，尤其是在个体化治疗的时代，肿瘤疫苗有望为患者提供更加精准和有效的治疗方案。

（一）肿瘤疫苗的基本原理

肿瘤疫苗的基本原理是通过激发机体的免疫系统，特别是激活 T 细胞，识别并消灭肿瘤细胞。肿瘤细胞由于其异常的基因突变或异常表达的蛋白质，可以产生与正常细胞不同的抗原，这些抗原被称为肿瘤相关抗原（tumor-associated antigen，TAA）或肿瘤特异性抗原（tumor-specific antigen，TSA）。肿瘤疫苗通过引入这些抗原，使机体的免疫系统能够识别并攻击携带这些抗原的肿瘤细胞。

肿瘤疫苗通常含有肿瘤抗原、免疫刺激因子（如佐剂）和其他能够增强免疫反应的成分，疫苗注射后，这些成分能够激活树突状细胞，启动 T 细胞和 B 细胞的免疫反应。经过激活的 T 细胞能够直接攻击肿瘤细胞，而 B 细胞则可以分泌特异性抗体，标记肿瘤细胞供免疫系统识别。通过这些机制，肿瘤疫苗可以帮助机体建立对肿瘤的长效免疫记忆，降低肿瘤的复发和转移风险。

（二）肿瘤疫苗的分类与应用

肿瘤疫苗可以根据其作用机制和抗原来源分为预防性肿瘤疫苗和治疗性肿瘤疫苗，预防性疫苗旨在阻止肿瘤的发生，而治疗性疫苗则用于已经患有肿瘤的患者，帮助他们抑制肿瘤的发展或复发。

1. 预防性肿瘤疫苗

预防性肿瘤疫苗主要用于预防由病毒引起的癌症，如人乳头瘤病毒（HPV）疫苗和乙型肝炎病毒（HBV）疫苗。HPV 疫苗能够预防 HPV 感染，进而降低与该病毒相关的宫颈癌、肛门癌和部分头颈癌的发生率。通过对人群的广泛接种，HPV 疫苗已经在全球范围内显著减少了 HPV 相关癌症的发病率。

乙型肝炎病毒（HBV）感染是导致肝癌的重要原因之一，而 HBV 疫苗则能够有效预防 HBV 感染，从而减少肝癌的发生率。全球范围内，HBV 疫苗接种的推广显著降低了乙型肝炎相关肝癌的发生。

2. 治疗性肿瘤疫苗

治疗性肿瘤疫苗用于已经患有肿瘤的患者，旨在通过增强机体的免疫反应来控制肿瘤的发展或防止肿瘤复发。治疗性肿瘤疫苗根据抗原的来源不同，可以分为肿瘤细胞疫苗、抗原疫苗、DNA/RNA 疫苗和树突状细胞疫苗。

（1）肿瘤细胞疫苗：这种疫苗使用灭活或经过基因改造的肿瘤细胞制备，目的是引发针对患者体内肿瘤的免疫反应。虽然这种疫苗能够提供广泛的抗原信息，但由于不同患者的肿瘤异质性较大，因此其疗效往往有限。

（2）抗原疫苗：抗原疫苗是通过注射特定的肿瘤抗原，如特异性蛋白或多肽，来激发针对肿瘤的免疫反应。针对黑色素瘤的肿瘤疫苗 MAGE-A3 就是利用黑色素瘤特异性抗原开发的治疗性疫苗。抗原疫苗的优势在于其靶向性强，但如何选择合适的抗原仍然是一个挑战。

（3）DNA/RNA 疫苗：DNA 和 RNA 疫苗通过将编码肿瘤抗原的遗传物质直

接注射到体内，诱导体内细胞合成抗原并激发免疫反应。这类疫苗的开发速度快，且能够引发强大的免疫反应，目前已有多种 DNA 疫苗正在进行临床试验。

（4）树突状细胞疫苗：树突状细胞是启动 T 细胞免疫反应的关键细胞，树突状细胞疫苗通过将患者的树突状细胞提取并在体外加载肿瘤抗原，再将其回输体内，激活患者的免疫系统。Sipuleucel-T 是第一个被 FDA 批准用于前列腺癌治疗的树突状细胞疫苗。

肿瘤疫苗的发展见表 6-1。

表 6-1　肿瘤疫苗的发展

时间	发展里程碑
1981 年	乙型肝炎疫苗（HBV 疫苗）上市，有效预防 HBV 相关肝癌
2006 年	FDA 批准首个 HPV 疫苗，用于预防 HPV 相关宫颈癌
2010 年	FDA 批准 Sipuleucel-T 树突状细胞疫苗用于治疗前列腺癌
2013 年	MAGE-A3 抗原疫苗在黑色素瘤治疗中的应用研究取得进展
2020 年	新型 mRNA 疫苗技术在新冠病毒感染中的应用为未来肿瘤疫苗的发展提供新思路

（三）肿瘤疫苗的发展现状与挑战

尽管肿瘤疫苗在理论上具备巨大的潜力，但其临床应用仍面临许多挑战。肿瘤的异质性使得每例患者的肿瘤分子特征不同，开发通用的治疗性肿瘤疫苗难度较大。个体化肿瘤疫苗的研发需要根据患者的具体肿瘤基因组和蛋白质组特征来设计，但这种方法成本高、时间长，且尚未在大规模临床应用中成熟。

肿瘤微环境的免疫抑制性限制了疫苗的有效性。肿瘤细胞能够通过分泌免疫抑制因子或表达抑制性分子（如 PD-L1），阻断 T 细胞的抗肿瘤作用，从而降低疫苗的疗效。如何克服肿瘤微环境的免疫抑制作用，是肿瘤疫苗研究中的一个难题。肿瘤疫苗的有效性往往取决于患者的免疫状态。对于免疫功能低下的患者，如年老体弱或接受过大量化疗的患者，疫苗的免疫反应较弱。尽管存在挑战，肿瘤疫苗的发展仍然是肿瘤个体化治疗的一个重要方向。未来的研究将聚焦于开发更加精准的疫苗，提高疫苗的免疫原性和特异性，结合免疫检查点抑制剂等其他免疫疗法，共同提升肿瘤疫苗的疗效。

肿瘤疫苗是肿瘤个体化治疗中的重要组成部分，通过激发患者的免疫系统，能够识别并攻击肿瘤细胞，从而有效控制肿瘤的生长和复发。预防性肿瘤疫苗在预防病毒相关肿瘤中已取得成功，而治疗性肿瘤疫苗的研究和发展仍在继续。随着技术的进步和对肿瘤免疫逃逸机制的深入了解，肿瘤疫苗有望在未来成为更加重要的治疗手段，为肿瘤患者提供更多的治疗选择和希望。

三、个体化治疗的前景

肿瘤的个体化治疗是现代肿瘤治疗的一个重要发展方向，它的核心在于根据每例患者的独特基因组特征、肿瘤分子标志物、临床表现等因素，量身定制精准的治疗方案。个体化治疗的目的是提高治疗效果，减少不必要的不良反应，从而显著改善患者的生存期和生活质量。随着基因组学、分子生物学及生物信息学技术的发展，个体化治疗正从理论走向临床实践，展现出广阔的前景。以下将详细探讨个体化治疗的前景和发展路径。

（一）基因组学在个体化治疗中的应用

基因组学技术的快速进步为肿瘤的个体化治疗提供了强大的工具，通过对患者的基因组进行全面分析，医生能够准确识别驱动肿瘤生长的基因突变和分子通路，从而选择最佳的治疗策略。

全基因组测序、全外显子测序以及基于下一代测序（NGS）的多基因检测已经成为临床肿瘤学中的常见工具。非小细胞肺癌患者常常进行 EGFR、ALK、KRAS 等基因的突变检测，以确定是否适合靶向治疗。乳腺癌、结直肠癌、黑色素瘤等癌症的靶向治疗策略都依赖于患者的基因组特征。通过基因组学的深入研究，科学家们还发现了一些新的肿瘤标志物，这为未来个体化治疗的扩展提供了更多的选择。

随着技术的不断成熟，基因组学的成本正在逐步降低，使得基因检测可以在更广泛的患者群体中应用，为大多数患者提供个性化的治疗方案成为可能。未来基因组学与精准医学相结合，将成为肿瘤个体化治疗的基石，从而为每例患者制订更为精准的治疗策略。

（二）多学科协作与联合治疗的前景

个体化治疗的成功离不开多学科的协作，肿瘤的治疗不仅涉及肿瘤学，还涵盖了基因学、免疫学、药理学等多个领域的专业知识。为了给患者提供最有效的治疗方案，个体化治疗需要结合多种疗法，如靶向治疗、免疫治疗、化疗和放疗等，以实现最佳的治疗效果。

多学科协作不仅体现在不同治疗手段的联合应用上，还体现在治疗方案的制订过程中。一个有效的个体化治疗方案需要由肿瘤科医生、基因学专家、药物研发人员、放射科医生以及心理治疗师等多方专业人员共同参与。他们通过定期会诊和讨论，确保每例患者的治疗方案制订时间能够综合考虑患者的基因特征、病情进展和治疗耐受性等因素。

联合治疗策略已经在临床中取得了显著成果。针对 EGFR 突变的非小细胞肺癌患者，靶向治疗与放疗的结合显著提高了治疗效果。免疫检查点抑制剂联合化疗已在黑色素瘤、肺癌等癌症中展现出更高的治疗反应率。未来的治疗模式将更加个性化，通过动态调整不同疗法的组合，帮助患者获得最佳的长期生存率。

（三）免疫治疗与个体化治疗的结合

免疫治疗是近年来肿瘤治疗领域中的一项重大突破，通过激活患者的免疫系统，使其识别并消灭肿瘤细胞。免疫治疗与个体化治疗的结合，特别是基于患者免疫微环境的个体化治疗策略，显示出巨大的前景。

免疫检查点抑制剂（如 PD-1、PD-L1 和 CTLA-4 抑制剂）已经成为许多癌症治疗的标准选择，免疫治疗并非对所有患者都有效，免疫治疗的反应与患者的基因特征、肿瘤突变负荷（TMB）以及微卫星不稳定性（MSI）等因素密切相关。通过基因检测，医生可以识别哪些患者对免疫治疗更可能产生反应，从而为其提供更有效的治疗。

个体化免疫治疗不仅包括免疫检查点抑制剂，还包括 CAR-T 细胞疗法、肿瘤疫苗等新型疗法。通过深入分析患者的免疫特征，结合个体化的免疫治疗策略，可以进一步提高免疫疗法的成功率，帮助更多患者战胜癌症。

（四）数字化与人工智能在个体化治疗中的作用

数字化技术和人工智能（AI）为个体化治疗的进一步发展提供了技术支持，随着生物信息学和计算机技术的进步，医生可以利用海量的临床和基因数据，为患者制订更加精准的治疗方案。AI技术可以通过分析患者的病历、影像学数据、基因组信息等多维数据，快速识别肿瘤的关键突变位点，预测患者的治疗反应。

AI已经被用于预测某些肿瘤患者对不同治疗手段的反应率，从而帮助医生更好地选择治疗方案。AI技术还能实时监控患者的治疗进展，通过分析临床数据，及时调整治疗策略，避免肿瘤的耐药性和复发。数字化健康管理也将在个体化治疗中发挥重要作用，患者可以通过可穿戴设备、智能手机等工具实时监测自身的健康状态，将数据传输给医生进行远程分析和指导。数字化工具的应用不仅可以提高治疗的精确性，还能帮助患者更好地管理日常生活中的健康问题。

肿瘤的个体化治疗展现出广阔的前景，基因组学、多学科协作、免疫治疗以及数字化技术的结合，为患者提供了更加精准、有效的治疗方案。随着科学技术的不断进步，个体化治疗有望帮助更多的肿瘤患者实现长期生存，并显著提高他们的生活质量。个体化治疗不仅是肿瘤治疗领域的前沿方向，也将逐渐成为未来肿瘤治疗的标准模式。

第三节　新型治疗方法的探索

一、CAR-T细胞治疗

CAR-T细胞治疗（Chimeric Antigen Receptor T-cell therapy，嵌合抗原受体T细胞治疗）是近年来肿瘤免疫治疗领域的一项重大突破，尤其在血液系统肿瘤中取得了显著的临床效果。这种治疗方法通过基因工程技术改造患者自身的T细胞，使其表达针对肿瘤特定抗原的嵌合抗原受体（CAR），从而精准识别并消灭肿瘤细胞。与传统治疗方法不同，CAR-T细胞治疗激活了患者的免疫系统，为难治性和复发性肿瘤患者带来了新的希望。

（一）CAR-T 细胞治疗的基本原理

CAR-T 细胞治疗的基本原理是通过基因工程技术改造患者的 T 细胞，使其能够特异性识别并攻击肿瘤细胞。在这一过程中，T 细胞被赋予了一种"人工"受体——嵌合抗原受体（CAR），该受体可以识别肿瘤细胞表面的特定抗原。改造后的 CAR-T 细胞回输到患者体内后，它们能够精准锁定并杀死携带目标抗原的肿瘤细胞。

CAR-T 细胞治疗的过程大致包括以下几个步骤。

1. T 细胞采集与体外改造

患者外周血液中的 T 细胞通过血液分离技术被提取出来，利用基因转移技术（通常是使用病毒载体），将编码嵌合抗原受体的基因插入 T 细胞的基因组中，使其表面表达该受体。

2. T 细胞体外扩增

经过基因改造的 T 细胞需要在体外进行扩增，以获得足够数量的 CAR-T 细胞用于治疗。这一过程通常在严格控制的实验室环境中进行，确保 CAR-T 细胞的数量和质量满足治疗需求。

3. CAR-T 细胞回输

扩增后的 CAR-T 细胞通过静脉回输到患者体内，这些细胞进入患者体内后，可以通过其嵌合抗原受体与肿瘤细胞表面的抗原结合，激活 T 细胞杀伤功能，从而消灭肿瘤细胞。

CAR-T 细胞的杀伤作用通过两个主要机制实现：一是 T 细胞通过其受体直接介导肿瘤细胞的杀伤，二是通过激活免疫系统中的其他细胞来增强抗肿瘤免疫反应。

（二）CAR-T 细胞治疗的临床应用

CAR-T 细胞治疗在血液系统肿瘤，尤其是 B 细胞恶性肿瘤（如 B 细胞急性淋巴细胞白血病和 B 细胞非霍奇金淋巴瘤）中取得了显著的临床成功。CD19 是一种广泛存在于 B 细胞上的标志物，因此靶向 CD19 的 CAR-T 细胞疗法成为治疗 B 细胞恶性肿瘤的主要手段。

1. 急性淋巴细胞白血病（ALL）

在复发性或难治性 B 细胞急性淋巴细胞白血病患者中，CD19 靶向的 CAR-T 细胞治疗展现出了显著的疗效。临床试验显示，接受 CAR-T 细胞治疗的 ALL 患者的完全缓解率高达 80% 以上，许多患者能够实现长期缓解，甚至完全治愈。这一疗法为难治性白血病患者提供了新的治疗选择，尤其是对那些对传统化疗和放疗不敏感的患者。

2. 非霍奇金淋巴瘤（NHL）

CD19 靶向的 CAR-T 细胞治疗在 B 细胞非霍奇金淋巴瘤中也表现出良好的效果，尤其是在复发性或难治性弥漫性大 B 细胞淋巴瘤（DLBCL）患者中。临床数据显示，CAR-T 细胞治疗后，这些患者的总缓解率达到 50% 以上，部分患者甚至达到了长期无病生存状态。

3. 慢性淋巴细胞白血病（CLL）

在慢性淋巴细胞白血病患者中，CAR-T 细胞疗法虽然应用较少，但初步的临床研究结果同样令人鼓舞。部分对化疗或靶向药物耐药的患者在接受 CAR-T 细胞治疗后出现了明显的缓解。

虽然 CAR-T 细胞治疗在血液系统肿瘤中取得了巨大成功，但其在实体瘤中的应用仍然面临较大挑战。实体瘤的复杂微环境、肿瘤异质性以及 CAR-T 细胞穿透实体瘤的能力不足等问题，使得目前 CAR-T 细胞疗法在实体瘤中的效果有限。然而，研究人员正积极探索新的 CAR-T 细胞设计和联合疗法，以期克服这些挑战。

（三）CAR-T 细胞治疗的挑战与不良反应

尽管 CAR-T 细胞治疗取得了显著的成果，但其在临床应用中也面临诸多挑战，尤其是在治疗过程中常伴随一些严重的不良反应。

1. 细胞因子释放综合征（CRS）

细胞因子释放综合征是 CAR-T 细胞治疗最常见且最严重的不良反应之一，

CRS 发生的原因是大量激活的 CAR-T 细胞释放出大量细胞因子（如 IL-6、IFN-γ 等），引发全身性炎症反应。患者会出现发热、低血压、呼吸急促等症状，严重时甚至会导致器官功能衰竭。通过使用抗 IL-6 抗体（如托珠单抗）进行干预，可以有效控制 CRS 的发生。

2. 神经毒性

神经毒性是另一种常见的 CAR-T 细胞治疗不良反应，表现为患者出现意识混乱、癫痫、语言障碍等症状。虽然大多数患者的神经毒性是可逆的，但对于少部分患者，神经毒性会导致严重后果。

3. 肿瘤抗原丢失和复发

在部分患者中，肿瘤细胞通过丢失 CAR-T 细胞的靶抗原（如 CD19）来逃避免疫监控，从而导致肿瘤复发。这一现象提示，未来的 CAR-T 细胞设计需要针对多个肿瘤抗原，以降低抗原丢失导致的复发风险。

（四）CAR-T 细胞治疗的未来发展方向

为了克服目前 CAR-T 细胞治疗的局限性，研究人员正在探索多种创新策略，以提高 CAR-T 细胞的疗效并减少其不良反应。

1. 双特异性或多特异性 CAR-T 细胞

为了应对肿瘤抗原丢失的问题，双特异性或多特异性 CAR-T 细胞的设计正在成为研究热点。这些 CAR-T 细胞能够同时靶向多个肿瘤抗原，从而减少肿瘤细胞通过抗原丢失逃避免疫的可能性。

2. 自杀开关 CAR-T 细胞

为了提高 CAR-T 细胞治疗的安全性，研究人员开发了带有"自杀开关"的 CAR-T 细胞。当患者出现严重不良反应时，医生可以通过激活自杀开关，快速终止 CAR-T 细胞的活性，从而降低治疗相关的不良反应。

3. CAR-T 细胞与其他治疗的联合应用

CAR-T 细胞疗法与其他免疫疗法、靶向疗法或化疗相结合，会进一步提高疗效。例如，CAR-T 细胞与 PD-1 抑制剂联合应用，能够克服肿瘤微环境中的免疫抑制，从而增强抗肿瘤效果。

CAR-T 细胞治疗作为一种新兴的肿瘤免疫治疗手段，在血液系统肿瘤的治疗中展现了强大的潜力，尤其对难治性和复发性患者提供了新的治疗选择。CAR-T 细胞治疗仍面临一些挑战，尤其是在不良反应控制和实体瘤治疗中。未来随着技术的进一步发展，CAR-T 细胞疗法有望通过优化设计和联合治疗策略，成为肿瘤治疗的重要手段。

二、纳米药物治疗

纳米药物治疗是一种基于纳米技术的新型肿瘤治疗方法，通过将药物制备成纳米颗粒或将药物封装在纳米载体中，能够实现肿瘤靶向输送、减少正常组织的毒性和提高药物的疗效。与传统的化疗和放疗相比，纳米药物治疗具备更高的靶向性和更低的不良反应，因此在肿瘤治疗领域显示出巨大潜力。纳米技术为解决肿瘤治疗中药物毒性大、疗效不足等问题提供了新的思路。

（一）纳米药物治疗的基本原理

纳米药物治疗的基本原理是利用纳米级别的载体系统将化疗药物、基因药物或免疫调节药物靶向输送到肿瘤部位，纳米药物的粒径通常在 1~100 nm，它们能够通过肿瘤组织特有的增强的通透性和滞留效应（EPR 效应）聚集在肿瘤部位。这一效应是由于肿瘤组织的血管结构较为异常，导致纳米颗粒更容易渗透进入肿瘤并滞留在肿瘤微环境中，从而实现药物的靶向输送。

纳米药物载体系统的设计多种多样，主要包括脂质体、聚合物纳米粒、金属纳米颗粒、纳米胶束等。这些纳米载体不仅包裹化疗药物、抗癌基因或免疫调节剂，还能够通过表面修饰靶向配体（如抗体、肽段）来实现对特定肿瘤细胞的靶向识别，从而提高药物的靶向性和治疗效果。

纳米药物可以通过控制释放药物来增强疗效，药物可以通过纳米载体在肿瘤微环境中的酸性条件下释放，或者通过外部刺激（如光、热、磁场）来实现药物的定向释放，从而进一步提高治疗的精准性。

（二）纳米药物在肿瘤治疗中的应用

纳米药物技术已经在多种肿瘤类型的治疗中得到了广泛研究和应用，尤其是在化疗药物的递送、靶向治疗和联合疗法中展现出显著的优势。

1. 化疗药物的递送与减毒增效

传统的化疗药物如阿霉素、顺铂等虽然对肿瘤细胞具有良好的杀伤效果，但由于缺乏特异性，往往会对正常组织造成严重的不良反应。通过纳米载体系统，化疗药物能够靶向输送到肿瘤部位，减少药物在全身的非特异性分布，从而降低对正常组织的毒性。阿霉素通过脂质体包裹后形成的药物"多柔比星脂质体"已经被 FDA 批准用于肿瘤治疗，它能够显著降低心脏毒性并提高疗效。

纳米药物还可以通过提高药物的溶解性和稳定性，增强药物在体内的循环时间。紫杉醇是一种强效的抗肿瘤药物，但由于其水溶性差，限制临床应用。通过将紫杉醇包裹在纳米颗粒中，能够提高其在体内的溶解度和稳定性，从而增强药物的抗肿瘤活性。

2. 靶向治疗的优化

纳米药物可以通过修饰肿瘤靶向配体（如抗体、肽段）来提高靶向性，某些纳米颗粒可以特异性地识别肿瘤细胞表面过表达的受体，如 HER2、EGFR 等。这种靶向性可以显著提高药物在肿瘤部位的浓度，减少药物对正常组织的毒性。

靶向 HER2 受体的纳米药物可以有效递送抗 HER2 的单抗药物（如曲妥珠单抗）或其他抗癌药物到乳腺癌细胞中，从而增强药物的治疗效果。纳米药物的多功能性使其能够结合多种治疗策略，既可用于靶向药物递送，也可以结合基因治疗、光动力治疗等其他治疗方法，达到协同治疗的效果。

3. 联合治疗与多模式治疗

纳米药物技术还可以实现多药联合治疗或多模式治疗，某些纳米载体系统能够同时递送化疗药物和靶向药物，增强两者的协同作用，提高对肿瘤细胞的杀伤效果。纳米载体还能够通过结合免疫调节剂，激活机体的抗肿瘤免疫反应，从而达到更加综合的治疗效果。

纳米技术还可以将药物与光动力治疗（PDT）、热疗等结合，光敏剂可以通过纳米载体递送至肿瘤部位，之后通过激光照射激活光敏剂，产生活性氧物质，杀伤肿瘤细胞。热疗则可以通过磁性纳米颗粒在外部磁场的作用下加热肿瘤组织，破坏肿瘤细胞。

（三） 纳米药物治疗的挑战与发展方向

尽管纳米药物治疗在肿瘤治疗中展现出显著的前景，但其在临床应用中仍然面临一些挑战。纳米药物在体内的分布、代谢和排泄过程较为复杂，如何优化纳米药物的生物分布，避免其在正常组织中的蓄积，是目前面临的一个重要挑战。纳米颗粒的尺寸、表面电荷、形状等因素都会影响其在体内的行为，这些参数的优化需要在临床前期进行大量的研究和验证。

某些纳米材料会引发机体的免疫反应，导致药物被快速清除或引发不良反应。确保纳米药物的安全性和生物相容性至关重要，未来的研究需要更加关注纳米药物的长期安全性评价，避免潜在的毒性问题。肿瘤的异质性和耐药性仍然是纳米药物治疗面临的重大挑战，不同患者的肿瘤在分子水平上的差异性使得同一种纳米药物的治疗效果存在显著差异。肿瘤细胞的耐药性也会影响纳米药物的疗效，未来的研究需要结合个体化治疗策略，以应对这一问题。

纳米药物治疗为肿瘤治疗提供了一种新的途径，其在靶向输送、药物递送效率及多模式治疗方面展现出显著优势。尽管目前纳米药物技术在临床应用中仍面临挑战，但随着技术的不断进步，纳米药物有望进一步提高肿瘤治疗的精准性和有效性，成为未来肿瘤治疗的重要组成部分。

三、肿瘤的基因编辑技术

基因编辑技术是一种新兴的肿瘤治疗手段，旨在通过直接修饰或纠正基因组中的突变来治疗癌症。该技术利用特定的工具和酶系统，能够在 DNA 的特定位置进行精确的插入、删除或修复，从而改变细胞的遗传信息。CRISPR-Cas9 作为最为成熟的基因编辑工具，近年来在肿瘤治疗中的潜力得到了广泛研究和验证。基因编辑技术不仅为癌症的根本治疗提供了可能，也为其他癌症相关治疗手段提供了新的支持，如免疫治疗、基因靶向药物的开发等。

（一） 基因编辑技术的基本原理

基因编辑技术通过对特定基因位点的修饰，实现对细胞功能的改变。

CRISPR-Cas9 是目前应用最为广泛的基因编辑工具，凭借其高效性和特异性，成为肿瘤研究中的核心工具。CRISPR 系统依赖于一种向导 RNA（sgRNA），该 RNA 能够识别靶向 DNA 的特定区域并引导 Cas9 酶切割 DNA。这种切割过程会诱发细胞的自然修复机制，从而实现对基因的插入、删除或替换。

在肿瘤治疗中，基因编辑技术可以用于多种目的，例如纠正导致癌症的驱动突变、阻断癌基因的表达、激活抑癌基因，或者增强肿瘤免疫反应。CRISPR-Cas9 的灵活性使其能够适应多种治疗目标，并有望成为个性化肿瘤治疗中的重要工具。

除了 CRISPR-Cas9，其他基因编辑工具如 TALENs 和 ZFN（锌指核酸酶）也在研究中用于肿瘤基因编辑治疗，尽管它们的应用较少，但仍具有一定的特异性和潜力。

（二）基因编辑技术在肿瘤治疗中的应用

基因编辑技术在肿瘤治疗中的应用已经取得了初步进展，尤其是在癌症免疫治疗和直接基因修复方面展现了巨大潜力。

基因编辑技术在免疫疗法中已经取得了重要突破，CRISPR-Cas9 被用来改造患者的免疫细胞，特别是 T 细胞，使它们能够更有效地识别和攻击肿瘤细胞。这一技术被应用于 CAR-T 细胞治疗中，通过编辑 T 细胞的基因，使其表达针对肿瘤抗原的嵌合抗原受体（CAR），增强了 T 细胞的抗肿瘤活性。CRISPR 还能够通过敲除 T 细胞中的特定基因来避免其被肿瘤微环境中的抑制信号阻断，PD-1 是 T 细胞表面的一种免疫检查点分子，能够抑制 T 细胞的活性。通过基因编辑技术敲除 PD-1 基因，T 细胞能够更加有效地攻击肿瘤，而不受肿瘤细胞表达的 PD-L1 抑制。

肿瘤的发生往往与特定的基因突变密切相关，基因编辑技术能够通过定向修复或敲除这些癌基因突变，阻止肿瘤细胞的继续增殖。*KRAS* 基因突变是许多癌症（如肺癌、胰腺癌、结直肠癌）的驱动因素之一，通过基因编辑技术修复或敲除突变的 *KRAS* 基因，有望阻止肿瘤的继续发展。另一种常见的基因是 *TP53* 基因，其突变与许多类型的肿瘤密切相关。通过基因编辑技术，可以修复突变的

TP53 基因，从而恢复其抑制肿瘤生长的功能，阻止肿瘤细胞的进一步增殖。

肿瘤耐药性是当前癌症治疗中的一大难题，肿瘤细胞通过多种机制逃避免疫系统的攻击或避免对化疗、靶向治疗产生耐药性。基因编辑技术能够帮助科学家更好地理解耐药性形成的分子机制，并通过编辑肿瘤细胞中的关键基因来逆转这种耐药性。研究人员可以通过基因编辑技术敲除肿瘤细胞中的多药耐药基因（如 ABCB1），阻止其通过外排药物逃避治疗。通过编辑肿瘤微环境中的免疫抑制信号分子，能够增强免疫细胞对肿瘤的杀伤能力。

（三）基因编辑技术在肿瘤治疗中的挑战

尽管基因编辑技术在肿瘤治疗中展现了巨大的潜力，但其临床应用仍然面临一些重要挑战。

CRISPR-Cas9 等基因编辑工具虽然具有高度的靶向性，但在实际应用中仍会发生"脱靶效应"，即酶切割非目标基因位点。这种脱靶效应导致基因组的不必要损伤，进而引发不良后果或其他疾病。为了确保基因编辑的安全性，研究人员正在不断优化 CRISPR 系统的精确性，以减少脱靶效应。如何将基因编辑工具有效地递送到肿瘤细胞中也是一项挑战，尽管病毒载体（如腺相关病毒）是目前常用的基因递送工具，但病毒载体可能引发免疫反应或引起其他不良反应。非病毒递送系统如脂质纳米颗粒和电穿孔技术被认为是替代方案，但其递送效率仍有待提高。

基因编辑技术的广泛应用，尤其是涉及人类基因组的永久修改，伴随着复杂的伦理和法律问题。虽然基因编辑在癌症治疗中的应用主要集中在体细胞上，但任何对人类基因组的修改都会引发社会伦理争议，尤其是在涉及遗传物质的传递时。如何在伦理框架下安全、有效地应用基因编辑技术，仍是未来技术发展的重要课题。

基因编辑技术，尤其是以 CRISPR-Cas9 为代表的工具，正在为肿瘤治疗带来全新的可能性。通过精准修饰或纠正癌基因突变、增强免疫细胞的抗癌活性，基因编辑技术有望为难治性和复发性肿瘤患者提供全新的治疗方案。尽管当前基因编辑技术面临脱靶效应、基因递送效率及伦理问题的挑战，但随着技术的不断优化和深入研究，基因编辑有望成为肿瘤治疗中的重要组成部分，并为未来癌症的根本治疗带来希望。

四、肿瘤的病毒治疗

肿瘤的病毒治疗是一种新兴的肿瘤治疗方法，旨在利用经过基因改造的病毒直接攻击和杀死肿瘤细胞，或通过刺激免疫系统增强机体的抗肿瘤反应。这些病毒被称为溶瘤病毒，它们可以特异性地感染和破坏肿瘤细胞，而不伤害正常细胞。溶瘤病毒治疗不仅通过病毒本身的复制作用直接杀伤肿瘤细胞，还能够通过诱导抗肿瘤免疫反应来抑制肿瘤的生长和扩散。近年来，肿瘤病毒治疗已经逐步进入临床试验阶段，并在某些肿瘤类型中展现了积极的治疗效果。

（一）溶瘤病毒治疗的基本原理

溶瘤病毒治疗的核心原理是利用病毒的特异性感染能力，将经过改造的病毒引入肿瘤细胞中，使其在肿瘤细胞内复制并引发肿瘤细胞的裂解。这一过程通过以下几种机制实现。

溶瘤病毒能够选择性地感染肿瘤细胞，而对正常细胞的毒性极低。许多肿瘤细胞由其代谢异常、抑癌基因失活或免疫系统功能不全，表现出对病毒感染的高度易感性。这使得病毒能够在肿瘤细胞中复制并导致细胞破裂，从而杀死肿瘤细胞。

除了直接杀死肿瘤细胞外，溶瘤病毒的感染还可以通过释放肿瘤抗原和病毒相关分子，激活机体的免疫系统。溶瘤病毒可以激活树突状细胞和 T 细胞，增强对肿瘤的免疫监视作用，进而诱发广泛的抗肿瘤免疫反应。这种免疫反应不仅限于病毒感染部位的肿瘤细胞，还能够攻击远处的转移瘤。

许多溶瘤病毒通过基因工程改造，被赋予特异性靶向肿瘤的能力。通过插入某些基因片段，如编码细胞因子或免疫刺激因子的基因，病毒可以进一步增强对肿瘤的杀伤力。这些基因修饰后的病毒可以定向杀伤肿瘤细胞，并增强患者的免疫反应。某些溶瘤病毒可以通过表达免疫检查点抑制剂的基因，提高 T 细胞对肿瘤的攻击性。

（二）肿瘤病毒治疗的临床应用

溶瘤病毒治疗在多种肿瘤类型中已经显示出显著的临床潜力，尤其在黑色素瘤、头颈部肿瘤和胶质瘤等实体瘤的治疗中展现了良好的效果。

黑色素瘤是一种高度侵袭性和难以治疗的皮肤癌，溶瘤病毒疗法在该疾病的治疗中取得了显著进展。T-VEC（Talimogene Laherparepvec）是第一个被 FDA 批准用于治疗不可切除黑色素瘤的溶瘤病毒。这种病毒基于单纯疱疹病毒（HSV-1）进行改造，不仅能够选择性地杀伤黑色素瘤细胞，还能够通过表达粒细胞-巨噬细胞集落刺激因子（GM-CSF）增强机体的抗肿瘤免疫反应。临床研究表明，T-VEC 治疗可以显著提高黑色素瘤患者的无进展生存期，并在部分患者中诱发持久的完全缓解。

头颈部肿瘤是另一类应用溶瘤病毒治疗的癌症，溶瘤病毒如腺病毒和新城疫病毒（NDV）已经在这类肿瘤中进行了研究。这些病毒可以选择性地感染头颈部肿瘤细胞，并引发免疫反应。结合其他治疗手段，如放疗或免疫检查点抑制剂，溶瘤病毒在头颈部肿瘤治疗中的效果得到了增强。

胶质瘤是一种侵袭性强、预后差的中枢神经系统肿瘤，由于胶质瘤对传统化疗和放疗的耐受性，溶瘤病毒治疗成为一种潜在的治疗选择。研究表明，经过基因改造的腺病毒和 HSV-1 病毒能够有效靶向胶质瘤细胞，减少肿瘤的体积，并延长患者的生存期。

溶瘤病毒不仅可以单独使用，还可以与其他治疗手段联合应用，以增强治疗效果。将溶瘤病毒与免疫检查点抑制剂联合使用，可以增强患者的免疫反应，使 T 细胞更有效地攻击肿瘤；溶瘤病毒还可以与化疗、放疗和靶向药物联合使用，形成多模式治疗方案，提高肿瘤治疗的整体效果。

（三）肿瘤病毒治疗的挑战与局限

目前溶瘤病毒治疗的一大挑战是如何有效地将病毒递送到肿瘤部位。由于血脑屏障的存在，溶瘤病毒在治疗中枢神经系统肿瘤时，难以穿透屏障进入脑部。此外，人体的免疫系统会对病毒产生快速清除作用，从而限制了病毒的传播和感染范围。如何开发更有效的病毒递送系统，减少免疫系统的干扰，是提高溶瘤病毒治疗效果的重要方向。

尽管溶瘤病毒经过基因改造后具有较高的选择性，但仍存在潜在的安全性风险。病毒在体内的非特异性感染会对正常组织产生毒性作用。溶瘤病毒会在体内发生突变，产生新的病原性病毒，增加治疗的不确定性，在临床应用中，需要对病毒的安全性进行严格的评估和监控。

肿瘤的异质性使得不同患者对溶瘤病毒治疗的反应存在差异，有些肿瘤细胞对病毒具有天然的抗性，这会限制治疗的效果。肿瘤细胞通过多种机制产生耐药性，逃避病毒的杀伤作用。开发能够应对肿瘤异质性和耐药性的多样化溶瘤病毒，是未来研究的一个重要方向。

溶瘤病毒治疗作为一种新型的肿瘤治疗手段，已经在黑色素瘤、头颈部肿瘤和胶质瘤等疾病中展现了良好的临床效果。通过基因改造，溶瘤病毒可以靶向性地感染和杀伤肿瘤细胞，并通过激活机体免疫系统进一步增强抗肿瘤作用。尽管其在临床应用中面临病毒递送、免疫清除及安全性问题等挑战，但随着技术的不断进步，溶瘤病毒治疗有望成为未来肿瘤治疗中的重要组成部分。

第四节　肿瘤的预防与控制策略

一、疫苗预防策略

疫苗预防策略是现代医学中预防特定类型肿瘤的有效手段，特别是在病毒相关的肿瘤中，疫苗通过增强机体的免疫防御能力，可以阻止病毒感染或清除潜在的致癌病毒，从而降低相应癌症的发生率。随着对肿瘤病因学的深入研究，科学家发现部分肿瘤的发生与病毒感染密切相关，开发和使用针对致癌病毒的疫苗已成为控制这些类型肿瘤的重要策略。疫苗预防策略在宫颈癌、肝癌等肿瘤类型中已经取得显著成功，并有望在其他病毒相关癌症中发挥更大的作用。

（一）人乳头瘤病毒（HPV）疫苗与宫颈癌的预防

人乳头瘤病毒（HPV）感染是导致宫颈癌的主要原因，超过90%的宫颈癌病例与HPV感染密切相关。HPV的某些高危型别（如HPV 16和18型）可以引发宫颈上皮细胞的恶性转化，最终导致癌变。HPV疫苗通过诱导人体产生针对HPV病毒的抗体，能够有效预防这些高危型别病毒的感染，从而显著降低宫颈癌的发病率。

目前HPV疫苗已在全球多个国家广泛接种，特别是在青少年女性人群中推广接种效果显著。HPV疫苗主要分为二价、四价和九价疫苗，覆盖不同的HPV亚型。研究表明，HPV疫苗接种可降低宫颈癌、外阴癌、阴道癌及一些头颈部肿瘤的发生率。接种疫苗后，接受疫苗接种的女性体内能够产生足够的抗体来预防未来的HPV感染，因此HPV疫苗被认为是预防宫颈癌的有效手段。

HPV疫苗的最佳接种时间是性行为开始之前，通常推荐在9~14岁时进行接种。但对于年龄较大的女性，疫苗接种也可以提供一定程度的保护。HPV疫苗的普及不仅为宫颈癌的预防提供了可能，还对其他HPV相关的癌症具有重要的预防作用。

（二）乙型肝炎病毒（HBV）疫苗与肝癌的预防

HBV感染是肝细胞癌（HCC）的重要病因，尤其是在亚洲和非洲，HBV感染导致的慢性肝炎和肝硬化是肝癌发生的主要风险因素。HBV通过长期慢性感染引发肝细胞的损伤和再生，加速了肝细胞癌的发生；预防HBV感染被认为是控制肝癌发病率的关键手段之一。

自从乙型肝炎疫苗问世以来，全球范围内的HBV感染率显著下降，特别是在儿童中的感染率几乎接近零。HBV疫苗通过诱导机体产生针对HBV的抗体，能够预防病毒的传播和慢性感染，进而降低肝硬化和肝癌的风险。许多高风险国家已经将HBV疫苗纳入常规免疫接种计划，并取得了良好的公共卫生效果。

疫苗接种策略的成功不仅显著减少了肝癌的发生，也为全球肝病负担的降低做出了重要贡献。在未来，进一步提高HBV疫苗的接种率，尤其是在成人高危人群中的推广接种，将继续在肝癌预防中发挥关键作用。

（三）疫苗在预防其他病毒相关肿瘤中的潜力

除了宫颈癌和肝癌，其他与病毒感染相关的肿瘤，如与 EB 病毒（EBV）相关的鼻咽癌、与人类 T 细胞白血病病毒Ⅰ型（HTLV-Ⅰ）相关的成人 T 细胞白血病，以及与卡波西肉瘤相关疱疹病毒（KSHV）相关的卡波西肉瘤等，也在疫苗预防的研究和开发中具有潜力。

EB 病毒与鼻咽癌、霍奇金淋巴瘤等癌症密切相关，虽然目前针对 EB 病毒的疫苗尚未广泛应用，但实验性疫苗的开发正在进行中。EB 病毒疫苗的应用目的是通过激活免疫系统来预防初次感染或阻止病毒的复发。现阶段的临床试验已经显示出一定的预防效果，未来如果疫苗成功投入应用，可在控制 EBV 相关肿瘤中起到重要作用。

HTLV-Ⅰ感染是成人 T 细胞白血病/淋巴瘤（ATL）的主要原因，尤其在日本、加勒比地区和南美洲，HTLV-Ⅰ感染率较高。开发一种能够预防 HTLV-Ⅰ感染的疫苗将大幅度减少这种白血病的发生。目前，HTLV-Ⅰ疫苗的开发仍处于早期阶段，针对该病毒的免疫机制仍在深入研究中。卡波西肉瘤是一种与 KSHV 感染相关的癌症，特别在艾滋病患者中较为常见。虽然 KSHV 疫苗的研究仍然处于实验阶段，但科学家们正在探索通过疫苗来预防 KSHV 感染的可能性，这将为高危人群提供新的预防手段。

疫苗预防策略是肿瘤预防与控制中的重要组成部分，尤其对于病毒感染引发的肿瘤，疫苗接种能够有效阻止癌症的发生。HPV 疫苗在预防宫颈癌方面取得了显著成功，HBV 疫苗也在全球范围内降低了肝癌的发病率。随着针对其他病毒相关肿瘤疫苗的研发和应用推广，疫苗预防策略将为减少全球癌症负担发挥更加重要的作用。

二、公共卫生与肿瘤防控

公共卫生在肿瘤防控中扮演着至关重要的角色，通过制订和实施有效的公共卫生策略，可以降低癌症的发病率，提高早期诊断率，并改善患者的治疗效果。

公共卫生领域的肿瘤防控策略涵盖了健康教育、疾病筛查、疫苗接种、环境控制和健康政策等方面，其目标是通过综合手段减少可预防癌症的发生，并提高公众的健康素养。针对癌症的多层次防控需要不同层级的医疗和社会力量共同参与，从源头减少风险因素，从而减少肿瘤负担。

（一）健康教育与风险因素管理

健康教育是公共卫生干预中最基础的一环，通过广泛传播与癌症相关的健康知识，能够提高公众的健康意识，促使其采取更为健康的生活方式，以减少癌症的发病风险。许多肿瘤的发生与可控的环境和行为因素密切相关，如吸烟、不健康饮食、久坐的生活方式和过量饮酒等。因此公共卫生领域的健康教育工作重点在于让公众认识到这些风险，并鼓励他们采取预防性措施。

吸烟是导致肺癌、口腔癌、食管癌等多种癌症的主要原因，公共卫生部门通过宣传吸烟对健康的危害，并实施严格的控烟政策，能够有效降低吸烟率，进而减少与吸烟相关的癌症发生。许多国家和地区已经通过立法限制烟草广告、提高烟草税以及在公共场所禁烟等一系列控烟策略的推广显著降低了吸烟率，并减少了与吸烟相关的癌症负担。

不良的饮食习惯和肥胖也是导致肿瘤的重要危险因素，过多的脂肪摄入、红肉和加工肉制品的食用增加了罹患结肠癌、乳腺癌和前列腺癌的风险。公共卫生策略通过倡导健康的饮食结构，如增加水果、蔬菜和全谷物的摄入，减少高脂肪和高糖饮食的比例，可以有效降低肿瘤风险。针对儿童和成人的肥胖管理计划，结合社区运动和饮食干预措施，有助于预防肥胖相关癌症的发生。

（二）肿瘤筛查与早期诊断

肿瘤筛查是公共卫生防控策略的重要组成部分，早期筛查和诊断能够显著提高癌症的治愈率，并减少肿瘤导致的死亡。通过针对高风险人群实施定期筛查，可以在肿瘤早期阶段发现癌变并采取及时干预，从而降低晚期癌症的发生率。

乳腺癌是女性中最常见的恶性肿瘤之一，定期进行乳腺癌筛查，尤其是乳腺X线摄影（乳房钼靶检查），能够在乳腺癌的早期阶段发现肿瘤，显著提高患者的存活率。许多国家已经将乳腺癌筛查纳入国家级公共卫生项目，通过推广筛查计划，降低了乳腺癌的病死率。

结直肠癌筛查也是一种常见且有效的预防措施，通过粪便隐血试验（FOBT）和结肠镜检查，能够在癌前病变阶段发现息肉并予以切除，防止其进一步恶化为结直肠癌，定期筛查对结直肠癌的预防和早期治疗发挥了关键作用。宫颈癌筛查是全球范围内公共卫生战略中的重点项目，宫颈涂片检查和 HPV 检测是两种主要的筛查方法。早期发现宫颈癌前病变或 HPV 感染能够显著降低宫颈癌的发病率，并提高患者的生存率。

（三）环境控制与职业安全

环境因素和职业暴露也是导致某些癌症的重要原因，公共卫生部门通过控制环境污染、减少有毒化学物质的暴露，能够有效预防与环境和职业相关的癌症。

研究表明，空气污染中的细颗粒物（PM2.5）与肺癌的发生有密切关联。通过实施严格的空气污染控制措施，如减少工业排放、推广清洁能源、提高机动车尾气排放标准，公共卫生部门能够降低空气污染对人群健康的危害，减少与空气污染相关的肺癌发病率。

一些职业人群面临有害化学物质的长期暴露风险，例如石棉、苯等，这些物质与多种癌症密切相关。公共卫生领域的职业安全规范通过制定职业暴露的标准，减少工人对致癌物质的接触，从而降低职业性癌症的发生率。

（四）肿瘤防控的健康政策与国际合作

有效的肿瘤防控离不开政策支持和国际合作，各国政府需要制订全面的肿瘤防控计划，协调公共卫生、医疗机构、非政府组织及社会各界的资源，构建一个覆盖预防、筛查、治疗和康复的全周期癌症管理体系。

许多国家已经制订了国家级癌症防控计划，明确癌症防控的具体目标和措施。计划包括肿瘤防治的基础设施建设、推广癌症筛查项目、加强公共教育和健康促进活动，并确保肿瘤患者获得及时的医疗服务和康复护理。

在全球范围内，肿瘤防控领域的国际合作至关重要，通过分享先进的癌症防控经验，尤其是低收入和中等收入国家能够借鉴高收入国家的肿瘤防控模式，推动全球范围内的肿瘤防控工作。世界卫生组织（WHO）等国际组织在全球癌症防控中起到重要的协调作用，推动国际间的技术和信息共享。

公共卫生部门在肿瘤防控中发挥着关键作用，通过健康教育、筛查计划、环境控制和职业安全等多方面的措施，公共卫生策略能够有效预防和控制癌症的发生与发展。健康政策的支持和国际合作的加强，将进一步推动全球肿瘤防控工作的进展，降低肿瘤造成的社会和经济负担。

三、肿瘤高危人群的筛查与管理

肿瘤高危人群的筛查与管理是肿瘤预防与控制的重要环节，高危人群由于遗传、环境、职业暴露或生活方式等因素，罹患癌症的风险显著高于普通人群。因此，通过针对高危人群的早期筛查，可以及早发现癌症或癌前病变，进而采取有效干预措施，减少癌症的发生率和病死率。肿瘤高危人群的筛查不仅需要针对性强的筛查工具，还需要制订科学的管理策略，以确保患者在诊断后能够获得持续的健康监测和治疗。

（一）高危人群的识别与定义

识别高危人群是肿瘤筛查与管理的前提，通常高危人群的定义基于遗传易感性、既往病史、职业暴露以及不良生活方式等多个因素。通过明确高危因素，可以有针对性地开展肿瘤筛查，做到早发现、早诊断、早治疗。

部分肿瘤具有明确的遗传易感性，如乳腺癌、卵巢癌、结直肠癌等，携带 BRCA1、BRCA2 基因突变的女性患乳腺癌和卵巢癌的风险显著高于普通人群，遗传性非息肉性结直肠癌（HNPCC）患者罹患结直肠癌的风险也大幅增加。对这些人群进行基因检测和密切的健康监测，能够显著降低癌症发生的几率。

长期暴露于有毒有害物质如石棉、苯、放射性物质或紫外线辐射的职业人群，罹患肺癌、白血病和皮肤癌的风险较高。这类人群的筛查应结合其职业暴露史，进行定期健康监测，以便及时发现癌前病变或早期癌症。

吸烟、过量饮酒、肥胖和不健康饮食等行为是癌症发生的重要危险因素，吸烟者患肺癌、口腔癌、食道癌等多种癌症的风险显著升高；饮酒过量与肝癌和胃癌相关。对这些高危行为人群的筛查和管理，应重点放在早期发现癌前病变，并通过健康干预减少风险因素。

（二）肿瘤高危人群的筛查方法

针对高危人群的筛查方法应具备灵敏度高、特异性强、可操作性好等特点，以便在癌症早期阶段或癌前病变时期发现问题，及时进行干预。常见的筛查手段包括影像学检查、血液生物标志物检测和内镜检查等。

影像学检查是高危人群筛查中最常用的手段之一，对于吸烟史较长的高危人群，低剂量螺旋 CT（LDCT）是目前筛查肺癌的首选工具，能够早期发现小于 1 cm 的肺结节，从而显著提高肺癌的早期诊断率。乳腺癌高危人群（如 *BRCA* 突变携带者）可以通过乳腺 X 线摄影和磁共振成像（MRI）进行早期筛查，定期监测乳腺的变化。

血液生物标志物检测是通过检测患者血液中的肿瘤相关蛋白或基因突变来进行肿瘤筛查，以肝癌筛查为例，高危人群（如慢性乙型肝炎和丙型肝炎感染者）可以通过检测甲胎蛋白（AFP）水平，结合肝脏超声检查，来评估是否有肝癌风险。血液中的循环肿瘤 DNA（ctDNA）检测正在成为一种新兴的筛查工具，能够检测到肿瘤早期阶段的微小基因突变，为个体化筛查提供支持。

对于消化道肿瘤的高危人群，内镜检查是最有效的筛查工具之一。结肠镜检查可以帮助早期发现结直肠癌的癌前病变（如腺瘤性息肉），对于 HNPCC 携带者或有结直肠癌家族史的人群尤为重要。胃镜检查可以帮助识别胃癌高危人群中的癌前病变，尤其是在幽门螺杆菌感染的患者中。

（三）肿瘤高危人群的管理策略

高危人群的管理不仅仅依赖于定期的筛查，还需要综合考虑其生活方式干预、心理支持以及长期的健康监测。科学的管理策略可以显著降低癌症的发病率，提高患者的生活质量。肿瘤高危人群的筛查应根据个人的遗传背景、环境暴露史及既往病史等因素，制订个性化的筛查方案。携带 *BRCA* 基因突变的女性可以选择更高频次的乳腺影像学检查，并根据检测结果考虑预防性手术或药物干预；基因突变携带者还需要在不同的年龄阶段进行不同类型的筛查，以确保癌前病变能够在最佳时机被发现。

健康的生活方式是减少癌症发生的重要手段，高危人群管理中，公共卫生部门和医疗机构可以通过健康教育和行为干预，帮助高危人群戒烟、减少饮酒、控制体重并建立规律的运动习惯。肿瘤高危人群常常面临较大的心理压力，特别是那些携带遗传性基因突变的患者。提供专业的心理支持，帮助他们正确应对癌症风险，并指导其接受必要的筛查和管理，对于提升其生活质量至关重要。针对高危人群的管理应当是长期的、持续的，通过定期随访和监测，确保任何健康异常能够被及时发现和处理。

肿瘤高危人群的筛查与管理在肿瘤预防和控制中具有重要意义，通过识别高危因素、制订个性化的筛查方案以及采取长期的健康管理措施，可以显著降低癌症的发病率和病死率。有效的筛查与管理策略不仅依赖于先进的技术手段，还需要综合考虑患者的生活方式、心理健康和社会支持，从而在整体上提高癌症防控效果。

参考文献

［1］ 陈明洋. 基于多站式培训考核体系提高肿瘤内科护士中医基础理论知识水平 ［J］. 中国中医药现代远程教育，2024，22（3）：205-208.

［2］ CHENGHENG L，XIJUAN L，CHENG Z，et al. Tumor hypoxia：from basic knowledge to therapeutic implications ［J］. Seminars in Cancer Biology，2023，88：172-186.

［3］ 翟侃，丁洁，杨勇. 肿瘤学基础科研教学方法的探讨 ［J］. 中国病案，2017，18（12）：99-102.

［4］ 陈平，胡涛，闫红涛，等. 基于研究生创新能力培养的肿瘤学教学探索与实践 ［J］. 基础医学教育，2018，20（2）：124-126.

［5］ 秦礼皓. 基于多模态核磁影像和全卷积网络的脑肿瘤分割研究 ［D］. 合肥：安徽大学，2020.

［6］ 佘芙蓉. 基于神经网络的乳腺超声图像肿瘤诊断方法研究 ［D］. 昆明：昆明理工大学，2023.

［7］ 周薇，吴彬，梁国隆，等. 广西地区妇女乳腺癌知识的认知情况及乳腺自检状况调查 ［J］. 中国卫生产业，2017，14（11）：3-5.

［8］ 周祖兵，刘毅，刘兰，等. 五积丸治疗腹部肿瘤的可行性分析 ［J］. 中华中医药杂志，2017，32（7）：3263-3265.

［9］ 李海春. 基于深度学习的肿瘤影像分割与分类方法研究 ［D］. 合肥：中国科学技术大学，2022.

结　语

随着现代医学的飞速发展，肿瘤诊疗技术不断取得突破性进展，从传统的手术、放疗、化疗，到近年兴起的靶向治疗和免疫疗法，肿瘤疾病的治疗手段逐渐多样化和精准化。然而，肿瘤的复杂性、异质性以及个体间的差异性仍然为治疗效果带来了挑战。在这一背景下，本书系统地梳理了肿瘤的基础知识、诊断方法、治疗原则及康复预防策略，旨在为从事肿瘤诊疗与研究的人员提供全面而实用的参考。

通过对肿瘤病因、发病机制及病理特征的深入分析，更加清晰地认识到肿瘤发生、发展和转移的多因素影响及其内部复杂的生物学行为。通过总结临床表现、诊断方法及鉴别诊断，希望为临床医生提供更有力的工具，提升诊断的准确性和早期发现的敏感性。在治疗方面，本书涵盖手术、放疗、化疗等传统手段的最新进展，以及靶向治疗、免疫治疗等新兴疗法的发展状况，为个体化治疗的探索提供了理论支持。

肿瘤治疗并不仅仅是对抗疾病的单一战斗，它更是一场长期而复杂的综合管理过程。在康复与预防方面，本书不仅探讨术后、放疗、化疗等恢复期的护理原则，还为读者提供了康复中的生活方式调整建议，如饮食、运动和心理支持，强调了全方位的患者管理和健康促进策略。通过早期筛查和高危人群的管理，本书也着重讨论了二级和三级预防的重要性，旨在帮助患者预防复发并提升生存质量。

肿瘤诊疗的前沿进展，如分子生物学研究、基因编辑技术、CAR-T疗法等，将进一步推动肿瘤治疗的个体化和精准化发展。本书希望通过总结这些前沿技术，激发研究人员的创新思维，推动新型治疗手段的临床应用。随着医学科技的不断突破，肿瘤诊疗将会迎来更多的治疗选择和更优的治疗效果。

希望本书能够为临床医生、研究人员及所有与肿瘤诊疗相关的从业者提供有价值的知识和指导，为进一步提高肿瘤疾病的治愈率和患者的生存质量贡献力量。愿本书提供的知识，能够成为您应对肿瘤挑战时的有力武器，带来更好的诊疗效果和更光明的医疗前景。未来可期，愿所有肿瘤患者能在科学进步的引领下，迎来更多康复的希望与可能。